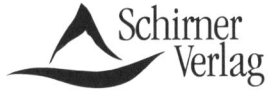

Schirner
Verlag

Das Buch

Dieses Yoga-Arbeitsbuch für Praktizierende und Lehrer gibt dem Leser ein 12-Wochen-Programm an die Hand, mit dem er angefangen beim stofflichen Körper alle Ebenen bis hin zum hochenergetischen spirituellen Energiefeld aktivieren und beherrschen lernen kann. Selbstverständlich erklärt der Autor ausführlich und gut verständlich, wie all diese verschiedenen Bewußtseinebenen wirken, wie sie aufgebaut sind und welche Besonderheiten sie haben. Ein ausführliches Sanskrit-Glossar rundet dieses reich bebilderte Arbeitsbuch ab.

Der Autor

Dr. Jonn Mumford (Swami Anandakapila Saraswati) ist ausgebildeter Psychologe und Chiropraktiker. Er war ein direkter Schüler des südindischen Gelehrten Dr. Swami Gitananda Giri und von Parahamsa Swami Satyananda Saraswati aus Bihar, von dem er auch initiiert wurde. Aufgrund seines umfassenden Wissens und seines dynamischen Vortragsstils ist er ein weltweit anerkannter und gefragter Lehrer für Kriya-Yoga, Jyotish und Tantra, was er außer in seiner jetzigen Heimat Australien, wo er in Sydney zuhause ist, auch in Südindien und den Vereinigten Staaten unterrichtet (www.jonnmumfordconsult.com).

Jonn Mumford

(Swami Anandakapila Saraswati)

CHAKRAS UND KUNDALINI

Spirituelle Techniken für Heilung und Verjüngung, zur Stärkung der Psyche und zur Selbstverwirklichung

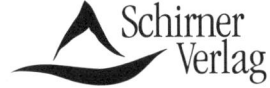

Schirner Verlag

ISBN 3-89767-255-3

neue ISBN ab 2007: 978-3-89767-255-0

Übersetzung des Originaltitels:
A CHAKRA & KUNDALINI WORKBOOK
Copyright © 1994 and 1997 by Dr. Jonn Mumford
Published by Llewellyn Publications
St. Paul, MN 55164, USA
www.llewellyn.com

Copyright © für die deutsche Ausgabe
2006 Schirner Verlag, Darmstadt
Erste Auflage

Umschlag: Murat Karaçay
Übersetzung: Claudia Hogan
Redaktion und Satz: Eleni Efthimiou, Kirsten Glück
Herstellung: Reyhani Druck + Verlag, Darmstadt

Printed in Germany

www.schirner.com

Inhaltsverzeichnis

Gewidmet

Carl Llewellyn Weschcke,
dem »Vater des New Age«,

ohne dessen Unterstützung, Führung und Ermunterung
dieses Buch nie geschrieben worden wäre.

Beachten Sie bitte:

Vorwort

»Ich bin um die halbe Welt gereist, um Sie zu treffen«, waren die ersten Worte, die Jonn Mumford bei unserem ersten Treffen vor 20 Jahren in der Lobby des Minneapolis Holiday Inn sprach. Das war natürlich wörtlich zu nehmen, da er schon damals, wie auch heute, in Australien wohnte.

Aber es war, als ob noch eine andere Wahrheit in diesen Worten lag, als ob wir uns »endlich wiedertrafen«. Dieses Treffen war der Beginn einer wundervollen Freundschaft, einer so tiefen und bedeutungsvollen Freundschaft, wie es sie nur selten gibt. »Onkel Jonn« ist meiner Frau und auch meinem Sohn ebenso nahe wie mir.

Er war anläßlich des fünften Gnostic Aquarian Festivals – das der Verlag Llewellyn in den 1970er Jahren sponserte, als das Thema »New Age« noch neu war – in die sogenannten Zwillingsstädte* *gekommen, wo er während einiger Wochen eine Reihe von Seminaren über Kriya- und Tantra-Yoga geben würde. Meine Frau Sandra hatte ihn vom Flughafen abgeholt und zum Hotel gebracht, ihn über die verschiedenen Termine und Veranstaltungen informiert sowie ihm die für seine Seminare benötigten Hilfsmittel übergeben. Irgendwann trat Jonn mit einer Zitrone in der einen und einer dreißig Zentimeter langen, sterilen Hutnadel in der anderen Hand, vor meine Frau und sprach ein Mantra – und im selben Augenblick befand sich die Nadel in Sandras Unterlippe!*

Kein Schmerz, kein Blut – Jonn hatte effektiv die »Mantra-Betäubung« demonstriert, zu der es kam, als das Bewußtsein meiner Frau für eine Sekunde außerhalb ihres Körpers auf das plötzlich gerufene Mantra fokussiert war. In dem Maße, in dem sie realisierte, was geschehen war, empfand sie eine steigende Euphorie über das neue Bewußtsein, daß sie tatsächlich mehr

---

* Minneapolis und St. Paul im US-Bundesstaat Minnesota

war als ein Körper und ihr Geist nicht in ihrem Gehirn gefangen war.

Die Seminare mit Jonn waren angefüllt mit praktischer Arbeit und Demonstrationen dieser Art. Darunter auch »Yoga-Nidra: Der Schlaf der Yogis«, eine Übung, während deren wir in eine tiefe Entspannung geleitet wurden, gefolgt von der Bewegung des Bewußtseins durch den Körper und in den Geist. Eine weitere Übung beinhaltete Tratak – das fixierte Starren auf die Abbildungen einer Reihe von Tattwas –, wobei wir außerkörperliche Erfahrungen machten und gleichzeitig verschiedene Chakras abwechselnd stimulierten. Eine andere Übung leitete unsere Vorstellung durch eine Reihe von bunten und oft widersinnigen Bildern, die unser Bewußtsein aus dem physischen Körper herausprojizierte.

Dies waren aufregende und das Denken erweiternde Erlebnisse für uns alle. Alle basierten auf Jonns frühem Training in den Yoga- und Meditationstechniken, mit dem er bereits im Alter von 14 Jahren bei seinem ersten Besuch in Indien begann. Während seiner vielen ausgedehnten Aufenthalte in Indien studierte er bei angesehenen Leuten wie Yogendra von Bombay, Shatananda von Delhi, Gitananda von Pondicherry und Satyananda von Monghyr. Diese »östlichen« Erfahrungen wurden über die Jahre durch seine »westlichen« Studien ergänzt, während deren er als Psychotherapeut und Chiropraktiker arbeitete. Zudem erlernte er in London und später in Sydney in verschiedenen okkulten Logen Hypnose, autogenes Training sowie andere Techniken des Körper-Geist-Zusammenspiels.

Jonn Mumford ist ein Weltbürger, der Ost und West in einer neuen Synthese zusammenbringt. Er hat Einweihungen in drei verschiedenen Ashrams erhalten und wird in ganz Indien für sein Wissen und seine Lehre anerkannt und verehrt. Vor einigen Jahren verabschiedete er sich von der aktiven Tätigkeit als Chiropraktiker und eröffnete unter dem Namen »The Scientific

Samkhya Association« eine esoterische Schule in einem Vorort von Sydney.

Zu seinem fundierten Wissen und der erstaunlichen Fähigkeit, spirituelle Praktiken auf ihr Wesentliches zu komprimieren, kommt sein großes Charisma hinzu. Er strahlt Liebe, Lebenskraft und – allem voran – Freude aus. Diese Freude ist ansteckend, und im Gegensatz zu vielen anderen charismatischen Lehrern gibt er sein ganzes Wissen weiter, hält er nichts zurück. Er weiß, daß die nötige Weisheit, das Wissen wirkungsvoll einzusetzen, nur mit der Erfahrung kommt. Es ist diese Erfahrung ebenso wie das Wissen, was er seinen Schülern vermitteln möchte, sei es in seinen Seminaren oder durch die Arbeit mit seinen Büchern.

Als »westlicher« Student in Indien war Jonn nicht nur ein Theoretiker. Unzählige Male hat er in öffentlichen Zurschaustellungen den Beweis seiner »Selbstbeherrschung«, z.B. durch Herzstillstand und Ausbleiben des Pulses durch bloßen Willen, Bewußtseinsentzug (Schmerzunempfindlichkeit), über 5 Minuten währendes Atemanhalten, kontrollierte Peristaltik* mittels gemahlenen Glases, Bluten auf Befehl, die Fähigkeit, mit weißglühenden Stahlstäben zu hantieren, usw., geliefert.

Wie schon das erste Treffen mit meiner Frau zeigt, führt er seine Studenten zu ebendiesen Fähigkeiten. Entsprechend schreibt er: »Theorie ohne Praxis ist steril!« Viele seiner Studenten haben die »Hutnadel« kennengelernt, während andere – nach nur wenigen Stunden Training – in der Lage waren, eine noch viel weiter gehende Kontrolle über die normalen physiologischen Reaktionen des Körpers auszuüben. So werden Sie in diesem Buch Bilder von Studenten auf einem späteren »Gnosticon«-Treffen sehen, die bei einer Vorführung nicht nur mit weißglühendem Stahl hantieren, sondern ihn sogar ablecken.

Unser »erstes« Treffen in Minneapolis war zum Glück nicht das

---

* Muskeltätigkeit der Hohlorgane Speiseröhre, Magen und Darm

letzte. Unabhängig von allen spirituellen Erwägungen hatte
Llewellyn bereits Jonns zweites, bahnbrechendes Buch »Sexual Occultism« (überarbeitete und erweiterte Auflage unter: »Ecstasy Through Tantra«) veröffentlicht.

In einem Jahr setzten wir eine volle Woche ein »Miniashram«
an, in dem ausschließlich seine Lehren über Kriya-Yoga praktiziert wurden.

Seit dem letzten dieser Lehraufenthalte besuchte er uns jedes
Jahr am Geburtstag meiner Frau und meines Sohnes. Jeder
dieser Besuche war für mich eine lehrreiche Erfahrung und
schenkte mir Inspiration. Ich habe von diesem Menschen mehr
gelernt, als von irgend jemandem sonst, und in gewisser Weise
hat er meine eigenen jugendlichen Ambitionen, in Indien zu studieren, durch sein starkes, effektiv und effizient komprimiertes
Lehren erfüllt. Genau das werden Sie in diesem Buch finden:
wirkungsvolle, effektive und effizient komprimierte Anleitungen.
Das Buch selbst ist eine enorm erweiterte Edition von Jonns
erstem Buch, *Psychosomatisches Yoga*, das 1962 zuerst in englischer Sprache veröffentlicht und später in acht weitere Sprachen übersetzt wurde. Ich muß betonen, daß es sich nicht nur
um eine überarbeitete Version des früheren, sehr erfolgreichen
Buches handelt, es ist vielmehr völlig neu geschrieben und angereichert worden mit der Erfahrung aus 30 Jahren, in denen
das erste Buch von Zehntausenden Schülern und Lehrern auf
der ganzen Welt als Lehrbuch verwendet wurde. Zudem habe
ich meine eigene Erfahrung als einer seiner Schüler als Redakteur und Verleger genutzt, in der Hoffnung, daß dieses Buch
mit meinen Vorschlägen, die er hier verarbeitet hat, dem Leser nicht nur als praktische Anleitung und persönliches Lehrbuch dient, sondern ihm, soweit möglich, einen direkten Kontakt mit dem Charisma dieses Meisterlehrers verschafft.

Zum besseren Verständnis wurde der Text durch Tabellen und
Illustrationen ergänzt. Zudem hat Jonn in direktem Bezug auf

die ersten neun Kapitel einen einfachen 12-Wochen-Trainings-plan erstellt; er hilft Ihnen, mit nur wenigen Minuten Übung täglich schnell eine solide Grundlage in den psycho-physiologischen Techniken zu bekommen, die zu Gesundheit, einem langen Leben und Kontrolle über die persönliche Bestimmung beitragen. Diese Übungen sind der Grundstock für die weiteren Kapitel über das Erlangen von übernatürlichen Kräften, einem bereicherten Innenleben und ultimativer Erhabenheit.

Im Gegensatz zu anderen Lehrern tritt Jonn nicht für ein Leben in zölibatärer Abgeschiedenheit ein, sondern lehrt Wege, die Erfahrungen und Gelegenheiten des Alltags, ganz besonders des Beziehungsalltags, als Ansatz für eine spirituelle Verwirklichung zu nutzen. Seine Lehre ist eine Art globales Yoga, ein praktisches System des persönlichen Trainings, das zu jedem Menschen in der heutigen aktiven und komplexen Welt paßt. Wie Jonn sagt, Sie – alle von uns – sind dazu bestimmt, ein Stern zu sein. Wir sind alle »Götter in Entwicklung«, aber ein Gott zu werden, das ist Ihre Entscheidung und Ihre Verantwortung.

Carl Llewellyn Weschcke
Marine-on-St.Croix, MN, USA
1993

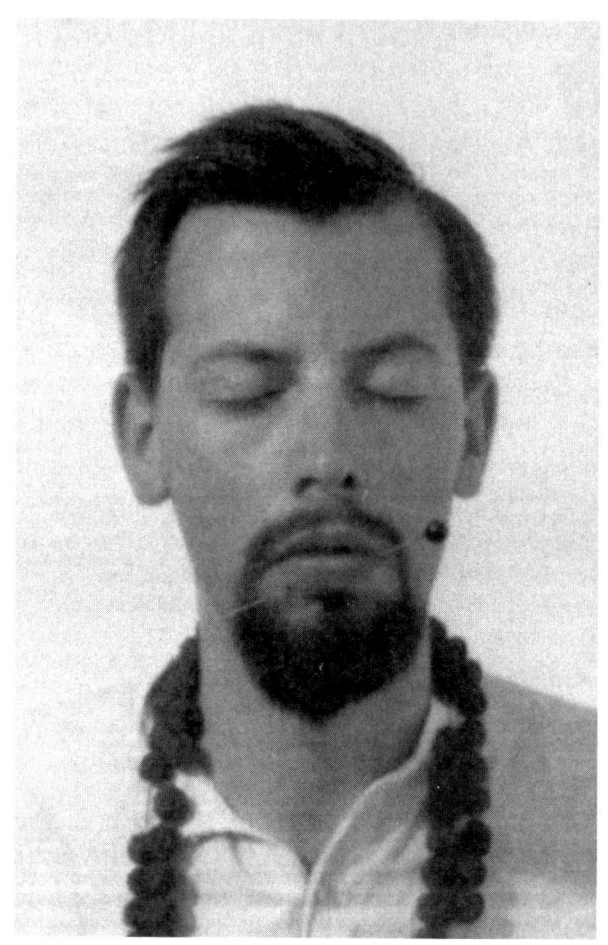

Der Autor in einem Stadium von PRATYAHARA (Sinnesentzug),
das die Demonstration von Selbstbetäubung ermöglicht.
Haridwar, Uttaranchal, Nordindien 1961

Vorwort des Autors

Die Entstehung eines Arbeitsbuches zum Thema Chakra & Kundalini begann 1961 in Indien mit dem Schreiben von *Psychosomatic Yoga*. Analog der sprichwörtlichen Entwicklung von der Raupe zum Schmetterling, erschien 1994 dann die erste Ausgabe.

Heute, im neuen Millennium, ist es mir eine Freude, Ihnen die vierte überarbeitete und erweiterte Ausgabe vorzustellen – das Produkt einer 40jährigen Entwicklung.

Ich möchte mich bedanken bei Dr. Frank Ros in Adelaide, Australien, für seine Hilfe beim Durcharbeiten der Dialekte der Telegu- und Tamil-Namen und der Kampfkunst Varmam bis zur Übereinstimmung der meistgenutzten und gleichwertigen Ausdrücke des Sanskrit*.

Zur Vereinigung der Vergangenheit mit der Gegenwart, des Ostens mit dem Westen, möchte ich aus dem Vorwort des ursprünglichen Buches zitieren:

»Letztlich ist es meine Hoffnung, daß Schüler des westlichen Okkultismus in diesen Schriften einen geeigneten Bezug und Wegweiser zu den erfahrensten und wirksamsten Techniken des östlichen Weges finden.«

Jonn Mumford
Sydney, Australia
July 2000

---

* altindische Gelehrtensprache

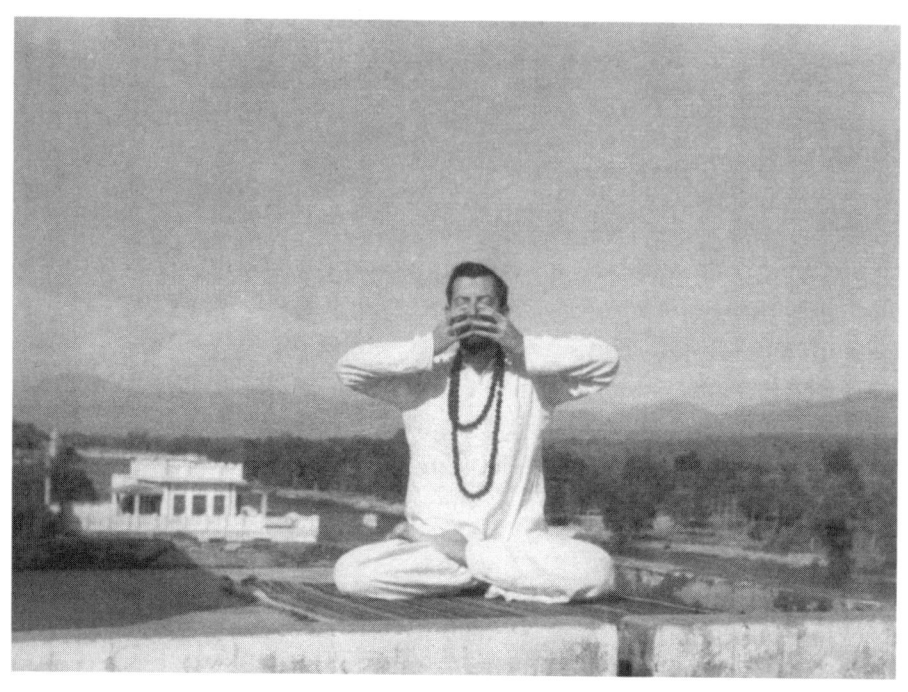

Der Autor beim Praktizieren des »Yoni Mudra«.
(Im Hintergrund fließt der Ganges,
die Berge des Himalaya sind in der Ferne zu sehen.)
Haridwar, Uttaranchal, Nordindien, 1961

Einleitung

Ich schrieb mein erstes Buch, *Psychosomatic Yoga*, 1961 in Haridwar, im Staat Uttar Pradesh in Indien. Es war eine knappe Trainingsanleitung für Körper-Geist-Übungen, und einige der Techniken waren niemals zuvor publiziert worden. Das Buch wurde ein Klassiker, der in den nächsten dreißig Jahren in mehr als ein Dutzend Sprachen übersetzt wurde.

Seit diesem Beginn meiner öffentlichen Lehrtätigkeit habe ich kontinuierlich die in meinem ersten Buch vorgestellte Methodik weiterentwickelt; das vorliegende Werk ist wie Fleisch und Muskel auf das intakte Skelett der ersten Schriften aufgebaut. Ich hatte das Glück, zu erleben, was für westliche Menschen schwer vorstellbar ist: daß die Guru-Chela-Beziehung* nur dem Anschein nach von Abhängigkeit und Mißbrauch bestimmt ist. Die Wirklichkeit sieht ganz anders aus. Das gilt freilich nicht für den »Kult«, der in manch einer mehr oder minder berüchtigten neumodischen Bewegung betrieben wird.

Tatsache ist: Es gibt für jeden von uns einen ganz besonderen Guru, dem wir unser Herz schenken. Als ich siebzehn Jahre alt war, traf ich Dr. Rishi Swami Gitananda aus Pondicherry, im Staat Tamil Nadu, Südindien. Mit dieser Begegnung begann für mich ein Gefolge von vielen Jahren. Worte konnten nie meine Dankbarkeit ihm gegenüber ausdrücken und werden es nie können. Ich weiß nicht, was aus mir geworden wäre, hätte ich ihn nicht zu diesem Zeitpunkt getroffen und so außerordentlich von seinen Lehren und seiner weisen Führung profitiert. Techniken wie Chakra-Dharana, Polarisation und Solarplexus-Aufladung stammen von ihm und dürfen von mir weitergegeben werden.

Einen weiteren großen Einfluß übte, allerdings viel später, Swa-

---

* Guru = Lehrer; Chela = Schüler

mi Paramhansa Satyananda Saraswati aus. Von ihm wurde ich 1973 in Monghyr, im Staat Bihar, eingeweiht. Er lehrte mich Demut – ein Thema, mit dem ich bis zum Ende meiner Tage kämpfen werde. Er war ein großartiger Tantriker, die Vorstellung von Yoga-Nidra im Kapitel 13 zeigt einen Ausschnitt aus seinen Erkenntnissen. Dieser Mann gab mir das kostbarste Geschenk: bedingungslose Achtung.

Dieses Buch trägt zwar in der englischsprachigen Ausgabe den Titel »Chakra & Kundalini Praxisbuch«, doch es bietet weder augenblickliche Erleuchtung, noch ist es ein Wundermittel. Die Übungen beruhen auf klassischen Techniken, angereichert mit zeitgemäßen Neuerungen, die sich aus lebenslangem Lernen, Experimentieren und Lehren entwickelten.

Ich schreibe, wie ich unterrichte: Informationen kommen nach und nach, und dabei nehme ich verschiedene Stand- und Gesichtspunkte ein, je nach Bedarf. Aufgrund meiner westlichen Erziehung liebe ich es, Hypothesen aufzustellen, wohingegen mich das Leben in Indien dafür geöffnet hat, Verstand, Erfahrung und Logik auf dem Altar des Daseins darzubringen.

Mein Lebensstil ist westlich und mein Gemüt das eines Hindu. Philosophisch bin ich der klassischen Samkhya-Schule verhaftet; Samkhya wurde von einem Zeitgenossen Buddhas, Kapila, um 500 v.Chr. entwickelt und beruht, wie der Buddhismus, nicht auf dem Theismus. Samkhya stellt das theoretische Gerüst für die Praxis des Yoga und ist, wie auch der Buddhismus, leicht in Einklang zu bringen mit der neuen Religion des Westens – der Wissenschaft.

Die Theorie des Samkhya und die Praxis des Yoga sind so kompatibel mit einigen westlichen Standpunkten, daß ich mich, ohne ersteren zu widersprechen, bei meinen Ausführungen auf soziobiologische Erkenntnisse stütze; gleichzeitig bevorzuge ich die Reduktion auf biochemische Reaktionen. Soziobiologie ist der Glaube, daß das menschliche Verhalten tief in den biologischen Notwendigkeiten verhaftet ist, während biochemischer Reduktionismus die Ansicht vertritt, daß Veränderungen der neuronalen Überträgerstoffe des Gehirns verantwortlich sind für unterschiedliche Gehirnfunktionen und damit für psychische Entwicklungen und Stimmungen.

Beide, Soziobiologie und Reduktionismus, erscheinen sehr wahrscheinlich und vernünftig für den Samkhya-Philosophen. Sie stellen kein Hindernis für ihn dar, weil Samkhya den Körper und den Geist einfach als unterschiedliche Manifestationen derselben Schöpfungsenergie betrachtet und keiner der beiden den eigentlichen Kern des Daseins, das metaphysische Selbst, die Feinstofflichkeit, das Purusha, beeinflußt.

Dr. Swami Gitananda sagte in den 1950er Jahren: »Einst hatte der Mensch ein Problem, heute ist der Mensch das Problem!« Sigmund Freud, Carl Gustav Jung und Hermann Hesse sind nur ein paar der großen europäischen Geister, die das soziale und psychologische Chaos vorhergesehen haben, das der Wechsel in das 21. Jahrhundert mit sich bringen würde. Und die großen Indologen Heinrich Zimmer und Mircea Eliade sowie der Mythologe Joseph Campbell haben uns einen Wegweiser für die Zukunft hinterlassen.

Die englischsprechenden Länder waren eilfertige Förderer des neuen Maoismus und unterstützten die »politische Korrektheit« (*political correctness*), ein Gift, das Kreativität und Kunst zerfrißt. Es wird begleitet von Gesellschaft und Technik, die beide bemüht sind, alle Menschen auf den kleinsten gemeinsamen Nenner zu reduzieren. Erinnern wir uns: Was ist das Ziel des Kommunismus? Ein Streben nach Mittelmäßigkeit! Es wird ein trauriges, farbloses und kraftloses 21. Jahrhundert, wenn Individualität, Exzentrik, Mystik und die Suche nach dem Sinn des Lebens nicht mehr erlaubt oder gar akzeptiert werden. Ist der Mensch nur eine soziale Kreatur, ein Herdentier, oder liegt die Bestimmung eines jeden von uns möglicherweise in den Sternen?

Ich möchte glauben, daß meine Bemühungen mit diesem Arbeitsbuch als ein kleiner Teil in der Flut vieler anderer authentischer spiritueller Praktiken zum Überleben der von Aldous Huxley so elegant umschriebenen »ewigen Philosophie« beitragen wird.

Möge diese Philosophie eine Brücke in die neue Weltordnung finden!

Jonn Mumford
St. Paul-Minneapolis, MN, USA
1993

TEIL EINS

Hatha-Yoga für den Körper

Laß diesen sterblichen Lehm (dieses Selbst)
der unsterbliche Gott sein.

RIGVEDA VIII, 19

Kapitel 1

Der Geist beherrscht den Körper: Sukhasana

Wer Sukhasana praktiziert, wird zu einer
bewegungslosen, erstarrten, überweltlichen
Skulptur aus lebendem Fleisch – verweilend in der
Freiheit hinter Raum und Zeit.

(QUELLE UNBEKANNT)

Hatha ist vielleicht der im Westen bekannteste Aspekt des Yoga. Für die meisten Schüler ist es schlichtweg eine Technik der körperlichen Kontrolle durch bewegungslose Haltungen *(Asanas)* und zum Erlernen von Atemtechniken *(Pranayama)*.

Das Einführen von dynamischen Bewegungen in die Haltungen, wie wir sie in den letzten dreißig Jahren des zwanzigsten Jahrhunderts erlebt haben, ist eine moderne Erfindung. Die Originalbedeutung von *Asana* in Sanskrit ist »fester Sitz«.

Wenige erkennen, daß die Grundlage des Hatha-Yoga darin besteht, daß der Geist den Körper beeinflussen kann (Psychosomatik) – und auch, daß der Körper den Geist beeinflußt (Somatopsychik).

Wenn wir nervös oder depressiv sind oder an chronischen Angstzuständen leiden, wirkt sich das auf die körperlichen Funktionen und die Erscheinung aus. Im fortgeschrittenen Stadium (zum Beispiel bei Angstneurosen) können unser seelischer Zustand und die ständige Anspannung des zentralen Nervensystems zu körperlichen Veränderungen wie Magengeschwüren, Herzkrankheiten, Schwächung des Immunsystems und ähnlichem führen.

Hatha-Yoga stabilisiert das seelische Befinden und beugt so psychosomatischen Erkrankungen vor, es heilt sie sogar. Dies wird erreicht, indem der Schüler zuerst lernt, seinen Körper zu kontrollieren. Diese Körperbeherrschung aber erfordert eine gewisse Willensstärke, da ohne (bewußte oder unbewußte) Gehirnfunktion sich kein Muskel bewegt, kein Nerv aktiviert wird und kein Blut zirkuliert.

Die Wurzeln des Hatha-Yoga teilen sich in Sanskrit in *Ha* und *Tha*. *Ha* bezieht sich auf die Sonne, ein männliches Symbol, das Aktivität signalisiert, während *Tha* sich auf den Mond bezieht, ein weibliches Symbol, das für Empfänglichkeit steht. Im allgemeinen versteht man unter *Hatha* die Vereinigung der positiven, erwärmenden Einatmung *(Ha)* mit der reinigenden, kühlenden Ausatmung *(Tha)*. Gibt man dem Ganzen eine tiefere, spirituelle Bedeutung, dann verkörpert Hatha die Vereinigung des Geistes *Ha* mit seinem polaren Gegenstück, dem materiellen Körper *Tha*. Darin liegt der Schlüssel zur wahren Lehre hinter der Geschichte von Adam (dem Geist) und Eva (dem Körper), wie sie in der Genesis dargestellt wird.

Hatha-Yoga könnte auch definiert werden als »Wissen (-schaft) der Vereinigung und Steuerung der körperlichen und mentalen Aspekte des Seins durch bewußte Körperbeherrschung«. Nicht zu vergessen an dieser Stelle sei, daß die eigentliche Sanskrit-Wurzel von Hatha, das sich von »hath« ableitet, »gegen etwas ausschlagen« bedeutet (folglich geht es um die Arbeit daran, die Veranlagung zur Trägheit des Körper-Geist-Gefüges zu überwinden).

Im letzten Jahrhundert entdeckte der russische Wissenschaftler Pavlov das Prinzip der antrainierten Reflexe, die den Hatha-Yogis schon mehrere tausend Jahre bekannt sind. Mit dieser Vorstellung von der Möglichkeit zur Konditionierung des Körpers und dadurch auch des Geistes beginnen wir unsere Studien mit der ersten Übung: Sukhasana.

> Der Geist hat einen großen Einfluß auf den
> Körper, und Krankheiten haben ihren Ursprung oft
> dort.
>
> JEAN-BAPTISTE POQUELIN MOLIÈRE
> (FRZ. SCHRIFTSTELLER, 1622–1673)

Die »Einfache Position« – Sukhasana

Sukhasana bedeutet wörtlich »einfache Position« (Sukha = einfach, Asana = Haltung/Position). Sie ist eine von vielen meditativen Haltungen und hat mehrere charakteristische Eigenschaften gemeinsam mit anderen Meditationshaltungen.

BESONDERE MERKMALE VON SUKHASANA

1. Sie bietet eine feste Basis für Körper und Kopf
2. Das Rückgrat wird aufrecht gehalten, wodurch die Nervenbahnen entlang der Wirbelsäule nicht blockiert werden.
3. Die Lungen sind frei für tiefe Atemübungen *(Pranayama)*.
4. Man sagt, sie begünstigt das Erwecken der *Kundalini* (verborgene Energie, die im zentralen Nervensystem beheimatet ist).

Sukhasana hat gleichermaßen psychologische wie physiologische Vorteile: Durch die überkreuzten Beine werden die inneren Organe entspannt, während durch den bewußten Versuch der Bewegungslosigkeit, Körper und Geist psychisch in eine harmonische Stabilität gebracht werden.

Sukhasana ist die ideale Übung für jeden, der lernen möchte, seine alltäglichen Sorgen auszusperren, um sich so auf den meditativen Frieden vorzubereiten, der in der Unterbrechung des Gedankenflusses zu finden ist. Auch für die Linderung nervöser Störungen wie Zuckungen und »Ticks« ist diese Technik eine wertvolle Hilfe.

Wer seine Beine nicht beugen oder nicht auf dem Boden sitzen kann, erzielt dieselbe Wirkung durch die »Ägyptische Position« oder die »Ägyptische Götterhaltung«, bei der er auf einem Stuhl sitzt. Wir werden diese Variante später besprechen.

Technik

1. Legen Sie ein Kissen oder eine Decke auf den Boden. Setzen Sie sich auf die Vorderkante, das vordere Drittel des Kissens oder der Decke – dies hilft Ihnen dabei, die Hüfte aufrecht zu halten.
2. Ziehen Sie Ihr rechtes Bein unter den linken Oberschenkel und das linke Bein unter den rechten Oberschenkel; nehmen Sie so den »Schneidersitz« ein. Beide Kniescheiben sollten ungefähr auf gleicher Höhe sei; sind sie es nicht, neigt sich Ihr Körper leicht zur niedrigeren Seite und stört so die Symmetrie und Balance.
3. Halten Sie die Wirbelsäule aufrecht und Ihren Kopf sicher auf dem Hals.
4. Legen Sie Ihre Hände mit den Handflächen nach unten auf die Knie, so daß sie nicht herunterrutschen. Ihre Ellenbogen sollten entspannt an dem Körper liegen.
5. Schließen Sie die Augen, und lassen Sie sie so. Behalten Sie die Augenlider während der gesamten Übung unter Kontrolle.
6. Sie haben sich nun in sich selbst zurückgezogen. Konzentrieren Sie sich auf den natürlichen Rhythmus Ihres Atems. Vermeiden Sie es, zu träumen, nachzudenken oder auf andere Art mental aktiv zu werden, und halten Sie Ihren Körper aufrecht, bewegungs-

los und so entspannt wie möglich. Konzentrieren Sie sich auf das einfache »Sein.« Meditieren Sie über die Bewegung der Lebenskraft, indem Sie den natürlichen, spontanen Atemzyklus ganz bewußt in seinen Phasen beobachten: z.B. Einatmen – Pause – Ausatmen – Pause.

Kehren Sie bewußt zu diesem Atemzyklus zurück, wenn Ihre Gedanken abschweifen. Erzeugen Sie ein Gefühl der Starre in Ihrem Körper – absolute Bewegungslosigkeit.

> Der Geist ist für jenen eine gefährliche Waffe,
> der ihn nicht klug zu benutzen weiß.
>
> MICHEL EYQUEM DE MONTAIGNE
> (FRZ. PHILOSOPH, 1533–1592)

Ägyptische Stuhlposition

Diese Position ist für jeden gedacht, der nicht auf dem Boden sitzen oder seine Beine beugen kann. Sie heißt auch »Ägyptische Götterhaltung« und wird als westliches Äquivalent des Meditationssitzes betrachtet.

Technik

1. Setzen Sie sich auf die vordere Hälfte eines Stuhles, ohne mit dem Rücken die Lehne zu berühren.
2. Stellen Sie ihre Füße leicht nach außen, und achten Sie darauf, daß die Unterschenkel im 90°-Winkel zu den Oberschenkeln stehen. Falls nötig, legen Sie dazu Bücher oder Kissen unter die Füße.
3. Ihre Kniescheiben sollten auf gleicher Höhe sein. Sie können Ihre

SUKHASANA
KLASSISCHE BODENPOSITION

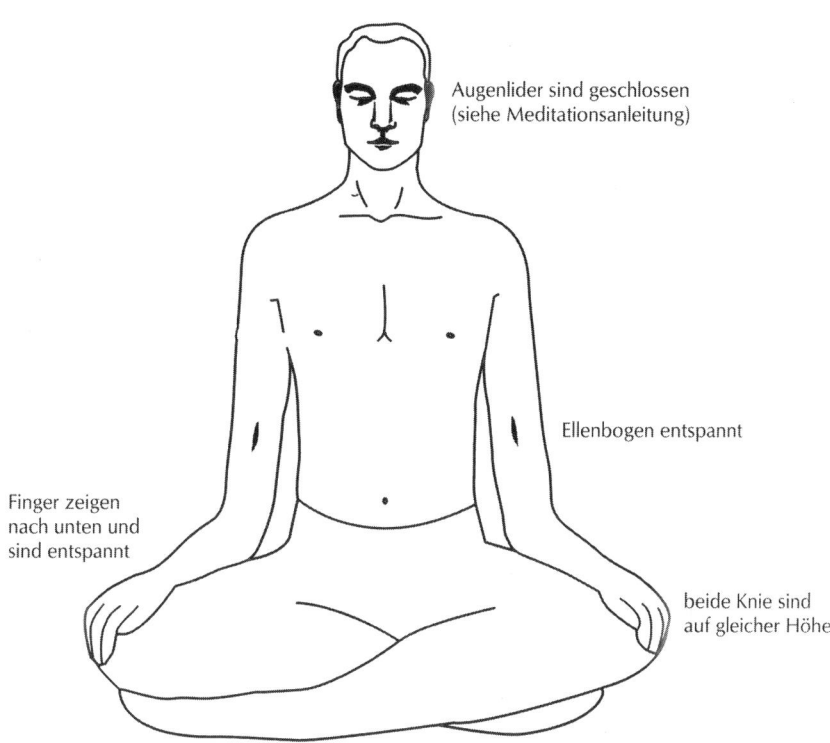

Augenlider sind geschlossen
(siehe Meditationsanleitung)

Ellenbogen entspannt

Finger zeigen
nach unten und
sind entspannt

beide Knie sind
auf gleicher Höhe

ÄGYPTISCHE STUHLPOSITION

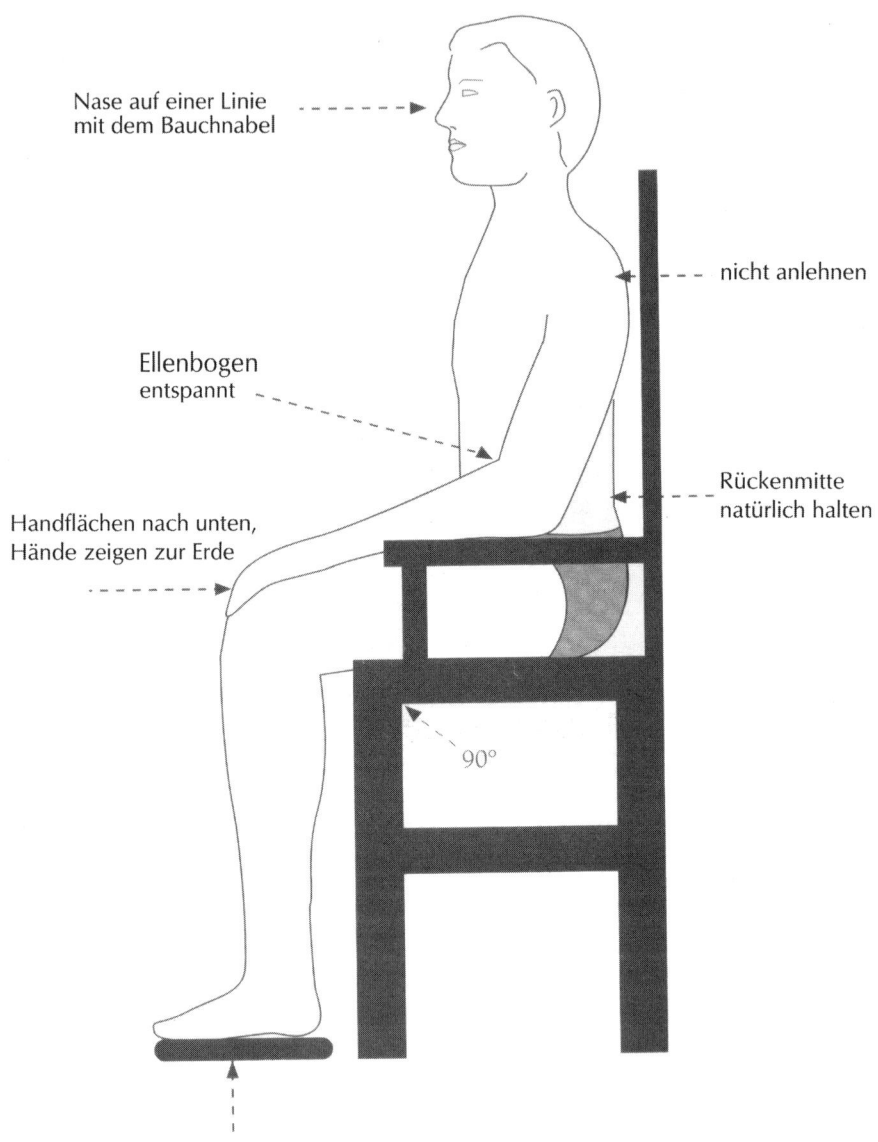

Nase auf einer Linie
mit dem Bauchnabel

nicht anlehnen

Ellenbogen
entspannt

Rückenmitte
natürlich halten

Handflächen nach unten,
Hände zeigen zur Erde

90°

Füße ggf. mit Kissen, Büchern
oder Hocker unterstützen

Hände mit den Handflächen nach unten auf die Knie legen. Plazieren Sie sie so, daß die Fingerspitzen nach unten (zur Erde) zeigen und die Hände nicht abrutschen. Lassen Sie Ihre Ellbogen entspannt am Körper anliegen.

4. Halten Sie Ihre Wirbelsäule aufrecht und Ihren Kopf sicher auf Ihrem Hals. Bringen Sie Ihre Nase in eine senkrechte Linie mit Ihrem Bauchnabel.

5. Schließen Sie die Augen. Behalten Sie Ihre Augenlider während der gesamten Übung unter Kontrolle.

6. Sie haben sich nun in sich selbst zurückgezogen. Konzentrieren Sie sich auf den natürlichen Rhythmus Ihres Atems. Vermeiden Sie es, zu träumen, nachzudenken oder auf sonst eine Art mental aktiv zu werden. Halten Sie Ihren Körper aufrecht, bewegungslos und so entspannt wie möglich. Konzentrieren Sie sich auf das einfache »Sein«. Meditieren Sie über die Bewegung der Lebenskraft, indem Sie den natürlichen, spontanen Atemzyklus ganz bewußt in seinen Phasen beobachten: z.B. Einatmen – Pause – Ausatmen – Pause.

Kehren Sie bewußt zu diesem Atemzyklus zurück, wenn Ihre Gedanken abschweifen. Erzeugen Sie ein Gefühl der Starre in Ihrem Körper – äußerste Bewegungslosigkeit.

> Sie sind jetzt in der Lage, Yoga (Einheit) zu erfahren, indem Sie das Denken zugunsten des »Seins« aufgeben.

In diesem Stadium der Übung können Sie eine leichte Visualisierung hinzufügen, wie z.B. die Vorstellung eines geometrischen Musters, einer Blume, einer Farbe oder eines Bildes.

Übungszeit

Beginnen Sie, indem Sie diese Übung in der ersten Woche täglich mindestens fünf Minuten praktizieren. Steigern Sie sich bis zur dritten Woche allmählich auf zwanzig Minuten. Die Verwendung einer Uhr (Stoppuhr, Armbanduhr, Wecker, Küchenuhr) ist dabei hilfreich.

KONTROLLPUNKTE

1. Kontrollieren Sie nach Beginn der Übung, ob Ihre Ellenbogen entspannt und frei beweglich sind.
2. Kontrollieren Sie, ob Ihre Augenlider ruhig sind. Jedes Flattern der Wimpern zeigt geistige Unruhe und eine fehlende Vertiefung in die Übung an.
3. Kontrollieren Sie, ob Sie sich nicht unbewußt hängen lassen und so einen Buckel (Dorsal) machen.

Wie mit allen klassischen Hatha-Positionen ergeben sich folgende typische Schwierigkeiten und die entsprechenden Gegenmittel:

1. Der Druck des Bodens auf die Füße ist unangenehm, wodurch die Aufmerksamkeit abgelenkt wird. → Übung macht den Meister, weil sich die Füße langsam daran gewöhnen.
2. Die Wirbelsäule neigt zum Durchhängen. → Da hilft nur ausdauerndes, diszipliniertes Bemühen.
3. Die Gedanken schweifen ab, und der Kopf läßt sich nicht ausschalten. → Wir folgen demselben Prinzip, mit dem wir ein zappeliges Kind beruhigen: Wir lenken es angemessen ab, z.B. durch Konzentration auf einfache Gegenstände. Dieses Problem ist der Dreh- und Angelpunkt, das A und O der Übung. Irgendwann wird die mentale Entspannung zum antrainierten Reflex, der bei Beginn der Übung greift, und diese Konditionierung nimmt mit den Wiederholungen zu.

Sukhasana sollte eine Woche konstant geübt worden sein, bevor mit der nächsten Übung begonnen wird. Alle Übungen, die in diesem Buch vorgestellt werden, sollten mit mindestens fünf bis maximal zwanzig Minuten Sukhasana eingeleitet werden.

Wenn Sie die Übung für sich prüfen, bedenken Sie, daß in der beschriebenen Weise praktiziertes Sukhasana eine spezielle Therapie gegen nervöse Störungen aufgrund mangelnder neuromuskulärer Kontrolle ist. Mit dieser Übung wird die Körperbeherrschung verbessert und die Willenskraft gestärkt. Allem voran lernt der Verstand, einen Zustand der Ruhe zu erlangen, die den Schüler auf die fortgeschrittenen Übungen vorbereitet.
Traditionell hing die Aufnahme in manche östliche Schule von der Fähigkeit des *Chela* ab, drei Stunden bewegungslos zu verharren. In unserem Zeitalter des Angespanntseins kann der Durchschnittsmensch keine drei oder gar zehn Minuten geistig vertieft und körperlich bewegungslos bleiben, ganz zu schweigen von drei Stunden. Durch Sukhasana können Sie das erreichen.

Eine Anmerkung
zum Flattern der Augenlider

Das Flattern der Augenlider signalisiert ein nach außen gerichtetes Interesse und Erregung. Für manche Temperamente kann das Abwenden von der Umgebung anfänglich Schwierigkeiten bereiten. In einem persönlichen Gespräch machte mein Freund und Verleger Carl Weschcke den Vorschlag, zur Erleichterung eine Meditationsmütze zu verwenden, und das hat gewiß mehrere Vorteile. Im indischen Ashram haben wir uns unsere Roben über den Kopf gezogen, um einen ähnlichen Effekt zu erzielen. Die Kapuze einer traditionellen Mönchskutte, wie wir sie von mittelalterlichen Darstellungen her kennen, hätte denselben Nutzen. In Carls eigenen Worten:

Für die, die ein Problem mit flatternden Augenlidern haben, habe ich eine ebenso einfache wie wirkungsvolle Hilfe entdeckt. Aus einem Stück Spandex* kann man leicht eine praktische Meditationsmütze nähen, indem man ungefähr 10 x 7 cm, gefaltet auf 5 x 7 cm an den langen Seiten, zusammennäht, damit man sie wie eine Skimaske über den Kopf und das Gesicht ziehen kann. Der Vorteil von Spandex liegt darin, daß es gerade genug Druck auf die Augenlider ausübt, um das Flattern zu verhindern, das Material jedoch so dünn und durchlässig ist, daß man bequem damit atmen kann. Der weitere Vorteil einer solchen Meditationsmütze ist das Gefühl der Isolation vom Alltag, als wäre man in einer Höhle oder bei einem magischen Ritual. Auch wenn das Material zu dünn ist, um Geräusche zu dämmen, macht das Gefühl der Abschottung die Mütze zu einem tragbaren Meditationsraum. Anbei eine einfache Anleitung, um das Nähen zu erleichtern. Natürlich kann der Entwurf entsprechend angepaßt werden, wenn andere Materialien, z.B. dünnes Ziegenleder, bevorzugt werden. Dann wäre es nötig, die Mütze genauer an die tatsächlichen Maße des Kopfes anzupassen und sowohl eine Form und Öffnung zum Atmen für die Nase hinzuzufügen als auch die Rückseite offen zu lassen, damit sie zugebunden werden kann. Um den Effekt des minimalen Drucks auf die Augenlider zu gewährleisten, muß die Mütze anliegen, ohne unbequem eng zu sein. Für Menschen mit Nasenproblemen mag diese Art angenehmer sein als Spandex.

---

* Elastan; synthetische Faser mit hoher Dehnbarkeit

MEDITATIONSKAPPE
SCHABLONE/SCHNITTMUSTER

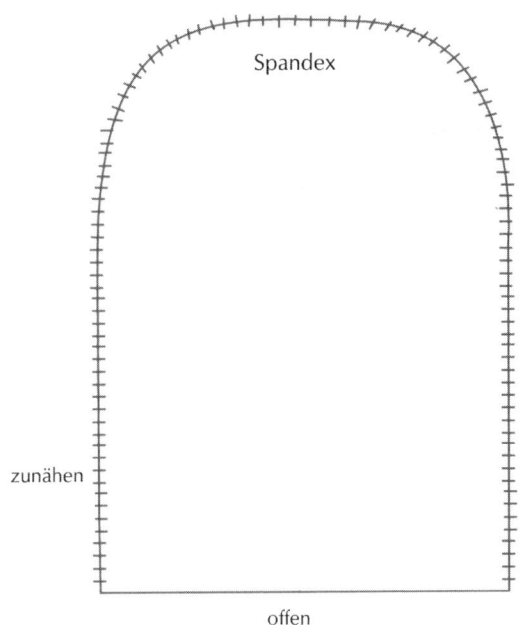

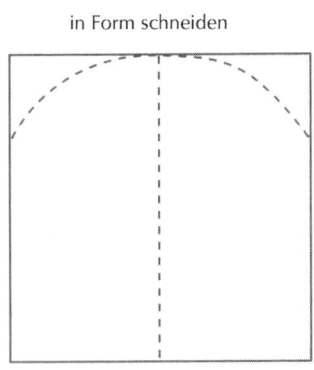

in Form schneiden

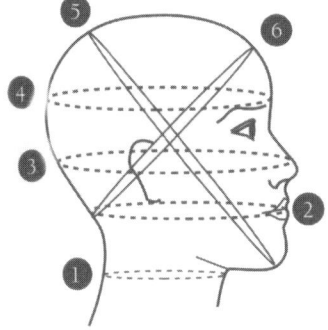

1. Hals
2. über dem Mund
3. über die Nase
4. über die Stirn
5. über Kinn und Kopfkrone
6. über Haaransatz und Genick

Kapitel 2

Shavasana: Die Körper-Geist-Entspannung

Die Gelassenen, die Glückseligen,
die Ungeteilten.

MANDUKYA-UPANISCHADE

So bedauerlich es auch sein mag: Sie und ich sind umgeben von einer Welt voller Spannungen. Diese Spannung ist die Ursache für psychosomatische Störungen. Wir können uns fragen, was wir gegen unsere eigene (An-)spannung tun können und gegen die Spannungen in der Welt, die, so gesehen, ja auch nur die Summe aller individuellen Spannungen ist. Während die Psychologie auf Beruhigungsmittel setzt, bietet Hatha-Yoga eine durch die alten Techniken des Shavasana drogenfreie innere Entspannung.

Selten findet man körperliche Verspannungen, die nicht mit geistiger Anspannung einhergehen. Merkwürdigerweise taucht die geistige Anspannung fast immer zuerst auf und ist der Auslöser der körperlichen Verspannungen. Shavasana, ebenso wie auch Sukhasana, dreht den üblichen Geist-Körper-Bogen um. Es lehrt die Betroffenen die bewußte Kontrolle über die entscheidenden Bereiche ihres Körpers, was sie in die Lage versetzt, durch die körperliche Entspannung auch den Geist zu befreien. Letzte Stufe dieser Entspannung ist *Yoga-Nidra*, der Schlaf der Yogis.

Dies bestätigt das grundlegende Hatha-Prinzip, daß Körper und Geist verbunden sind. Was den einen beeinflußt, wird den anderen in Mitleidenschaft ziehen. Mit diesem Wissen können wir selbstsicher damit fortfahren, Shavasana als begleitende Therapie für solch unterschiedliche Leiden wie die altmodische Neurasthenie (ähnlich dem moderneren »Burn-out«), frühe Stadien leichter bis mittlerer Depressionen, Schlafanfälle sowie Schlaflosigkeit, allgemeine Angstneurosen und Panikattacken (zwischen den Attacken angewandt, nicht währenddessen) und den leichten bis mittleren Bluthochdruck (besonders dem systolischen) einzusetzen.

Shavasana bedeutet »Leichenhaltung« und wird auch Mritasana (mrit* = tot), also »Totenstellung«, genannt.

Wer die Übung praktiziert, wird feststellen, daß der klassische Name der Übung die Entspannung, die dabei erreicht wird, sehr treffend beschreibt.

BESONDERE MERKMALE DER KÖRPER-GEIST-ENTSPANNUNG

1. Es wird eine besonders tiefe Muskelentspannung erreicht.
2. Der Blutdruck sinkt (Menschen mit niedrigem Blutdruck können Shavasana möglicherweise als unangenehm empfinden), während sich gleichzeitig die Schlagfrequenz des Herzens und die Atmung merklich verlangsamen.
3. *Prana* (Lebensenergie) fließt den inneren Organen zu.
4. Das Nervensystem kommt zur Ruhe und erholt sich.
5. Der Geist erreicht eine totale Entspannung, was den Praktizierenden, so er dies wünscht, in einen tiefen, traumlosen Schlaf fallen lassen kann.

---

* Das Sanskrit-Wort *mrit* ist der etymologische Vorgänger der Worte »mortal« (sterblich), »post-mortem« (nach dem Tod) und »moribund« (sterbend).

Grundübung

Die Übung des Shavasana ist üblicherweise in zwei Phasen unterteilt. In der nachfolgend beschriebenen ersten Phase lernen Sie, den Körper als Ganzes zu entspannen und sich völlig der Schwerkraft anzuvertrauen. Wenn Sie ein Tier oder Baby beim Schlafen beobachten, werden Sie feststellen, daß sie beim Aufwachen einen tiefen Abdruck auf dem Kissen oder der Matratze hinterlassen. Tiere und Babys lassen instinktiv »los« und erlauben der Schwerkraft, ihre Arbeit zu tun.

Phase eins

SCHRITT 1: Legen Sie sich rücklings auf den Boden, als Unterlage verwenden Sie eine passend gefaltete Decke oder eine Matte. Ihre Kleidung sollte bequem sein und die Raumtemperatur angenehm warm.

SCHRITT 2: Legen Sie Ihre Füße etwa zehn Zentimeter auseinander, und lassen Sie Ihre Knöchel und Zehen entspannt nach außen fallen.

SCHRITT 3: Legen Sie Ihre Hände mit den Handflächen nach oben (oder bequem zur Seite ab), um den empfindlichen Tastsinn an den Fingerkuppen nicht zu stimulieren und somit die Aufmerksamkeit im Gehirn abzulenken.

SCHRITT 4: Achten Sie darauf, daß Ihre Schultern flach und Ihr Rückenende entspannt aufliegen.

SCHRITT 5: Bringen Sie Ihren Kopf in eine angenehme Position.

SCHRITT 6: Übergeben Sie dem Boden Ihr komplettes Körpergewicht.

ANMERKUNG:

Bei Punkt 4. und 5. dürfen Sie es sich mit kleinen Kissen

unter Ihren Knien oder dem Nacken bequemer machen. Menschen mit Rückenproblemen sollten unbedingt mehrere Kissen unter jedes Knie legen. Shavasana kann auch auf dem Bett oder der Couch praktiziert werden, aber das Üben auf dem Boden lehrt, die Unbequemlichkeit zu überwinden, indem man mit dem Boden verschmilzt.

SCHRITT 7: Einleitende Wiederholungsfolge: Anspannen – Anheben – Entspannen – Absetzen

Die folgende Übungssequenz für Arme und Beine beginnt mit der rechten Seite, darauf folgt die linke Seite. Sie führt zu einem völligen Körperbewußtsein. Falls nötig, wiederholen Sie die Übung mehrmals, bevor Sie zu Schritt 8 übergehen.

RECHTER ARM: Atmen Sie ganz entspannt. Ballen Sie beim Einatmen die Hand fest zur Faust, lassen Sie die Anspannung bis zur Schulter steigen, während Sie den Arm gleichzeitig ausstrecken und einige Zentimeter vom Boden abheben. Beim Ausatmen lassen Sie alle Spannung los und den Arm zu Boden fallen.

LINKER ARM: Wandern Sie im Geiste bewußt mit Ihrer Aufmerksamkeit in Ihren linken Arm. Auch hier spannen Sie beim Einatmen den Arm an, strecken ihn aus und heben ihn mit geballter Faust einige Zentimeter vom Boden ab, um beim Ausatmen ganz zu entspannen und ihn fallen zu lassen.

RECHTES BEIN: Konzentrieren Sie sich auf Ihr rechtes Bein, von der Leiste bis zu den Zehen. Beim Einatmen ziehen Sie den rechten Fuß an. Dehnen Sie den Wadenmuskel, bis die Fußzehen in Richtung Kniescheibe zeigen, und heben Sie das Bein einige Zentimeter vom Boden. Lassen Sie das Bein beim Ausatmen einfach entspannt fallen.

LINKES BEIN: Wenden Sie Ihre Aufmerksamkeit nun dem linken Bein zu. Spüren und fühlen Sie es, und wiederholen Sie das Einatmen –

Anspannen – Abheben gefolgt vom Ausatmen – Entspannen – Loslassen.

GANZKÖRPERBEWUSSTSEIN: Konzentrieren Sie sich in diesem Zyklus von Ein- und Ausatmen auf Ihre Wirbelsäule und Körpermitte, indem Sie beim Einatmen im Geiste vom Schambein bis zum Kopf wandern und sich beim Ausatmen vorstellen, Sie würden schmelzen.

MERKMALE VON SCHRITT 7

Dieser Schritt ist elementares Shavasana und grundsätzlich als einleitende Übung für alle Sitzungen gedacht.

Die besonderen Merkmale des siebten Schrittes sind:

1. Er befreit durch den Wechsel von An- und Entspannung von körperlicher Spannung in den Gliedmaßen.
2. Die Anspannen-Entspannen-Phasen steigern das Gefühl für Muskeln und Bewegung sowie das Bewußtsein der Durchblutung in den Beinen.
3. Beide Hirnhälften kommen durch das Aufeinanderfolgen von bewegenden, motorischen Impulsen (Anspannen) und den empfindenden, sensorischen Impulsen (Entspannen) abwechselnd zum Zug. Dadurch entwickelt sich eine automatische psycho-physiologische Aufmerksamkeit für ein zentriertes Bewußtsein.

ZUSAMMENFASSUNG VON SCHRITT 7

1. RECHTER ARM: beim Einatmen: fühlen, anspannen und abheben; beim Ausatmen: entspannen, fallen lassen und verschmelzen
2. LINKER ARM: beim Einatmen: fühlen, anspannen und abheben; beim Ausatmen: entspannen, fallen lassen und verschmelzen
3. RECHTES BEIN: beim Einatmen: fühlen, anspannen und abheben; beim Ausatmen: entspannen, fallen lassen und verschmelzen

4. LINKES BEIN: beim Einatmen: fühlen, anspannen und abheben;
                   beim Ausatmen: entspannen, fallen lassen und ver-
                   schmelzen

5. GANZER RUMPF: geistig vom Becken über die Wirbelsäule zum Hin-
                   terkopf vortasten, dabei den Körper der Schwer-
                   kraft anvertrauen

SCHRITT 8:   Beginnen Sie mit der Konzentration auf Ihre Gliedmaßen,
             und fühlen Sie mit jedem Ausatmen Ihre Arme und Beine
             schwerer und schwerer werden. Stellen Sie sich vor, wie
             Sie im Boden versinken oder mit ihm verschmelzen.

Es bleibt anzumerken, daß das richtige Plazieren der Gliedmaßen eine maximale Ausnutzung der Erdanziehung ermöglicht.
Und genau das ist ein wichtiges Prinzip des Hatha-Yoga: Integration der natürlichen Kräfte, – wie z.B. der Schwerkraft.

Diese Übung sollte mindestens eine Woche lang täglich 10 bis
15 Minuten praktiziert werden, bevor mit der zweiten Phase des
Shavasana begonnen wird.

Konzentrieren Sie sich dabei auf das völlige Loslassen; gehen
Sie mit der Schwerkraft, und üben Sie sich in der Vorstellung,
daß der Boden Ihnen wie ein Aufzug entgegenkommt.

Fortgeschrittene Techniken

Bei den fortgeschrittenen Techniken lernen Sie, jeden Körperteil zu lokalisieren und systematisch zu entspannen sowie ein-
gehende und ausgehende (sensorische und motorische) Nerven-

impulse zu kontrollieren. Dies erreichen Sie, indem Sie Ihre Konzentration erst auf die Füße richten und sich dann langsam zum Kopf hocharbeiten.

Vor langer Zeit entdeckten die Yogis (deren Kenntnisse der Neuroanatomie auf Selbstbeobachtung beruhen) die geheimen Nervenzonen des menschlichen Körpers und teilten sie in die folgenden 16 Hauptbereiche, die Marmasthanani, ein:

1. Füße	5. Bauch	9. Hände	13. Hinterkopf
2. Schienbeine	6. Solarplexus	10. Unterarme	14. Kiefer
3. Kniescheiben	7. Brustkorb	11. Oberarme	15. Augen
4. Oberschenkel	8. Wirbelsäule	12. Kehle	16. Schädeldecke oder Brahmapura

Tatsächlich gibt es in den medizinischen Schriften des hinduistischen Ayurveda 108 solche Zonen. Die oben angeführte Liste bietet nur eine klassische Auswahl, die gerne für Konzentrationsübungen genutzt wird. Die Zonen teilen den Körper von Gelenk zu Gelenk auf. Das Wort »Marma« wird eigentlich übersetzt mit »Gelenk, Verbindung«, ist hier aber eher als »Gelenkgruppe« zu verstehen. Die hinduistischen Chirurgen beharren darauf, daß ein Mensch stürbe oder zumindest verstümmelt bliebe, der in diesen Zonen verletzt würde. Grundsätzlich haben sie recht, da die Verletzung eines Gelenkes durch eine nichtsterile, durchdringende Waffe vom Pfeil bis zur Kugel eine septische Arthrose garantiert, die auch mit modernen Antibiotika kaum zu behandeln ist. Wenn wir diese Bereiche durch Yoga der Schwere, Entspannung und Bewegungslosigkeit aussetzen, trennen wir dabei Hauptnervenrezeptoren; damit verwischen wir die Körper-Geist-Grenze und entkommen den körperlichen Einschränkungen.

Unser schlimmstes Unglück ist nie passiert,
und die meisten Nöte liegen in der Erwartung.

HONORÉ DE BALZAC

(FRZ. SCHRIFTSTELLER, 1799–1850)

KLASSISCHES MARMASTHANANI I

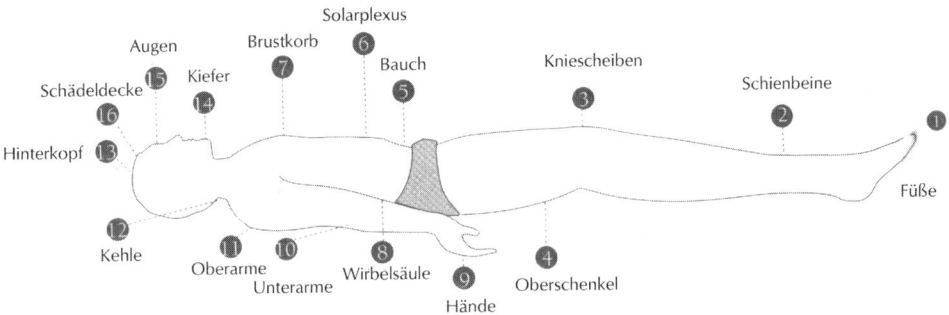

Der erste Schritt ist, die Reihenfolge der 16 Zonen im Geiste zu erfahren. Das kann durch die Kombination von Visualisierung und körperlichem Zusammenziehen jedes Marmas erreicht werden. Legen Sie sich dazu wie in der Anleitung zur Grundtechnik auf den Rücken.

43

KLASSISCHES MARMASTHANANI II

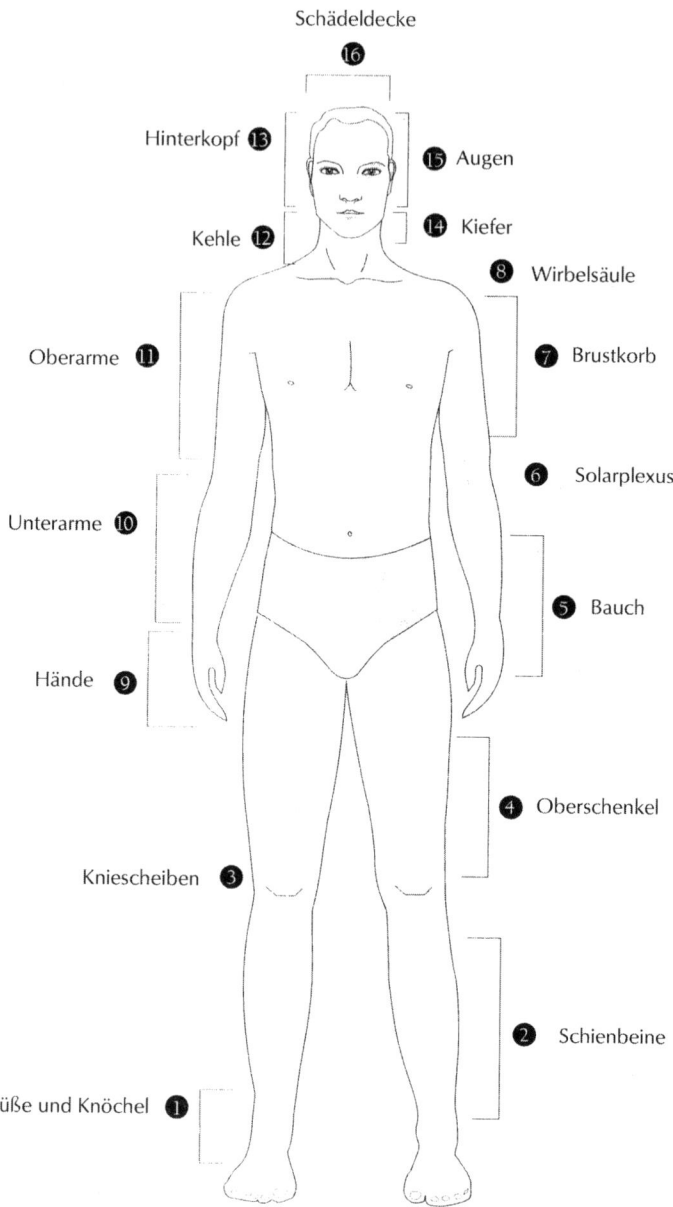

Schädeldecke
16

Hinterkopf 13

15 Augen

Kehle 12

14 Kiefer

8 Wirbelsäule

Oberarme 11

7 Brustkorb

6 Solarplexus

Unterarme 10

5 Bauch

Hände 9

4 Oberschenkel

Kniescheiben 3

2 Schienbeine

Füße und Knöchel 1

Visualisierungs-Kontraktions-Übung

1. FÜSSE: *Visualisieren – spüren – sehen* Sie Ihre Füße, inklusive der Knöchel. Rollen Sie gleichzeitig die Zehen beider Füße ein, und lassen Sie dann plötzlich locker. Spüren Sie bewußt das Kribbeln. Wiederholen Sie im Geiste: »Füße, erste Zone.«

2. SCHIENBEINE: *Visualisieren – spüren – sehen* Sie Ihre Unterschenkel und Wadenmuskel. Verstärken Sie das Gespür für Ihre Wadenmuskeln, indem Sie die Füße nach oben ziehen (Dorsiflexion) und dann wieder entspannen, während Sie mental bewußt Ihre Schienbeine und Waden beobachten und im Geiste zu sich sagen: »Schienbeine, zweite Zone.«

3. KNIESCHEIBEN: *Visualisieren – spüren – sehen* Sie Ihre beiden Kniescheiben, und stellen Sie sich diese Zone als 360°-Gebiet vor. Pressen Sie die Kniescheiben erst gegen den Boden, und lockern Sie sie dann wieder; nehmen Sie jede Empfindung wahr. Dabei sagen Sie im stillen: »Kniescheiben, dritte Zone.«

4. OBERSCHENKEL: *Visualisieren – spüren – sehen* Sie Ihre Oberschenkel, spannen Sie sie an, indem Sie Ihre Zehen zueinander kehren, lassen Sie los, und erlauben Sie Ihren Beinen, nach außen zu fallen. Beachten Sie die Empfindungen, und sprechen Sie zu sich selbst: »Oberschenkel, vierte Zone.«

5. BAUCH: *Visualisieren – spüren – sehen* Sie Ihr Becken von der Leiste bis zum Bauchnabel. Atmen Sie aus, und kneifen Sie die Pobacken zusammen, während Sie gleichzeitig Ihren Bauch einziehen, als ob Sie Ihren Bauchnabel mit Ihrem After zusammenziehen wollten. Lassen Sie los. Fühlen Sie, wie Luft in Ihre Lungen strömt. Beobachten Sie Ihre Empfindungen, und wiederholen Sie innerlich: »Bauch, fünfte Zone.«

6. SOLARPLEXUS: *Visualisieren – spüren – sehen* Sie Ihre Taille. Atmen Sie aus, während Sie Ihren Bauchnabel einziehen, als wollten

Sie damit Ihre Wirbelsäule berühren. Lassen Sie die Anspannung los, und fühlen Sie, wie die Luft in Ihre Lungen strömt. Beobachten Sie Empfindungen in Ihrer Taille, und bestätigen Sie gedanklich: »Solarplexus, sechste Zone.«

7. BRUSTKORB (Brustraum/Rippenbogen bis Schlüsselbein): *Visualisieren – spüren – sehen* Sie, und atmen Sie tief ein. Dehnen Sie dabei bewußt Ihre Rippen, um die maximale Luftmenge einzuziehen. Entspannen Sie sich, und lassen Sie Ihre Rippen mit der natürlichen Ausatmung zusammenfallen. Nehmen Sie alle Eindrücke wahr, und sagen sich im stillen: »Brustkorb, siebte Zone.«

8. WIRBELSÄULE (vom Steißbein bis zu dem Punkt, an dem der Hals in die Brustwirbel übergeht): *Visualisieren – spüren – sehen* Sie, und pressen Sie die Lendenwirbel auf den Boden. Lassen Sie locker, und pressen Sie dann die anderen Wirbel gegen den Boden. Nehmen Sie beim Entspannen die unterschiedlichen Gefühle in Ihrer gesamten Wirbelsäule wahr, und ankern Sie: »Wirbelsäule, achte Zone.«

9. HÄNDE (Fingerspitzen bis zum Handgelenk, alle Gelenke dazwischen): *Visualisieren – spüren – sehen* Sie, während Sie langsam die Hände zu Fäusten ballen (nehmen Sie die Daumen in die Handfläche, bevor Sie die Finger darüber schließen, um die Empfindung zu verstärken). Entspannen Sie die Hände, und spüren Sie Ihren Eindrücken nach, während Sie im Geiste sagen: »Hände, neunte Zone.«

10. UNTERARME (inklusive Ellenbogen): *Visualisieren – spüren – sehen* Sie Ihre Unterarme. Pressen Sie Ihre Handgelenke isometrisch gegen den Boden, um eine Spannung bis zum Ellenbogen aufzubauen. Lassen Sie los, beobachten Sie, was Sie empfinden, und sagen Sie sich: »Unterarme, zehnte Zone.«

11. OBERARME (inklusive Schultergelenk): *Visualisieren – spüren – sehen* Sie. Konzentrieren Sie sich darauf, Ihre Ellbogen isometrisch gegen den Fußboden zu pressen und die Anspannung bis ins Schultergelenk wahrzunehmen. Entspannen Sie sich, spüren Sie der Veränderung nach, und bestätigen Sie mental: »Oberarme, elfte Zone.«

12. KEHLE (Halswirbel): *Visualisieren – spüren – sehen* Sie. Drücken Sie Ihr Kinn so weit wie möglich auf Ihren Brustkorb, ohne dabei den Kopf vom Boden zu heben. Fühlen Sie ein paar Minuten lang, wie sich Ihr Hals krümmt, bevor Sie locker lassen und gedanklich ankern: »Kehle, zwölfte Zone.«

13. HINTERKOPF: *Visualisieren – spüren – sehen* Sie. Drücken Sie Ihren Hinterkopf ein paar Sekunden lang fest auf den Boden, lassen Sie dann locker, und sagen Sie zu sich: »Hinterkopf, dreizehnte Zone.«

14. KIEFER (von der Kinnspitze bis zum Angelpunkt des Kiefers): *Visualisieren – spüren – sehen* Sie. Pressen Sie Ihre Lippen zusammen, und drücken Sie Ihre Zunge fest gegen den Gaumen. Entspannen Sie, und sagen Sie innerlich: »Kiefer, vierzehnte Zone.«

15. AUGEN (inklusive Wangen und Stirn): *Visualisieren – spüren – sehen* Sie Ihre Augen. Pressen Sie Ihre Augenlider fest zusammen, und fühlen Sie Ihre Wangen und Ihre Stirn. Lassen Sie locker, spüren Sie nach, und wiederholen Sie im Geiste: »Augen, fünfzehnte Zone.«

16. SCHÄDELDECKE: *Visualisieren – spüren – sehen* Sie. Nehmen Sie das Gewicht Ihres Gehirns in Ihrem Kopf wahr, und stellen Sie sich ein »Loslassen« vor. Sagen Sie sich in Gedanken: »Schädeldecke, Gehirn, sechzehnte Zone.«

Technik zwei
Fortgeschrittenes Shavasana mit Hilfe der sechzehn Marmasthanani

Arbeiten Sie sich durch die gesamte Visualisierungs-Kontraktions-Übung aller Marmas, bevor Sie den ersten Schritt dieser Technik absolvieren.

1. Beginnen Sie mit dem ersten Marmasthanani, den Füßen, und:
   * Erschaffen Sie ein mentales Bild Ihrer Zehen und Fesseln.
   * Verstärken Sie die Wahrnehmung dieser Zone, indem Sie sich auf das Fühlen der Knochen, Muskeln, Sehnen und des Blutes konzentrieren.
   * Nachdem Sie Ihr Bewußtsein so gesteigert haben, entwickeln Sie eine geistige Entspannung und Schwere und versinken in diesem Bereich.

2. Lenken Sie Ihre Aufmerksamkeit auf die nächste Zone, und wiederholen Sie die drei Sequenzen von Schritt 1. Arbeiten Sie sich auf diese Weise durch den gesamten Körper. Nehmen Sie sich für jede Zone mindestens eine halbe Minute Zeit, und wiederholen Sie das so oft, bis Sie ins Yoga-Nidra fallen.

Shavasana ist der uralte und natürliche Beitrag des Yoga gegen das moderne Problem der Anspannung und Schlaflosigkeit. Durch das Verlangsamen des Stoffwechsels, bei gleichzeitiger Stärkung der Nervenenergie, ist Shavasana einer der Schlüssel für die vielen medizinisch nachgewiesenen Fälle von Schlafzuständen, in denen Yogis wochenlang verweilten.

Die Meisterung des Shavasana ermöglicht dem Schüler die bewußte Kontrolle seines Muskel- und Nervensytems. Daß Sie diese Technik beherrschen, erkennen Sie daran, daß Sie innerhalb von drei Minuten einschlafen.

Shavasana ist der erste Schritt zur Veränderung der Hirnaktivität, wobei die Beta-Wellen des Wachzustands in die Delta-Wellen des traumlosen Ruhezustands überführt werden. Fortgeschrittene Techniken erzielen das durch von Affirmationen (auch seelische Impulsgeber genannt) begleitete Visualisierungen, die zu einer Bewußtseinsveränderung führen können, dem Yoga-Nidra. Zum Yoga-Nidra gelangen Sie am besten durch sprachliche Führung mittels Meditation auf käuflichen Audio-MCs oder -CDs oder eines abspielbaren eigenen Textes.*

Geistiges Shavasana

Diese Übung kann außerkörperliche Erfahrungen und tiefe Bewußtseinsveränderungen hervorrufen. Voraussetzung für die Praxis dieser Technik ist das Beherrschen der grundlegenden und fortgeschrittenen Shavasana-Techniken.

Es gibt zwei Schlüssel zu dieser Übung:

1. die Vereinigung der Marmasthanani-Zonen zu zehn Bereichen durch ein laut ausgesprochenes Signalwort

2. die vorbereitende Konditionierung durch das Ausüben von Tratak (Fixierung mit offenen Augen) auf eine sich drehende Spirale, gefolgt vom Starren auf ein Bild oder die Wand, um die scheinbare Ausdehnung der Umgebung zu erfahren

SCHRITT 1: Aufstellung einer 10-Zonen-Tabelle
Beschäftigen Sie sich mindestens 20 Minuten damit, die folgende Liste zu vervollständigen. Nennen Sie, bei den Füßen beginnend aufsteigend, zehn Körperteile mit maxi-

---

*Siehe Kapitel 13

mal fünf Buchstaben, und wenn Sie das Gesicht erreicht haben, machen Sie unter der Hautoberfläche weiter. Umgangsprachliche Ausdrücke sind nicht zugelassen, nichtmedizinische anatomische Begriffe hingegen schon.

KÖRPERTEIL	BEREICH
1. Zeh	
2. _____	_____
3. _____	_____
4. _____	_____
5. _____	_____
6. _____	_____
7. _____	_____
8. _____	_____
9. _____	_____
10. _____	_____

Nachfolgend eine vervollständigte Beispielliste mit zugehörigen Körperteilen. Der vorangegangene Schritt hilft Ihnen, sich die Zonen einzuprägen und schlägt Ihnen eine Brücke zu den Marmasthanis, die Sie bereits kennen.

KÖRPERTEIL	BEREICH
1. Zeh	ganzer Fuß
2. Bein	Fessel bis Knie, Knie, Oberschenkel bis Leiste
3. Hüfte	Po, Bauch, Solarplexusgegend, Taille
4. Rippe	ganzer Brustkorb
5. Arm	Hände, Unterarm, Ellenbogen, Oberarm, Schulter
6. Kinn	Hals, Unterkiefer (von der Kinnspitze bis zum Kiefergelenk)
7. Lippe	Ober- und Unterlippe, ohne Ober- und Unterkiefer

8.	Mund	Raum zwischen Lippen und Zähnen, Zähne, Zahnfleisch, Zunge und Mundhöhle
9.	Auge	Augapfel, Augenhöhle, Wangenknochen, Stirn
10.	Ohr	Ohr, Kopfseite, Hinterkopf, Gehirn

Nun sind wir bereit, unsere Aufmerksamkeit durch die definierten Zonen wandern zu lassen. Dies geschieht über beide Körperseiten, also vom linken Fuß aus die linke Körperseite hinauf zum linken Ohr und vom rechten Ohr die rechte Körperseite hinunter zum rechten Fuß.

Die Übung kann im Sitzen ausgeführt werden, aber um das volle Yoga-Nidra zu erreichen, ist es besser, sich auf einer Couch oder dem Boden niederzulassen. Ihre Augen sollten geschlossen sein; Sie können auch eine Schlafmaske oder Meditationsmütze tragen.

Das Fokussieren beinhaltet das gleichzeitige Fühlen des Körperteils, das Sich-vorstellen der Anatomie und das geistige Wiederholen des Namens der Zone. Durch die Konzentration auf diesen einen Gedanken werden nach und nach alle anderen ausgeschlossen und ein tranceartiger Zustand hergestellt.

SSS-Regel: Spüre es! Sieh es! Sage es!

Werden Sie sich Ihres linken Fußes bewußt, und spüren Sie den Druck der Zirkulation, ein Kribbeln oder eine andere Empfindung zwischen Ihren Zehen und dem Knöchel. Sehen Sie (visualisieren Sie) ein Bild Ihres linken Fußes, und sagen Sie sich im stillen: »Zeh.« Als nächstes umfassen Sie Ihr gesamtes linkes Bein mit Ihrer Aufmerksamkeit und wiederholen die Prozedur. Arbeiten Sie sich auf diese Weise weiter die linke Seite hoch und dann die rechte Seite hinunter. Wiederholen Sie dies dreimal (siehe Abbildung auf der nächsten Seite).

REIHENFOLGE BEIM GEISTIGEN SHAVASANA

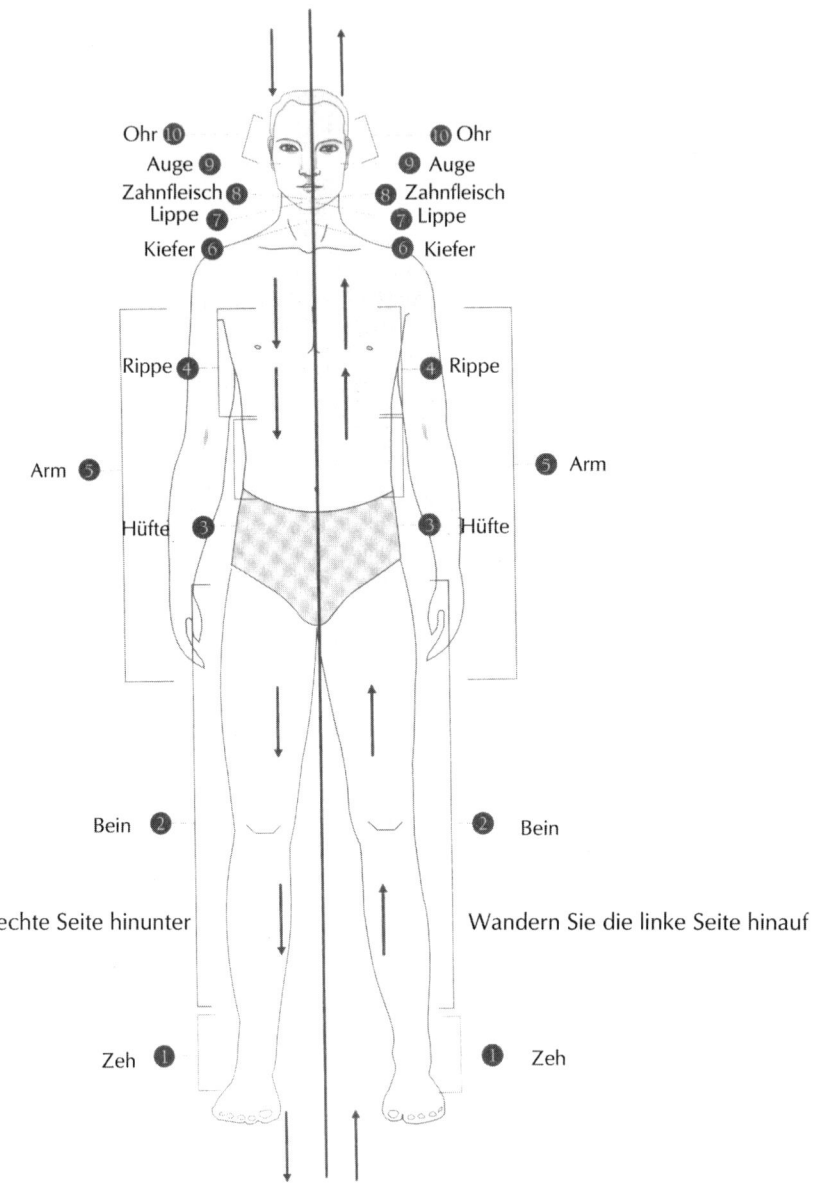

Ohr ⑩   ⑩ Ohr
Auge ⑨   ⑨ Auge
Zahnfleisch ⑧   ⑧ Zahnfleisch
Lippe ⑦   ⑦ Lippe
Kiefer ⑥   ⑥ Kiefer

Rippe ④   ④ Rippe

Arm ⑤   ⑤ Arm

Hüfte ③   ③ Hüfte

Bein ②   ② Bein

echte Seite hinunter   Wandern Sie die linke Seite hinauf

Zeh ①   ① Zeh

52

SCHRITT 2: Vorbereitende Betrachtung der Spiral-Visualisation

In der zweiten Phase des Shavasanas werden wir unser Bewußtsein aus dem Körper herausstoßen indem wir eine Spirale visualisieren – vielleicht aus weißem Nebel –, deren Zentrum in unserem Bauchnabel liegt und die sich in größer werdenden Kreisen und gegen den Uhrzeigersinn vom Körper nach oben und außen dreht, bis sie langsam den Umfang des Körpers übersteigt.

Kennen Sie das Schreiner-Motto: »Links – lockern – lüpfen«. Um eine Schraube zu entfernen, muß man sie mit einem Schraubenzieher linksherum (gegen den Uhrzeigersinn) drehen. Folglich könnte man annehmen, daß man auf einer tiefen und unbewußten Ebene durch das Drehen des Bewußtseins gegen den Uhrzeigersinn dieses aus dem Körper »herausdrehen« kann.

Die mentale Vorstellung einer Spirale wird Sie im übertragenen und wahrsten Sinne des Wortes in eine »abgehobene« Bewußtseinsebene führen. Sollten Sie in ein träumendes oder traumloses Stadium versinken, fallen Sie in Ihren Körper zurück und wachen tief erholt auf. Falls nicht, wird der Vorgang durch Vorstellen einer Spirale im Uhrzeigersinn zur Rückkehr in den Körper umgedreht. Der Eintrittspunkt kann statt des Bauchnabels auch das Herz, der Hals oder der Bereich zwischen den Augen sein.

»Rechts – fester – sitzt« ist das zweite Schreiner-Motto. Im Uhrzeigersinn schraubt sich die Schraube ins Holz. Das Unterbewußtsein nimmt das Drehen im Uhrzeigersinn als Einbetten in den Körper wahr.

> Beim Wiedereintritt in den Körper stellt sich
> entsprechend unserer psychischen Bedürfnisse
> zum Zeitpunkt der Übung spontan Harmonie ein.

SPIRALE FÜR GEISTIGES SHAVASANA: AUSTRITT
(GEGEN DEN UHRZEIGERSINN)

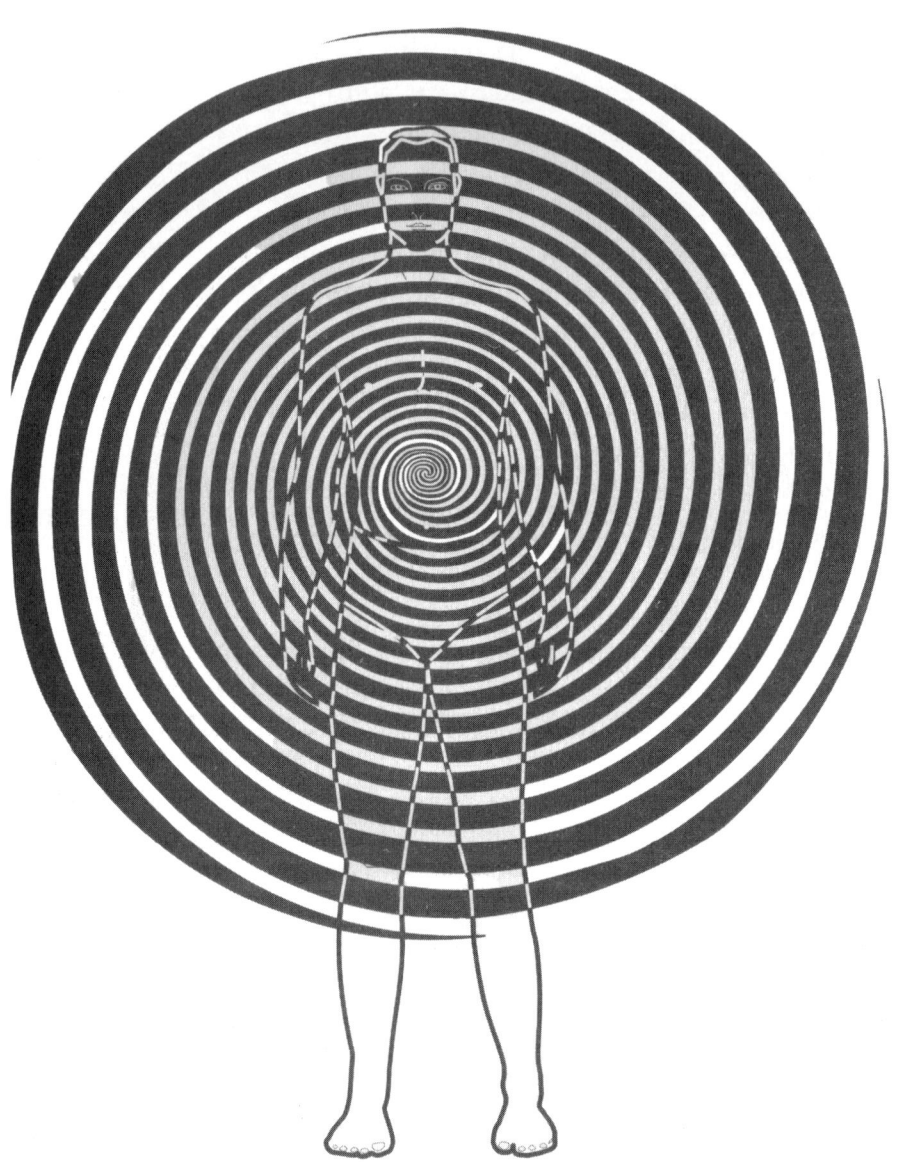

SPIRALE FÜRGEISTIGES SHAVASANA: WIEDEREINTRITT
(IM UHRZEIGERSINN)
MIT ALTERNATIVEN CHAKRAEINTRITTSPUNKTEN

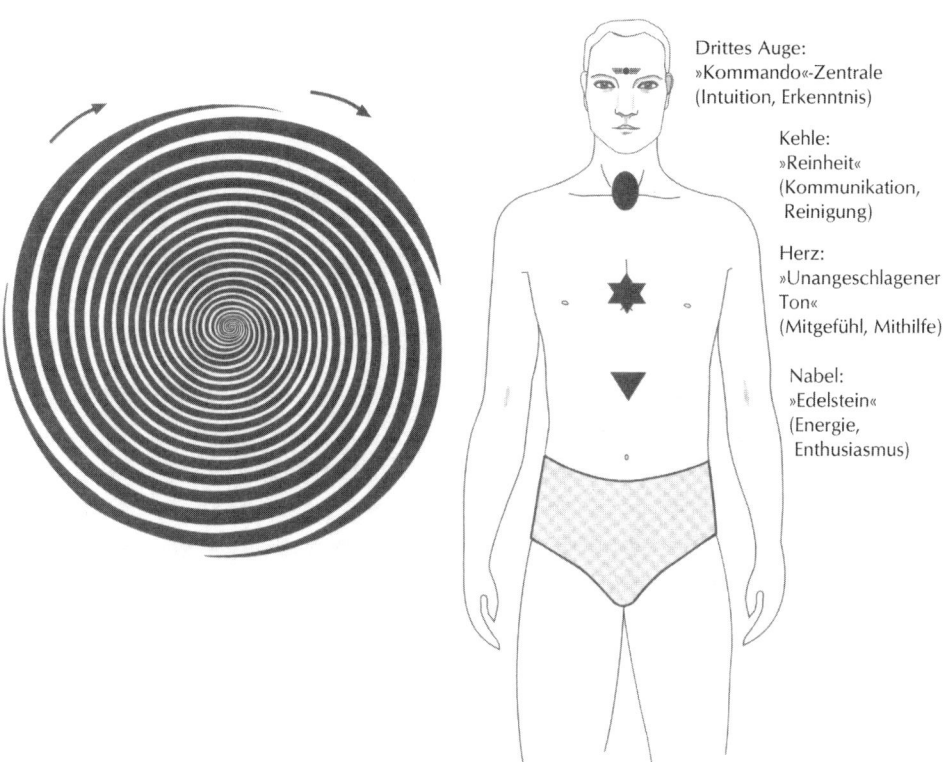

Drittes Auge:
»Kommando«-Zentrale
(Intuition, Erkenntnis)

Kehle:
»Reinheit«
(Kommunikation,
 Reinigung)

Herz:
»Unangeschlagener
Ton«
(Mitgefühl, Mithilfe)

Nabel:
»Edelstein«
(Energie,
 Enthusiasmus)

Der ganze Körper ist in den Gedanken.
aber nicht alle Gedanken sind im Körper.

SWAMI RAMA
(IND. WEISHEITSLEHRER, 1925–1996)

SCHRITT 3: Übungspraxis mit der Tratak-Spirale

Der Gründer und Präsident von »Spiral Concepts«, Geoff White-field, nahm einmal an einem meiner Seminare teil und ersann eine geniale Lösung, wie man alte CDs für die Übungen mit Spiralen nutzen kann. Geoffs Entwurf trägt das Merkmal wahrer Genialität: Er ist EINFACH!
Vor Geoffs Idee empfahlen wir elektrische Motoren, alte Plattenspieler und ähnliche plumpe Hilfsmittel. Wenn Sie einen Kreisel drehen können, dann können Sie auch das!

Was Sie brauchen:
- eine alte CD
- einen Reißnagel
- Knetmasse oder einen frisch gekauten Kaugummi (Plastilin)
- etwas Packband oder Tesafilm

Anleitung zum Bau einer Tratak-Spirale

1. Machen Sie eine Kopie der »Tatrak-Spirale im Uhrzeigersinn« auf S. 59 und eine weitere Kopie von »Geoff Whitefields magischer Trance-Spirale« auf Seite 60. Kleben Sie die Kopien auf ein weiteres Blatt Papier, und schneiden Sie die Spiralen aus. Vergrößern Sie diese, bis Sie zwei in exakt der Größe einer CD haben. Diese bringen Sie, wie wir gleich sehen werden, auf einer CD an, damit Sie sie auf einem flachen Untergrund drehen können.
2. Nehmen Sie die CD, und kleben Sie auf beiden Seiten jeweils zwei Klebstreifen kreuzweise über die Öffnung in der Mitte (siehe Zeichnung Seite 34).
3. Nehmen Sie ein Klümpchen Knete (oder Kaugummi), und drücken Sie es auf der bespielten (gebrannten) Seite der CD flach auf das Klebeband, so daß die Öffnung abgedeckt ist.

4. Nehmen Sie die Reißzwecke, und stecken Sie sie auf der beschrifteten Seite genau in der Mitte durch den Klebestreifen, so daß die Spitze durch den Klebestreifen und die Knetmasse auf der bespielten Seite durchsticht.

   Nun haben wir einen perfekten Kreisel, da sich die erhabene Oberfläche des Reißzweckenkopfes als hervorragender Drehpunkt eignet, um die CD auf jedem flachen Untergrund kreiseln zu lassen.

5. Es bleibt der einfache Schritt, den Mittelpunkt einer der Spiralen vorsichtig auf die Reißzweckenspitze zu setzen. Die Knetmasse hält die Spirale fest am Platz.

Geoff empfiehlt, die Spitze der Reißzwecke mit einer Zange um ein Drittel zu kürzen, da sie früher oder später weit genug aus der Spirale ragt und einen Schatten wirft, was die Aufmerksamkeit ablenkt. Ein glattes Papierklemmbrett eignet sich gut als tragbare Unterlage zum Drehen von CD und Spirale.

Geoff macht auf zwei weitere Punkte aufmerksam:

1. Am effektivsten ist die Übung unter hellem Leuchtstofflicht. Sie können auch mit farbigen Glühbirnen experimentieren.
2. Wiederstehen Sie der Versuchung, die gezackten Linien der Spiralenflügel zu begradigen. Diese Kerben sind eine Design-Besonderheit, die eine Brechung des weißen Lichtes in die Farben des sichtbaren Spektrums hervorruft.

Gebrauch der Spirale zur Beschleunigung von »außerkörperlichen« Erfahrungen beim geistigen Shavasana

1. Legen Sie eine der auf der CD angebrachten Spiralen auf einen flachen Untergrund, und stoßen Sie sie kräftig an – im oder entgegen dem Uhrzeigersinn.

2. Starren Sie, ohne zu blinzeln (Tratak), in die Mitte der Spirale (wo die Spitze der Reißzwecke durchkommt). Starren Sie so lange, wie sich die Spirale dreht. Die Spirale sollte sich, je nachdem, in welche Richtung sie gedreht wurde, in einen visuellen Strudel oder eine Windhose verwandeln, die Ihnen den Eindruck vermittelt, Sie entweder in sich hineinzuziehen oder auf Sie zuzukommen.

3. Wenn die Spirale stehenbleibt, wenden Sie Ihren Blick schnell auf
…

   • eine angrenzende Wand, vorzugsweise mit gemusterter Tapete oder mehreren Bildern;
   • ein Bild in einem Buch (vorzugsweise einer Hindu-Gottheit oder einer symbolischen, religiösen Darstellung) – versuchen Sie es mit einem Blick auf Albrecht Dürers »Kreuzigung« auf Seite 104 in diesem Buch;
   • Ihre Hand, Ihr Spiegelbild oder in die Augen eines Freundes (viele Schüler bekommen bei dieser Übung zum erstenmal den Eindruck von einer Aura).
   • Erschrecken Sie nicht, wenn die Umgebung funkelt und sich ausdehnt. Entspannen Sie sich völlig in diese visuelle Erfahrung der schwingenden Umgebung hinein, und versuchen Sie, sich selbst oder einen Teil von sich mitschwingen zu lassen.

Wiederholen Sie diese Übung eine Woche lang. Spezielle Rezeptoren in der Hirnrinde werden dadurch bis zur Ermüdung stimuliert. Je nachdem, in welche Richtung sich die Spirale dreht, werden beispielsweise die Rezeptoren, die für die Drehung im Uhrzeigersinn zuständig sind, so müde, daß beim Wegsehen die gegensätzlichen Rezeptoren, empfänglich für Drehungen entgegen dem Uhrzeigersinn, aktiviert werden und so die Illusion eines sich ausdehnenden Universums erzeugen. Wir benutzen dieses Phänomen, um das bewußte Loslassen des Verstandes vom Körper (in diesem Buch oft als Hülle bezeichnet) zu fördern.

ANMERKUNG ZU GEOFF WHITEFIELDS
MAGISCHER TRANCE-SPIRALE:

Geoff zeigte mir eine ganze Reihe von verschiedenen Spiralen. Mir persönlich war ein ganz einfaches Design am liebsten, das wir in Amerika als »Hypno-Disk« bezeichnen, und Geoff machte sich an die Arbeit. Das Besondere an seiner »magischen Trance-Spirale« sind die scharfen Ecken, die als Lichtbrecher fungieren. Deshalb sehen Sie wie bei einer Benham-Scheibe verschiedene Farben, die aus der Spirale zu fließen scheinen. Die Farben variieren je nach Geschwindigkeit und Drehrichtung.

TATRAK-SPIRALE FÜR GEISTIGES SHAVASANA
(IM UHRZEIGERSINN)

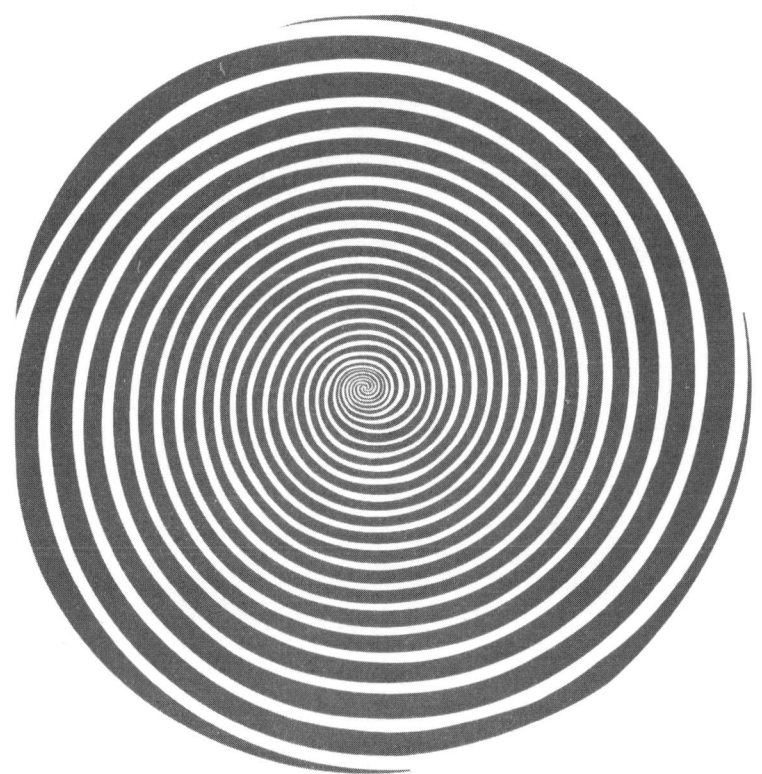

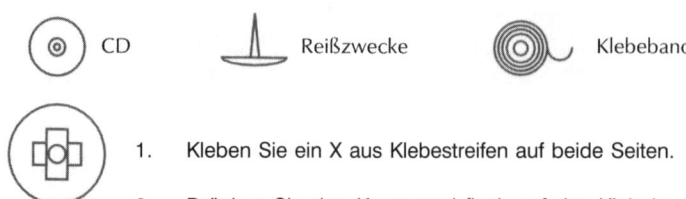

1. Kleben Sie ein X aus Klebestreifen auf beide Seiten.

2. Drücken Sie den Kaugummi flach auf das Klebeband, so daß die Öffnung auf der abspielbaren Seite abgedeckt ist.

3. Nehmen Sie die Reißzwecke, und stecken Sie sie auf der beschrifteten Seite genau in der Mitte durch den Klebestreifen, so daß die Spitze durch den Klebestreifen und die Knetmasse auf der bespielten Seite durchsticht.

4. Setzen Sie den Mittelpunkt einer der Spiralen vorsichtig auf die Reißzweckenspitze, und drücken Sie sie in die Knetmasse.

GEOFF WHITEFIELDS
MAGISCHE TRANCE-SPIRALE

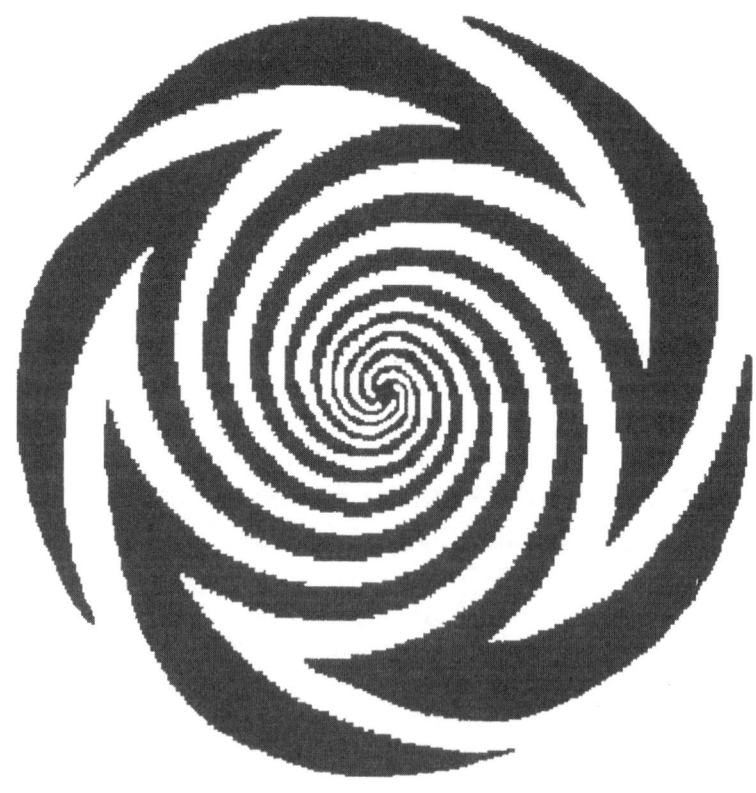

Kapitel 3

Yoni-Mudra:
Die Stimme der Stille

So wie sich Salz in der Suppe auflöst und
Kampfer im Feuer,
so löst sich das Selbst in der Ewigkeit auf.

HINDUISTISCHES SPRICHWORT

Im uralten und zeitlosen Yoga gibt es Techniken, die den Menschen gestatten, nicht nur kurzzeitig der Illusion *(Maya)* zu entfliehen, die wir Leben nennen, sondern in sich selbst zu einer wahren inneren Realität zu finden, in der sie das wärmende Licht eines höheren Bewußtseins finden. Wenn wir Yoga praktizieren, um tiefer in die Grotten des eigenen Geistes vorzudringen, nähern wir uns dem Kern unseres eigentlichen Seins, bis wir körperlich, seelisch und geistig wieder eins werden.

Eine solche Technik der inneren Einkehr ist Yoni-Mudra. *Yoni* heißt Gebärmutter, Ursprung oder Quelle; in bezug zum Absoluten – oder Brahman – ist es der Ursprung allen Seins. Das Wort »Mudra« bezeichnet in diesem Fall eine körperliche Übung, die Auswirkung auf den Geist hat. Yoni-Mudra, auch *Sanmukhi* genannt (»San« bedeutet »sechs«, und »mukhi« bedeutet »Öffnung« oder »Mund«), zeigt an, daß es um die sechs Arten von Körperöffnungen (also Augen, Ohren, Nase, Mund, After und Genitalöffnung) geht. Ein anderer klassischer Name ist »Parang Mukhi«, wobei »parang« für ein Sich-Abwenden von der Außenwelt steht sowie für ein Ausschalten der Sinne bis zum *Pratyahara* (Zustand der Empfindungslosigkeit).

Besondere Merkmale von Yoni-Mudra

1. Die fünf Sinne werden auf mechanischem Wege ausgeschaltet, was zu dem empfindungslosen Stadium des Pratyahara führt.

2. Das Nervensystem kann sich erholen, da Augen und Ohren aufgrund dessen, daß sie mit Zeigefinger und Daumen verschlossen sind, Reize nur gedämpft wahrnehmen. Die übrigen drei Finger dämpfen durch Druck auf die Äste des zerebralen Drillingsnervs die Wahrnehmung zusätzlich. (Vgl. Abschnitt »Neurologische Grundlage für die psychosomatischen Auswirkungen des Yoni-Mudra« auf Seite 68.)

3. Der Druck auf die Nadis (Energiekanäle im Körper) ruft ein seelisch-körperliches Gleichgewicht hervor. Wie das funktioniert, zeigt am verständlichsten die Stimulation von Akupunkturpunkten und Meridianen (vgl. dazu die Abbildung »Durch Yoni-Mudra stimulierte Akupunkturpunkte« auf Seite 72).

> Jede Durchführung von Yoni-Mudra ist eine
> verjüngende Akupressuranwendung.

4. Will man die Position halten, ist diszipliniertes Üben erforderlich, außerdem müssen Körper und Geist harmonisch zusammenarbeiten.

5. Der Geist hat die Gelegenheit, sich nach innen zu wenden und sich von einer unruhigen Umgebung zurückzuziehen.

6. In der fortgeschrittenen Phase führen die wirkungsvollen Übungen den Praktizierenden zur Selbstverwirklichung oder zum 3-E-Erlebnis: zur »endgültigen erdumfassenden Einheit«.

> Die ganze Welt ist wahrlich Brahma.
> Das Brahma-Wissen wird tatsächlich Brahma.
> Mandukya-Upanischade

Ebenso wie Shavasana ist Yoni-Mudra in Grundübung und fortgeschrittene Techniken aufgeteilt. Westliche Schüler dürfen das traditionell vorgeschriebene Sukhasana auf einem Stuhl durchführen. Ich möchte zudem darauf hinweisen, daß Menschen mit Arthritis in den Armen und Schultern sich ersatzweise auf die Mantras in den fortgeschrittenen Techniken konzentrieren können. Carl Weschcke wies mich darauf hin, daß – und ich möchte das in seinen Worten wiedergeben: »… mit Ohrstöpsel oder mit Vaseline eingeschmierte Watte den Lärm sehr gut draußen halten kann und eine Schlafmaske, Augenbinde oder Meditationsmütze funktioniert auch gut.«

Grundübung

1. Sitzen Sie in meditativer Haltung. Wenn Sie schon Erfahrung im Hatha-Yoga haben, nehmen Sie Padmasana (Lotussitz) ein, für Anfänger ist Sukhasana oder die Ägyptische-Stuhl-Position angemessen.
2. Heben Sie Ihre Ellenbogen im rechten Winkel zu Ihrem Körper auf Höhe Ihrer Schultern, so daß sie ausgestreckt sind.
3. • Verschließen Sie Ihre Ohren mit den Daumen.
   • Schließen Sie Ihre Augen, und legen Sie Ihre Zeigefinger so entlang des unteren Lids, daß Sie die Wimpern des Oberlides damit fixieren.
   • Legen Sie Ihre Mittelfinger auf die Seiten des Nasenrückens, lassen Sie aber die Nasenlöcher zum Atmen frei.
   • Pressen Sie mit den Ringfingern die Oberlippe auf die Unterlippe. Die Fingerspitzen kommen dabei aneinander zu liegen.
   • Pressen Sie mit den kleinen Fingern, deren Spitzen sich berühren, die Unterlippe gegen die Oberlippe.
4. Atmen Sie langsam und gleichmäßig, und konzentrieren Sie sich auf visuelle Erscheinungen, Punkte oder Farben, die aufkommen

können. Wenn Sie Punkte sehen, visualisieren Sie, wie sie sich zusammenziehen und wieder ausdehnen.

Diese Haltung sollte mindestens fünf Minuten und maximal
fünfzehn Minuten lang gehalten werden. Sie werden bemerken,
daß die Farben mit zunehmender Übung heller erscheinen und
ein Gefühl der Ruhe und Gelassenheit eintritt. Praktizieren Sie
diese Übung eine Woche lang, bevor Sie zur fortgeschrittenen
Technik übergehen.
So lernen Sie auch nach und nach, die Arme ausgestreckt auf
Schulterhöhe zu halten. Die anfänglichen Beschwerden legen
sich meist innerhalb einer Woche.

Spezielle Yoni-Mudra-Anweisungen für Daumen und Zeigefinger:

Zum Verschließen der Ohren mit den Daumen können zwei
Techniken verwendet werden:

1. Wenn Ihre Daumennägel kurz sind, befeuchten Sie die Daumen
   mit Speichel und drehen Sie sie in den Gehörgang (Gehörgangsöffnung »B« auf der Zeichnung S. 67).
2. Mit langen Daumennägeln drücken Sie den Tragus (haut-
   überzogener Knorpelvorsprung der Lamina Tragi vor der äußeren
   Gehörgangsöffnung; auf der Zeichnung »A«) mit dem Daumen-
   ballen fest über den Gehörgang.

Das Einführen der feuchten Daumen bietet den besten Schutz
vor Lärm, da praktisch eine Wasserabdichtung entsteht. Auch
das Verschließen der Ohren mit dem Tragus ist sehr effektiv. In
beiden Fällen ist zu beobachten, daß die dabei stattfindende
Anregung des Vagusnervs, auch Aldermanns-Nerv genannt,

YONI-MUDRA-POSITION

Ellenbogen auf einer Höhe mit den Schultern

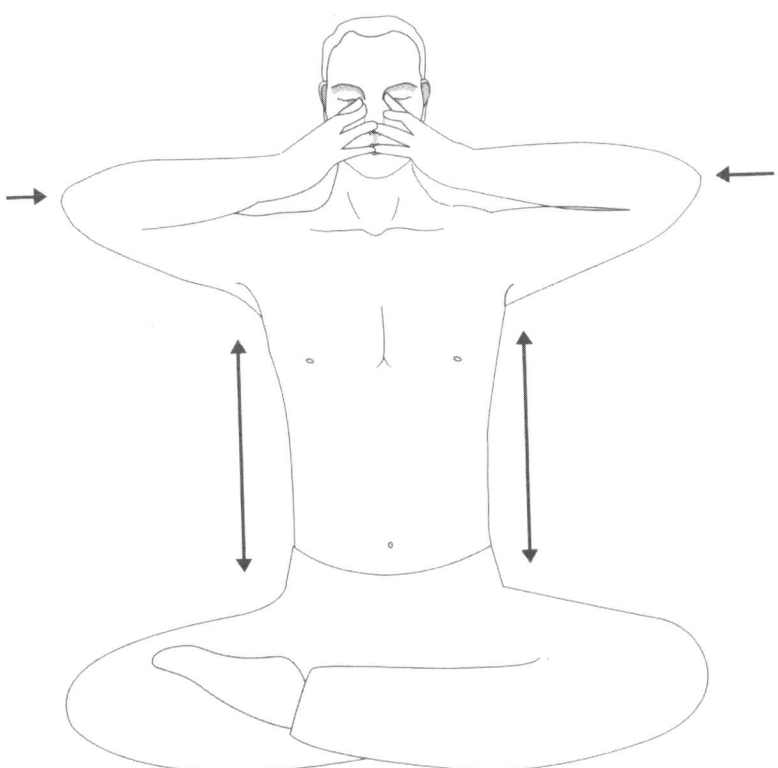

Ein Stuhl kann als Hilfsmittel eingesetzt werden.

stark zur Entspannung des Nervensystems beiträgt. Yoga wird von Physiologen nicht umsonst manchmal als »Nutzung des parasympathischen Systems« definiert.

Die Zeigefinger sollten leicht über die geschlossenen Augen gleiten, bis sie die Wimpern des Oberlides sicher auf dem Unterlid halten. Achten Sie darauf, daß dabei mit den Fingern kein Druck auf die Augäpfel ausgeübt wird; dies kann durch den Versuch, die Augen vorsichtig zu öffnen, überprüft werden. Wenn die Finger korrekt plaziert wurden, sollten die Augen durch die unter dem Finger gefangenen Wimpern sanft verschlossen sein.

Fortgeschrittene Technik

1. Wiederholen Sie die Grundtechnik inklusive des dritten Schrittes.
2. Beginnen Sie, das linke Nasenloch mit dem linken Mittelfinger zu verschließen und durch das rechte Nasenloch langsam einzuatmen, verschließen Sie dann das rechte Nasenloch mit dem rechten Mittelfinger, und atmen Sie langsam und gleichmäßig aus. Atmen Sie langsam und gleichmäßig durch das rechte Nasenloch ein, verschließen Sie es, öffnen Sie das linke, und atmen Sie langsam und gleichmäßig wieder aus. Behalten Sie diesen Atemzyklus bei.
3. Nachdem Sie den Atemrhythmus gefunden haben, beginnen Sie mit der mentalen Wiederholung des *So-Hum*-Mantras. *So* wird beim Einatmen wiederholt und *Hum* beim Ausatmen gedacht. Das *Japa* (Wiederholen) des Mantras verläuft unter aufmerksamer Beobachtung des Atemrhythmus. Dieses spezielle Mantra hat einen tiefen Einfluß auf das Unterbewußtsein und beruhigt das Tagesbewußtsein.
4. Vertiefen Sie sich immer mehr in die Übung. Ihr Ziel sollte dabei das Erleben des Moments des »Nichtdenkens« sein.

Diese fortgeschrittene Stufe
sollte anfangs fünfzehn
Minuten lang praktiziert
werden, später dreißig Minuten.

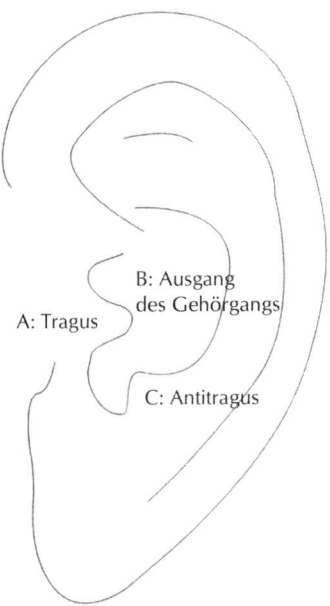

A: Tragus

B: Ausgang
des Gehörgangs

C: Antitragus

Auswirkungen der
neuen Schritte

Das Einführen des Atemrhythmus hat eine tiefgreifende Auswirkung auf die Körper-Geist-Beziehung. Wie wir später noch
ausführlicher besprechen werden, ist der Atemzyklus eine wichtige Verbindung zwischen der körperlichen und mentalen Aktivität des Menschen. Ein emotional erregter, ärgerlicher oder
verängstigter Mensch atmet schnell und flach. Offensichtlich
hat ein Versuch, die Atmung zu kontrollieren, eine beruhigende
Wirkung auf den Körper wie auf die mentale Verfassung.

Der psychologische Effekt eines harmonisierten Stoffwechsels
durch kontrollierte Atmung erzeugt nicht nur Entspannung, sondern dem Unterbewußtsein werden durch eine langsame und
gleichmäßige Atmung auch Ruhe und Gelassenheit suggeriert.

Wir könnten den Geist mit einem Affen vergleichen, der ruhelos
von einem Ort zum anderen springt, ohne anzuhalten und sich
zu regenerieren oder seine zerstreute Energie zu bündeln, bis
jemand einen Pfahl in den Boden schlägt, auf den er klettern
und sich ausruhen kann.

Am Anfang des Yoni-Mudra wurde der Geist von äußerlichen Anregungen und Reizeinflüssen abgeschottet und durch tiefes, gleichmäßiges Atmen weiter beruhigt. Nun braucht er einen »Pfahl«, wenn er in höhere Sphären des Bewußtseins klettern möchte. Dieser Pfahl oder Brennpunkt ist das Mantra *So Hum*, welches »Er ich bin« bedeutet.

»Er« ist die ewige Quelle allen Seins, Brahman, das Paramatman, das Absolute. Es gibt keinen mächtigeren Ausgangspunkt zum Sprung in ein höheres Bewußtsein. Durch Praxis dieses *audgita* (stiller Gesang) wandern Sie vom Pratyahara ins Samyama (Konzentration, Versunkenheit und Meditation).

Yoni-Mudra ist im Hatha-Yoga die beste Methode für den Übergang zu *Antaranga*, den höheren Bereichen, mit denen sich das Raja-Yoga befaßt.

Neurologische Grundlage für die psychosomatischen Auswirkungen des Yoni-Mudra

Die Daumen verhindern indirekt die Stimulation des achten Schädelnervs, eines ausschließlich akustischen Sensors. Der fünfte Schädelnerv, der Trigeminus, wird durch den Fingerdruck beim Yoni-Mudra angesprochen. Er ist der größte Nerv des Gehirns und unterteilt sich in drei Hauptäste: den Ophthalmikus (das Auge betreffend), den Maxillaris (den Oberkiefer betreffend) und den Mandibular (den Unterkiefer betreffend).

Beim Ausüben des Yoni-Mudra berühren die ersten Finger den unterhalb des Trochlearis liegenden Teil des Ophthalmikus und den unter der Orbita liegenden Teil des Maxillaris. Die Mittelfinger drücken die nasalen Nervenäste unterhalb der Orbita, die Ringfinger drücken auf den Oberlippenast, und die kleinen Finger wirken auf den Unterlippenast des Mandibular (Bemerkung:

Die von den Fingern berührten Nerven sind druckempfindlich).
Durch das Schließen der Augen wird die Aktivität des zweiten
Schädelnervs, des Sehnervs, gedämpft.

Psychosomatische Auswirkungen des Yoni-Mudra

1. Der Geist wird in einen Zustand der entspannten Versunkenheit in sich selbst versetzt. Pratyahara – Empfindungslosigkeit – tritt ein. Dieses Stadium wird durch den Fingerdruck auf die speziellen, bereits erwähnten Nerven hervorgerufen. Dieser Druck führt
   - zur Unterdrückung der Reizimpulse, die den Geist nor-
     malerweise anregen, beunruhigen oder ablenken;
   - zur Einleitung einer leichten Trägheit in Empfin-
     dungsfähigkeit und Schmerzanfälligkeit der Haut, die
     das Gefühl oder die Neigung zur Introvertiertheit und
     Entrücktheit verstärkt.

2. Das Nervensystem erholt sich beim Yoni-Mudra, und die
   Wahrnehmung wird geschärft. Dies kann dem Einsparen
   von Energien durch das Ausschalten von äußeren Impulsen in Verbindung mit dem Bewußtsein des langsamen
   Aktivwerdens nach einer auferlegten Zeit der Bewegungslosigkeit zugeschrieben werden.

3. Manchmal, beispielsweise durch inkorrekten Druck auf
   den Augapfel, kann es zu starkem Schwitzen und Herz-
   rhythmusstörungen kommen.

4. Der Druck auf den Gehörgang mit den Daumen fördert re-
   flexiv die Stimulation des Nervus vagus (zehnter Schädel-

nerv). Diese Stimulation fördert den parasympathischen Teil des vegetativen Nervensystems und verringert dadurch die Herzfrequenz, den Blutdruck und steigert den Stoffwechsel.

5. Die Armposition begünstigt die neuromuskuläre Koordination.

TABELLE DER NEUROLOGISCHEN AUSWIRKUNGEN
VON YONI-MUDRA

DRUCK DURCH	BETROFFENER NERV	AUSWIRKUNG
Zeigefinger	infratrochlearer Ophthalmikus	gedämpfte Empfindsamkeit*
	infraorbitaler Maxillaris	gedämpfte Empfindsamkeit*
Mittelfinger	infraorbitaler Nasalnerv	gedämpfte Empfindsamkeit*
Ringfinger	Oberlippennerv	gedämpfte Empfindsamkeit*
Kleiner Finger	Unterlippen-/Kiefernerv	gedämpfte Empfindsamkeit*
DRUCK DURCH	BETROFFENER NERV	INDIREKTER EINFLUSS
Zeigefinger	zweiter Schädelnerv (Augen) Oculomotorius (Augennerv) Oculovagusreflex	Erhalten der Nervenenergie Schwitzen** Herzrhythmusstörung**
Daumen	achter Schädelnerv (Gehirn)	Hemmung der Impulsleitung (zum zentralen Nervensystem)

* durch das Zusammenspiel von Ausschalten der Reizimpulse durch mechanische Blockade und betäubenden Effekt durch Fingerdruck
** Schwierigkeiten dieser Art sind Hinweise auf eine falsche Haltung oder entstehen durch Blutdruckveränderungen aufgrund der Armposition.

YONI-MUDRA-DRUCKPUNKTE

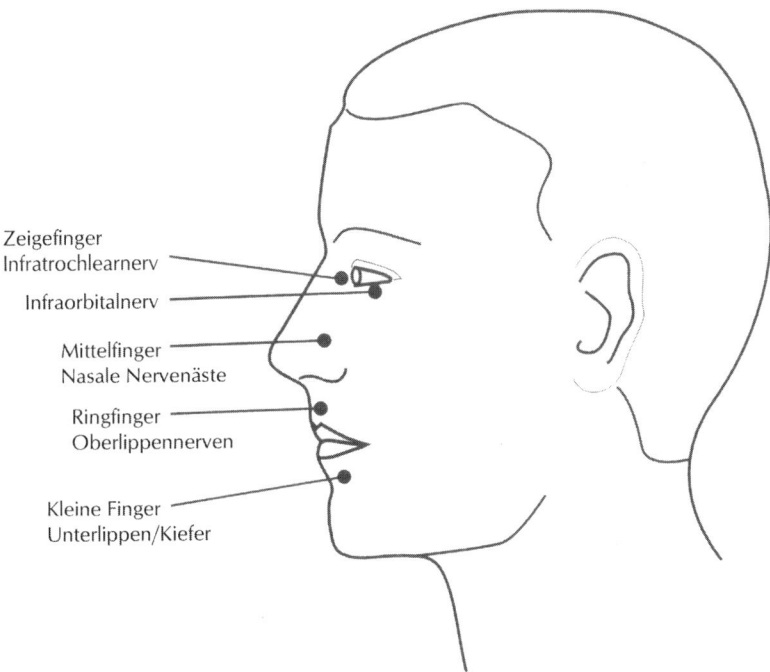

Zeigefinger
Infratrochlearnerv

Infraorbitalnerv

Mittelfinger
Nasale Nervenäste

Ringfinger
Oberlippennerven

Kleine Finger
Unterlippen/Kiefer

Mein Leben war voller Tragödien,
von denen die meisten nie eingetreten sind.

MICHEL DE MONTAIGNE
(FRZ. PHILOSOPH, 1533–1592)

DURCH YONI-MUDRA
STIMULIERTE AKUPUNKTURPUNKTE

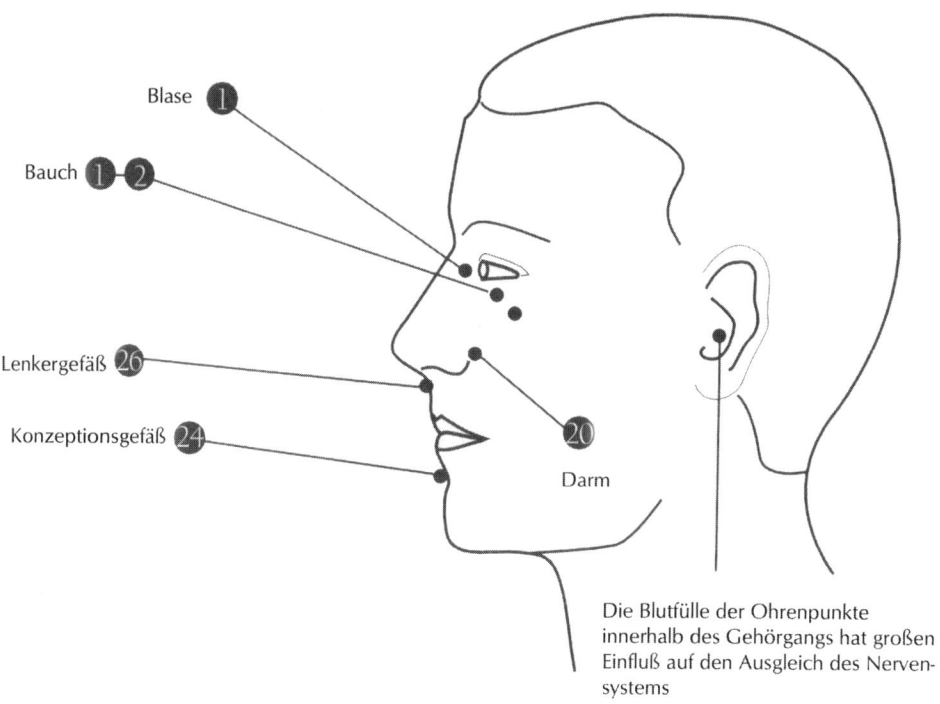

Blase

Bauch

Lenkergefäß

Konzeptionsgefäß

Darm

Die Blutfülle der Ohrenpunkte innerhalb des Gehörgangs hat großen Einfluß auf den Ausgleich des Nervensystems

TEIL ZWEI

Raja-Yoga für den Geist

In seichten Seelen kann auch der kleinste Fisch
eine große Unruhe verursachen.
Im ozeanischen Geist hinterläßt auch der größte
Fisch kaum ein Kräuseln.

HINDUISTISCHES SPRICHWORT

Kapitel 4

Polarisation

Der weise Mann ist wie eines Schmiedes Amboß,
auf dem viele Erfahrungen ausgehämmert werden,
ohne daß je der Amboß selbst verändert wird.

HINDUISTISCHES SPRICHWORT

Raja bedeutet »König«, Raja-Yoga ist das *königliche Yoga* oder die *königliche Praxis*. Der König oder Herrscher in unserem Leben ist der Geist. Raja-Yoga lehrt die Kontrolle über den Geist. Patanjalis *Yoga-Sutra* wird als der klassische Text des Raja-Yoga angesehen. Seine vier Kapitel handeln von der Disziplin des Geistes und dem psychischen Potential. *Ashtanga-Yoga*, wie Patanjalis Buch auch genannt wird, ist das spezifische Studium der vier inneren Ebenen des Yoga. Diese sind *Pratyahara* (Empfindungslosigkeit; wird manchmal auch als Teil des *Bahira-anga* oder als die Übergangsphase von *Hatha* zu *Raja* erachtet), *Dharana* (Konzentration), *Dhyana* (Versunkenheit oder ausdauernde Konzentration) und *Samadhi* (Stadium der Ekstase, Erkenntnis und des kosmischen Bewußtseins).

Übernatürliche Fähigkeiten

Wir werden uns vorrangig mit Dharana (Konzentration) befassen. Konzentration ist der Schlüssel zu den S*iddhis*, den sogenannten übernatürlichen Fähigkeiten (übernatürliche Fähigkeiten schlummern in uns allen), wie z.B. fotografisches Gedächtnis, Selbsthypnose, Kopfrechnen usw. Traditionell aktiviert der Yoga-Schüler spektakulärere psychische Kräfte wie Telepathie, Hellsichtigkeit, Psychometrie und verwandte Phänomene aus dem Feld der Parapsychologie.

Raja-Yoga könnte man definieren als die Lehre der Konzentration und Kontrolle des Bewußtseins und des Unbewußtseins. Das Ziel ist die Verschmelzung beider bis zur Entstehung eines neuen Überbewußtseins. Wie wir bereits festgestellt haben, befaßt sich Raja-Yoga ausschließlich mit dem Geist und kann daher als angewandte östliche Psychologie angesehen werden.

Im Zeitalter der westlichen Psychologie wären ein paar Worte über die grundlegenden Unterschiede zwischen der östlichen Psychologie und der zeitgenössischen, westlichen Psychologie hilfreich. Moderne westliche Psychoanalyse hat erst mit Sigmund Freuds Arbeit vor ca. neunzig Jahren begonnen. Die Psychologie des Raja-Yoga, wie von Patanjali erklärt, ist fast 2000 Jahre alt. Die Quelle, aus der Patanjali sein Material bezog, war noch viel älter. Westliche Psychologie basiert auf Theorien, belegt durch empirische Forschung. Östliche Psychologie hat ihre Fundamente in individuellen und subjektiven Erfahrungen. Der östliche Schüler denkt nicht über Wahrheit nach – er erfährt sie. Es gilt der östliche Grundsatz, daß der Schüler nichts als Wahrheit akzeptiert, was er nicht anhand eigener Erfahrung bestätigen kann.

Unterschiedliche Methodik

Westliche sowie östliche Psychologie verfolgen beide das Ziel, dem Patienten beim Lösen seiner Probleme zu helfen. Sie unterscheiden sich nur in der Methodik.

Was wirklich benötigt wird, ist eine Synthese der Inhalte aus östlicher und westlicher Psychologie. Während der östlichen

Psychologie sachliche Daten für empirische Beweise fehlen, mangelt es der westlichen Psychologie an Techniken, die einen subjektiven Wandel im Patienten selbst herbeiführen.

Das Aufkommen der Transpersonalen-Psychologie-Bewegung in den 1980er Jahren bot eine vielversprechende Verschmelzung von Ost und West. In der westlichen klinischen Psychologie ist nur sicher, daß neue Erkenntnisse schnell veraltet sind und im Jahresrhythmus durch andere ersetzt werden.

Raja-Yoga, von einem fähigen Lehrer unterrichtet, sollte zwei Aspekte beinhalten:

1. eine schrittweise Führung zur Entfaltung der Visualisierungsfähigkeit, die für die Entwicklung eines fotografischen Gedächtnisses sorgt;
2. die Steigerung des individuellen Intelligenzquotienten bis zur Erweckung des Genies.

Übung gegen Sorgen

Wir beenden unsere Exkursion über die Psychologie und sind mit unseren Sorgen, Frustrationen und Problemen des Lebens wieder allein. Was haben wir an konkreten Techniken zur Selbsthilfe gewonnen? Raja-Yoga füllt die Lücke der westlichen Psychologie mit der Übung gegen Sorgen, die wir Polarisation bzw. Fokussieren nennen.

Zum besseren Verständnis der Aufgabe der Polarisation soll das folgende Beispiel dienen: Stellen Sie sich vor, wir haben einen Magneten und ein gewöhnliches Stück Eisen, das wir magnetisieren, also polarisieren, wollen. Sie haben sicher Grundkenntnisse in der Physik und wissen, daß die Moleküle eines Magneten so ausgerichtet sind, daß ein einzelnes Kraftfeld entsteht, während bei dem nichtmagnetisierten Eisen die Pole der einzelnen Moleküle nicht ausgerichtet gegeneinander arbeiten und sich ihre einzelnen Kraftfelder so gegenseitig aufheben.

Wenn wir nun beginnen, den Magneten langsam und systematisch über das Eisen zu streichen, werden wir die einzelnen Moleküle so ausrichten, daß eine klare Polarisation entsteht, die das Eisen in einen Magneten verwandelt.

Der Magnet verkörpert den Geist, während das Eisen die emotionalen und psychischen Aspekte des körperlichen Seins darstellt. Raja-Yoga lehrt die Polarisation als Übung, die Harmonie und Gleichgewicht zwischen allen positiven und negativen Aspekten des Körper-Geist-Systems herstellt. Das Ziel ist, unseren Körper mit gedanklichen Strömen ebenso fokussieren zu können wie das Stück Eisen durch einen Magneten. Yoga lehrt, daß die Funktion der menschlichen Energiekanäle – Nadis genannt – dies möglich macht.

Die Verjüngung, die diese Übung mit sich bringt, wird den Praktizierenden davon überzeugen, daß sie eine der wertvollsten Übungen des Raja-Yoga ist.

BESONDERE MERKMALE DER ÜBUNG GEGEN SORGEN

1. Regelmäßig ausgeübt, löst die Polarisation Beklemmungen und leichte Depressionen. Der Geist vertieft sich während dieser Übung in sich selbst und unterbricht den Kreislauf des Sich-Sorgen-Machens.

2. Polarisation ist eine gute Vorbereitung für die Einleitung von Yoga-Nidra und daher im Zusammenspiel mit Shavasana gegen Erschöpfung und Schlaflosigkeit äußerst hilfreich.

3. Die Fähigkeit zur Konzentration und Visualisation wird verstärkt und gleichzeitig ein inneres Körperbewußtsein entwickelt.

4. Durch diese Übung werden die Energiekanäle gereinigt.

Technik

1. Legen Sie sich rücklings auf eine gefaltete Decke oder Matte. Der Körper sollte mit dem Kopf nach Norden und den Füßen nach Süden ausgerichtet sein, entsprechend dem Yoga-Prinzip der Ausnutzung natürlicher Kräfte – in diesem Falle des Magnetfeldes der Erde.

2. Die Füße liegen locker nebeneinander, die Handflächen zeigen nach oben, die Arme berühren die Körperseiten.

3. Beginnen Sie nun die Polarisation mit der Visualisation – während Sie langsam und gleichmäßig einatmen. Stellen Sie sich eine aktive, warme und goldgelbe Sonnenenergie vor, die in den Kopf eintritt, durch den Körper hindurchfließt und aus den Fußsohlen wieder austritt.

4. Während Sie langsam und gleichmäßig ausatmen, visualisieren Sie passive, kalte und blaue Mondenergie, die sich von den Füßen aus durch den Körper zieht und aus dem Kopf wieder ausströmt.

5. Wenn Sie die Polarisation ausüben, um Beklemmungen, Erschöpfungssyndrom, Nervenschwäche oder Schlaflosigkeit zu behandeln, machen Sie nun umgekehrtes Shavasana. Arbeiten Sie sich von den Zonen des Kopfes hinunter zu den Füßen, seien Sie sich ständig dessen bewußt, was Sie tun, und fallen Sie nicht in Yoga-Nidra.

6. Setzen Sie die jeweiligen Visualisierungen der Ein- und Ausatmung fort, und versuchen Sie zu spüren, wie die unterschiedlichen Energien durch Ihren Körper fließen.

Mit der farbigen Einatmung fühlen Sie ein Kribbeln, das sich vom Kopf zu den Füßen ausbreitet, und beim Ausatmen eines von den Füßen bis zum Kopf. Spüren Sie, wie Ihr Körper mit dem Atmen in Einklang kommt, und genießen Sie die Vibration durch den Energiefluß.

NÜTZLICHE ERGÄNZUNGEN

1. Die Polarisation kann im Bett, auf der Couch oder auch in der Ägyptischen- Stuhl-Position durchgeführt werden. Die sitzende Position unterstützt die Konzentration. Der Schwerpunkt sollte in der Entwicklung eines elektrischen (nadelähnlichen) Kribbeleffektes liegen.

2. Manche Schüler finden es hilfreich, die Phasen jeweils in Ein- und Ausatmungszyklen zu unterteilen, z.B.:

    *   Während der Einatmung stellen Sie sich vor, wie Sie goldene Energie durch die Schädeldecke bis zum Solarplexus einsaugen. Der Solarplexus befindet sich unterhalb des Zwerchfells, oberhalb des Bauchnabels.
    *   Während der Ausatmung stoßen Sie diese goldene Energie durch Ihren restlichen Körper, durch Ihre Beine und an Ihren Fußsohlen hinaus.
    *   Während der folgenden Einatmung saugen Sie blau-silberne Mondenergie über Ihre Fußsohlen bis zum Solarplexus hoch.
    *   Während der nachfolgenden Ausatmung stoßen Sie diese blau-silberne Energie durch Ihren Brustkorb, den Hals und aus Ihrer Schädeldecke hinaus.

Wiederholen Sie diese Schritte, bis Sie das gewünschte Ergebnis erreichen.

> Die Menschen leiden unter dem Denken
> mehr als unter allem anderen.
>
> LEO TOLSTOI
> (RUSS. SCHRIFTSTELLER, 1828–1910)

DER FLUSS DER SONNEN- UND MONDENERGIEN

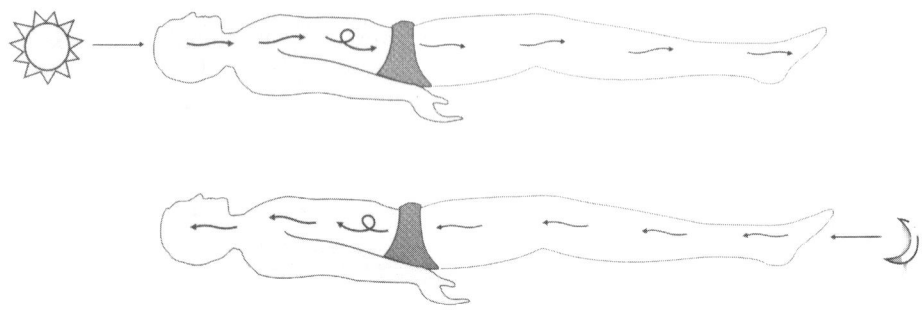

Zusammenfassung der wichtigsten Punkte

Um psychische Symptome zu behandeln, sollten Sie in diese Übung vertieft bleiben, bis Sie ins Yoga-Nidra fallen.

Um Konzentration und Visualisation zu verbessern, richten Sie Ihre bewußten Gedanken auf die Visualisationen und Empfindungen und lassen nicht zu, daß Sie einschlafen. Diese Fokussierungsübung sollte mindestens eine Woche lang täglich fünfzehn bis dreißig Minuten praktiziert werden, bevor Sie neue Übungen hinzufügen.

Sobald Sie die Konzentration so intensivieren können, daß Sie ein deutliches Gefühl von fließendem Strom in Ihrem Körper wahrnehmen, haben Sie ein erstes Anzeichen dafür, daß Sie die Übung beherrschen. Diese Wahrnehmung muß man empfunden haben, um zu verstehen, was gemeint ist.

Das Studium des Raja-Yoga macht es möglich, die Hatha-Technik des Shavasana weiterzuentwickeln und eine Stufe körperlicher Entspannung zu erreichen, der unweigerlich geistige Entspannung folgt. Nun können wir beginnen, zwischen körperlicher und geistiger Anspannung zu unterscheiden.

Um das Yoga-Nidra zu erreichen, können Shavasana und Polarisation generell zusammen eingesetzt werden. Voraussetzung ist, daß im Falle von geistiger Anspannung (Beklemmungen, Sorgen) das Shavasana anstatt von den Füßen aufwärts vom Kopf abwärts ausgeführt wird. Das geschieht aus dem einfachen Grunde, daß wir bewußt und unbewußt unsere mentalen Aktivitäten (und damit auch unsere geistigen Anspannungen) mit der Kopfregion assoziieren. Die Anspannung unseres Geistes ist offensichtlich leichter abzubauen, wenn wir unsere bewußte Aufmerksamkeit vom Kopf weg zu den Füßen lenken.

Der Geist ist genausowenig im Körper
wie die Musik im Instrument.

ROBERT ANTON WILSON

(AMERIK. SCHRIFTSTELLER)

Das Selbst ist genausowenig im Geist
wie der Wind in den Bäumen.

SWAMI ANANDAKAPILA SARASWATI

Konzentration

Der Geist während der Meditation sollte wie eine
Lampe an einem windstillen Ort sein, wo die
Flamme nicht flackert.

HINDUISTISCHES SPRICHWORT

Konzentration ist das Fokussieren des Geistes durch den Geist.
Mit anderen Worten: Konzentration bedarf immer einer inneren
Anpassung. Nicht zu vergessen ist die Tatsache, daß Sanftheit
die Grundvoraussetzung für die Fähigkeit zur Konzentration ist.
Yoga unterstützt *Ahimsa* (Gewaltlosigkeit) bei jeder Tätigkeit.

Dharana-Yantra

Wie können wir überprüfen, ob unser Geist entspannt genug
ist, um mit Dharana als Konzentrationsübung zu beginnen?
Schließen Sie Ihre Augen, und stellen Sie sich eine warme,
samtig weiche Dunkelheit vor, als würden Sie in einer mond-
und sternlosen Nacht nach oben schauen. Je angespannter Sie
im Geiste noch sind, desto mehr wird Ihre innere Dunkelheit
von farbigen oder weißen Punkten gestört sein.

Um die nötige Entspannung des Geistes zu erreichen, empfahlen die Yogis das Meditieren in dunklen Höhlen, Klosterzellen
und ähnlichen Orten. Die Schaffung einer solchen reinen
schwarzen Dunkelheit entspannt den Geist oft so sehr, daß
Spannungskopfschmerzen vergehen. (Erinnern Sie sich an die
bereits erwähnte Meditationsmütze sowie die Empfehlung, zu
diesen Zwecken eine Schlafmaske zu benutzen.)

Der Yoga-Praktizierende wundert sich vielleicht, welche besonderen Ergebnisse ihm Dharana in Sinne der Selbstverwirklichung bringt. Der Geist kann als See mit wogenden Wellen angesehen werden (emotional, turbulent). Solch stürmische Gewässer bringen Boote zum Schaukeln und verschleiern die Sicht auf den Grund des Sees.

Durch Konzentration werden die Gedanken beruhigt, und wir erreichen eine klare Sicht auf den Boden unseres Unterbewußtseins. Im späteren Stadium (Dhyana), legen wir den Schwerpunkt in unser eigenes Sein und erhaschen einen Blick auf die Perlen unserer eigenen Bestimmung auf dem Boden unseres inneren Sees.

BESONDERE MERKMALE VON DHARANA-YANTRA

1. Es entwickelt die Konzentration, so daß sie das für Raja-Yoga benötigte Niveau erreicht.

2. Es steigert die Fähigkeit zur Visualisation durch die Übertragung eines externen Bildes auf das geistige Auge.

3. Es erleichtert den Zugang zum Unterbewußtsein durch das Öffnen eines »Tunnels« innerhalb des zur Ruhe gebrachten Bewußtseins.

Vorbereitung

Es gehört zur Unterweisung eines Yoga-Schülers, daß er sich ein spezielles Dharana-Yantra anfertigt (ein Yantra ist eine geometrische Figur, die zur Förderung der Konzentration genutzt wird). Das Dharana-Yantra besteht aus einem ca. 5 x 5 Zentimeter weißen Quadrat, das auf ein schwarzes DIN-A4-Blatt aufgeklebt ist.

Grundübung

1. Nehmen Sie, das Gesicht zu einer kahlen hellen Wand gewandt, eine meditative Haltung ein, oder setzen Sie sich auf einen Stuhl. Der Abstand zur Wand sollte etwa einen halben bis einen Meter betragen.
2. Befestigen Sie das Dharana-Yantra so an der Wand, daß sich das weiße Quadrat auf Augenhöhe befindet. Sorgen Sie dafür, daß aus einer Quelle hinter Ihnen genug Licht auf die Wand fällt, so daß Sie das Bild klar sehen.
3. Schließen Sie Ihre Augen, und verbringen Sie zwei bis drei Minuten damit, innerlich eine warme, samtige Dunkelheit wahrzunehmen. Schieben Sie sanft alle störenden oder ablenkenden Bilder und Gedanken zur Seite, indem Sie immer wieder zu dem schwarzen Feld vor Ihrem inneren Auge zurückkehren.
4. Öffnen Sie Ihre Augen, und praktizieren Sie *Tratak:* Starren Sie drei bis fünf Minuten auf die Mitte des weißen Quadrates. Lassen Sie Ihren Blick beständig und gleichmäßig verweilen. Unterdrücken Sie den Reflex, zu blinzeln (aber vermeiden Sie Anstrengung), bis Sie eine Aura um die Ecken des Quadrates wahrnehmen können.
5. Wenden Sie den Blick langsam und ohne Anstrengung auf eine blanke Stelle der Wand, und konzentrieren Sie sich auf das erscheinende Negativ (ein schwarzes Quadrat). Halten Sie Ihre Konzentration so lang wie dieses Bild wahrnehmbar ist, und benutzen Sie Ihre Vorstellungskraft dazu, es zu verstärken, wenn es zu schwinden beginnt.
6. Wenn das Negativbild völlig verschwunden ist, schließen Sie Ihre Augen und stellen es im Geiste wieder her. Versuchen Sie, es so lange wie möglich auf dem Bildschirm Ihres Bewußtseins festzuhalten.

Die Übung des Dharana-Yantra sollte mindestens eine Woche lang geübt werden, bevor mit der Technik des Inneren Dharana begonnen wird. Die Übungsdauer sollte allmählich auf fünfzehn Minuten ausgedehnt werden, und Sie sollten für jede Phase der Übung soviel Zeit wie nötig aufbringen.

Yantra-Vorarbeit mit geöffneten Augen für Inneres Dharana

Bei diesem Yantra werden Farbmuster genutzt, die denen gegenüberliegen, die Sie mit geschlossenen Augen visualisieren werden.

> Starren Sie auf einen weißen Kreis, bis eine Aura die Kontur zu umrahmen beginnt. Warten Sie nach dem Auftauchen der Aura noch mindestens eine Minute und schließen Sie dann Ihre Augen. Das Negativ wird sich in der umgekehrten Reihenfolge von schwarzem Hintergrund, weißem Quadrat mit schwarzem Kreis manifestieren.

ANMERKUNG:

Die Fähigkeit, das Negativbild zu halten, wird zum Barometer Ihrer geistigen Entspannung. Westliche Forscher haben nur die unterschiedlichen Stärken und Längen der Stimulation im Verhältnis zur Zeitspanne, die das Negativbild gesehen werden kann, aufgenommen. Eine Variable, die nur im Osten bekannt ist, ist die mentale Entspannung. Indem die Tiefe der Entspannung verstärkt wird, sobald das Bild zu schwinden beginnt, kann man es viel länger erhalten.

BESONDERE MERKMALE DES INNEREN DHARANA

1. Entwickelt die Fähigkeit zur Konzentration und Visualisation bis zum fotografischen Gedächtnis.
2. Kann gezielt dazu eingesetzt werden, im Unterbewußtsein verborgene Erinnerungen zu stimulieren und so vergessenes Material abzurufen.

Technik

1. Legen Sie sich in einem halbdunklen Raum auf den Rücken.
2. Schließen Sie die Augen. Entwickeln Sie mit großer Sorgfalt die warme, samtige Schwärze wie im dritten Schritt des Dharana-Yantra.
3. Entwerfen Sie in Ihrem schwarzen Feld ein weißes Quadrat in der Größe von einem Blatt Schreibpapier mitten vor Ihrem inneren Auge. Konzentrieren Sie sich darauf, dieses Bild stabil zu halten, und verhindern Sie, daß es sich bewegt.
4. Erhalten Sie das Bild des weißen Quadrates vor dem schwarzen Hintergrund aufrecht, und stellen Sie sich nun einen schwarzen Kreis oder ein Loch in der Mitte des Quadrates vor. Der schwarze Punkt sollte ungefähr die Größe eines Geldstücks haben. Konzentrieren Sie sich auf den schwarzen Kreis, während Sie die visualisierte Kombination von schwarzem Hintergrund und weißem Quadrat mit schwarzer Mitte mental festhalten.
5. Beenden Sie die Übung, indem Sie die gesamte Visualisation loslassen, und beobachten Sie die Bilder, die vor Ihrem inneren Auge aufblitzen.

Diese spezielle Form des Inneren Dharana kann bis zu dem Punkt kultiviert werden, wo Sie die Augen nur für ein paar Sekunden schließen und sofort die gewünschte Information abrufen können, die hinter die bewußte Erinnerung geglitten war.

Das Geheimnis der sofortigen Erinnerung

Alle vergessenen Erinnerungen sind einfach vom Bewußtsein in die Tiefen des Unterbewußtseins geglitten. Was geschieht, wenn wir etwas vergessen, z.B. in einer Prüfung? Das Bewußtsein friert kurzzeitig ein und schaltet die Kommunikation zwischen den Erinnerungsnervenbahnen des Gehirns aus. Dharana »taut« das Bewußtsein auf, indem es die Anspannung löst. So kann der Assoziationsstrom, der das Unterbewußtsein mit dem Tagesbewußtsein verbindet, frei fließen.

ANMERKUNG:

Wenn die Erinnerung nach fünfzehn bis dreißig Minuten mit geschlossenen Augen nicht kommt, unterbrechen Sie die Übung! Öffnen Sie die Augen, und richten Sie Ihre Aufmerksamkeit darauf, wie Sie mit den Fingern schnipsen. Stehen Sie auf, und gehen Sie eine Runde. Lenken Sie sich ab, spülen Sie das Geschirr, bringen Sie den Müll raus, wischen Sie Staub, etc. Später wird die Erinnerung wie die Flut nach der Ebbe zurückkommen.

Wenn Sie das nächste Mal einen Namen oder eine Situation vergessen, schließen Sie Ihre Augen, geben Sie sich selbst den Befehl, sich zu erinnern, und dann vertiefen Sie sich in diese Innere-Dharana-Übung. Nach der Visualisierung konzentrieren Sie sich fest darauf, sie einige Sekunden zu halten, und zerschmettern Sie dann das innere Bild. Warten Sie (mit geschlossenen Augen) darauf, daß die gesuchte Information in Ihrem Bewußtsein auftaucht. Mit etwas Übung erinnern Sie sich innerhalb von zehn bis fünfzehn Sekunden an das Gewünschte.

KONZENTRATION
DHARANA-YANTRA-GRAFIK 1

Diese Grafik wurde nach der beschriebenen Anweisung entworfen. Sie kann auf die gewünschte Größe skaliert und fotokopiert werden.

KONZENTRATION
DHARANA-YANTRA-GRAFIK 2

Diese Grafik wurde nach der beschriebenen Anweisung entworfen. Sie kann auf die
gewünschte Größe skaliert und fotokopiert werden.

Die GFB-Formel

Die Fähigkeit, in Gedanken intensive Bilder zu erzeugen, ist der halbe Weg zur Verbesserung des Erinnerungsvermögens. Wenn Sie die grundlegenden Techniken der Visualisierung verstanden haben, ist diese Fähigkeit leicht zu entfalten.

GFB steht für GRÖSSE – FARBE – BEWEGUNG, die drei Bedingungen für erfolgreiches Visualisieren. Damit das, was erinnert werden soll, einen Eindruck hinterläßt, müssen wir dem Geist zahlreiche Anstöße liefern. Bestes Beispiel hierfür sind die großen Plakatwände, wie sie in der Werbung Verwendung finden. Mit lebendigen Farben und blinkenden Neonlichtern werden tiefe Eindrücke in unseren Geist eingebrannt.

Nehmen Sie ein einfaches Objekt, ein Streichholz, und versuchen Sie, es zu visualisieren, mit der Absicht, es sich als erstes von fünf Objekten zu merken. Sehen Sie es an, schließen Sie die Augen, und lassen Sie es auf die Größe eines Telefonmastes anwachsen. Bekommen Sie ein Gefühl für die enorme Größe. Nun visualisieren Sie, wie sich das Streichholz entzündet, und sehen Sie das intensive Rot der Flamme und das Aufflackern des Zündfeuers. An diesem Punkt haben Sie Farbe und Bewegung mit Größe in Verbindung gebracht und so das Streichholz in Ihre Gedanken geprägt.

Die Magie der Erinnerung durch Verknüpfung

Neben der GFB benutzen wir das uns geläufigere Prinzip der Verknüpfung, um eine größere Anzahl Visualisationen zu speichern. Zwischen den Gegenständen wird durch Zuordnung eine Verbindung hergestellt.

Stellen Sie sich vor, wie von dem brennenden Streichholz ein Funke wegfliegt und auf dem flaumigen Schwanz eines großen weißen Hasen landet, der sofort wild herumspringt und versucht, seinen glimmenden Schwanz zu löschen. Der Hase fängt an, seine Zähne mit einer riesigen gelben Zahnbürste zu putzen. Dann wirft er sie in den vorbeirauschenden Fluß. Unerwartet kommt ein Reh und trinkt aus dem Fluß ... Plötzlich stellen Sie fest, daß Sie sich mühelos fünf verschiedene Gegenstände gemerkt haben, nämlich Streichholz, Hase, Zahnbürste, Fluß und Reh. Es ist genauso einfach, sich zwanzig Gegenstände zu merken, wenn man sie verbindet. Probieren Sie es aus!

Kapitel 6

Prana-Verjüngung: Der Schlüssel zu geistiger Heilung

So wie ein Mann Wasser durch den Stiel einer
Lotusblüte saugt,
so sollte der Atem eingesogen werden als Elixier
der Unsterblichkeit.

AMRITA-NADA-UPANISCHADE

Von jeher gab es im Yoga bestimmte Theorien über den Geist und sein Potential. So halten Yogis den Geist für die am höchsten entwickelte Form von Energie, und diese Theorie ist nicht auf den individuellen Geist begrenzt, sondern bezieht das ganze Universum mit ein. Dem Yoga zufolge ist der endgültige und ursprüngliche Zustand des Universums Energie in Form eines kosmischen Geistes (Seele), der alles Sein durchdringt; demzufolge sind wir umgeben von Geist wie der Fisch vom Wasser.

Wenn sich kosmische Energie manifestiert und Dinge entstehen, bezeichnet man die kinetische Grundenergie des Universums, die an Phänomenen wie Kohäsion, Elektrizität und Magnetismus beteiligt ist, als *Prana*. Dieses Weltbild, daß der Geist alles und seine energetische Grundform Prana ist, führt zu der Annahme, daß jeder einzelne Geist in der Lage sein sollte, das Prana oder die Lebensenergie innerhalb des individuellen Körpers zu steuern. Im Gegensatz zur westlichen Wissenschaft behauptet die östliche, daß die Lebensenergie innerhalb des individuellen Körpers mit bloßer Willenskraft verstärkt, gespeichert und verteilt werden kann.

Die Kontrolle der Energie (Prana) wird durch die Beherrschung des Atems (Pranayama) erlernt.

Raja-Yoga liefert die Lösung für Menschen, die sich mit anderen Formen des Yoga schwertun. Ebenso wie das Blut im Körper zirkuliert, so zirkuliert auch der Geist bewußt durch den Körper. Durch das Erlernen von Pranayama können sie ihren Geist beruhigen und ihren Körper entspannen.

> So wie das Blut die Trägersubstanz des Sauerstoffes ist, so ist der Geist der Träger des Prana; das ist das ganze Geheimnis der Wiederbelebung und Verjüngung des Körpers.

Durch Shavasana haben Sie gelernt, den Geist durch den Körper zu allen Marmasthanani zu lenken, und bei der Polarisation haben Sie erste Erfahrungen mit der Steuerung von Prana-Energie gesammelt. Nun sind Sie bereit für eine effektive Erholungsübung – bei der Sie übrigens keine schwierige Pranayama-Technik meistern müssen, sondern nur den Atem so lange anhalten, wie es Ihnen angenehm ist, während Sie sich intensiv auf die sechzehn Grund-Marmasthanani konzentrieren.

BESONDERE MERKMALE DER PRANA-VERJÜNGUNG

1. Die erhöhte Sauerstoffaufnahme beim Atemanhalten führt zu einem Zusammenziehen der Milz, wodurch vermehrt rote Blutkörperchen ausgeschüttet werden.
2. Bei der tiefen Einatmung wird der Brustkorb geweitet und die Herztätigkeit verbessert. Dies hilft, den Rückfluß des venösen Blutes (der der roten Blutkörperchen, denen der Sauerstoff entzogen ist) zu Herz und Lunge zu verbessern.
3. Durch die bewußte Aufnahme von Prana werden die Organe, das Gewebe und die Zellen vitalisiert.

4. Eine feinstoffliche Heilmethode für jeden Teil des Körpers
5. Ein schnelles Gegenmittel bei geistiger Ermüdung und körperlicher Überanstrengung

Grundübung

1. Legen Sie sich auf den Rücken, die Füße fallen entspannt nach außen. Legen Sie Ihre Hände mit den Handflächen nach oben locker neben den Körper oder in eine ähnliche komfortable Haltung.
2. Atmen Sie langsam und gleichmäßig tief ein, und halten Sie den Atem an, sobald sich die Lungen gefüllt haben. Verharren Sie mit angehaltenem Atem, so lange es für Sie angenehm ist.
3. Während Sie den Atem anhalten, lenken Sie die Aufmerksamkeit auf Ihre Füße (erste Vitalzone). Visualisieren Sie, wie goldene Prana-Energie den Bereich mit stimulierender, kribbelnder Energie tränkt.

   TIP: Nutzen Sie Ihre Vorstellungskraft, und sehen Sie den Bereich von innen heraus regelrecht leuchten und funkeln. Er ist angefüllt mit sonnengoldener Vitalität, die eine Aura um das Marmasthanani formt.
4. Atmen Sie langsam aus, und entspannen Sie sich.
5. Atmen Sie wieder ein, halten Sie den Atem an, und konzentrieren Sie sich auf die Schienbeine, das nächste Marmasthanani.
6. Arbeiten Sie sich auf diese Weise durch Ihren Körper: Halten Sie den Atem an, und konzentrieren Sie sich nacheinander auf jede der sechzehn Vitalzonen, bis Sie Ihren Kopf erreicht haben.
7. Wenn nötig, wiederholen Sie die gesamte Übung mehrfach, bis Sie deutlich ein Leuchten und Kribbeln von Kopf bis Fuß wahrnehmen.

Nehmen Sie sich mindestens fünfzehn Minuten Zeit für diese
Übung. Verlängern Sie die Phase des angehaltenen Atems
(Kumbhak) im Laufe mehrerer Monate auf dreißig Sekunden.
Ziel der Übung ist es, die einzelnen Zonen des Körpers bewußt
zu erleben, mit Prana zu füllen und zu vitalisieren.

Bevor wir zur Praxis übergehen, müssen wir die in Kapitel 2
angegebene Liste der Marmasthananis genauer analysieren.
Jeder Bereich, auf den wir uns konzentrieren, muß als sich
dreidimensional überlagernd »erfahren« werden. Oft enthält
ein Bereich einen Knochen; also bauen wir das Gefühl auf,
daß wir goldene Prana-Energie in die Lungen aufnehmen (fein-
stofflich aus der Luft gefiltert durch den alchimistischen »Willen« unseres Verstandes), und sie mit unserem Bewußtsein in
den Bereich bringen, auf den wir unsere Konzentration lenken. Während der Konzentration visualisieren Sie, wie sich die
Lebenskraft ausdehnt, vom Knochenmark durch die Knochen
über die Blutbahnen, die Muskeln und die Haut, bis sie einige
Zentimeter außerhalb ein Kraftfeld formt.

Die Prana-Verjüngung ist, wenn sie in Verbindung mit anderen
Übungen angewandt wird, hervorragend dazu geeignet, das
Bewußtsein aus einem tiefen Stadium der inneren Versenkung
zurückholen. Sie werden entdecken, daß mit dieser Technik
nicht nur auf körperlicher Ebene Veränderungen erzielt werden, sondern sich auch psychologische Effekte in Form eines
ruhigen, entspannten Geisteszustandes einstellen. Dies ist der
Atmung zuzuschreiben, die, wie im Kapitel über das Yoni-Mudra erläutert, als psychosomatische Verbindung zwischen Körper und Geist fungiert.

Die Prana-Verjüngung kann täglich angewandt werden. Wenn
Sie darauf achten, daß Sie sich beim Atemanhalten nie über-
anstrengen, gibt es so gut wie keine Gegenanzeigen.

KLASSISCHE MARMASTHANANI-TABELLE

	KÖRPERTEIL	EINBEZOGENER BEREICH UND INNERE ORGANE
1.	Füße	Zehen bis Ferse, Fußgelenk, Fußsohle bis Fußrücken, gesamtes Gewebe
2.	Schienbeine	Bereich zwischen Knöcheln und Kniegelenken, auch hier geht die Konzentration vom Mark nach außen
3.	Kniescheiben	gesamtes Kniegelenk, von den Kniekehlen bis zu den Kniescheiben
4.	Oberschenkel	zwischen Kniegelenk und Leiste, Fokussieren von innen nach außen
5.	Bauch	Leiste bis kurz über den Bauchnabel, untere Enden der Nieren, Genitalien, Blase und Darm sowie Gesäß und Bauchdecke
6.	Solarplexus	Bauchnabel bis Brustbeinspitze, Rückenmark, obere Enden der Nieren und Nebennieren, Bauchspeicheldrüse, Magen, Gallenblase und Leber
7.	Brustkorb	Brustbeinspitze bis Schlüsselbein, Zwerchfell, Lungen, Herz und Thymusdrüse
8.	Wirbelsäule	Rückgrat von den Halswirbeln bis zum Steißbein
9.	Hände	Fingerspitzen bis Handgelenk
10.	Unterarme	oberhalb des Handgelenks inklusive Ellbogengelenk
11.	Oberarme	oberhalb des Ellbogengelenks einschließlich Schultergelenk
12.	Kehle	Schilddrüse, Nebenschilddrüse, Stimmbänder, Luftröhre, gesamtes Gewebe
13.	Hinterkopf	Hinterkopfknochen, hintere Hirnhälfte
14.	Kiefer	Lippen, Zahnfleisch, Zähne, Kehle und Gesicht
15.	Augen	Augen, Nase, Stirn, Hirnanhangsdrüse, vordere Hirnhälfte und Ohren
16.	Schädeldecke	Schädeldecke, obere Hirnhälfte und Zirbeldrüse »Brahmapura«

Anmerkung: Die Zonengrenzen und Organzuordnungen überlappen sich in manchen Fällen. Diese Einleitung soll nur als grober Leitfaden dienen.

ORGANE DER MARMAS 5 BIS 12

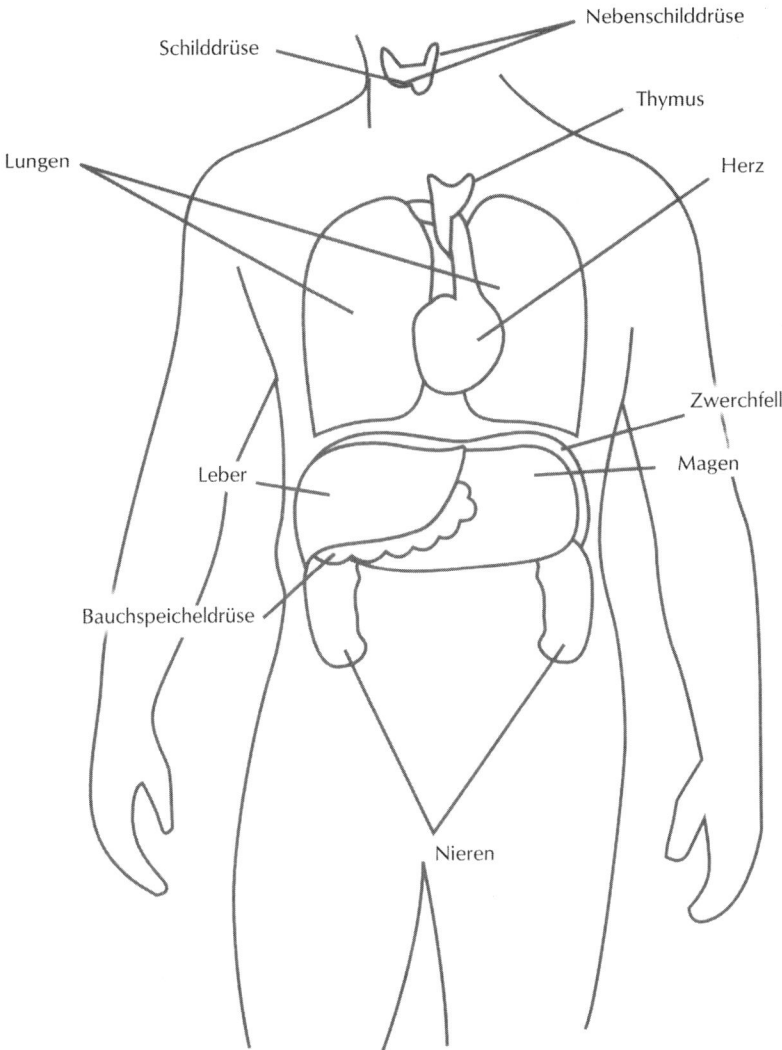

TEIL DREI

Laya-Yoga für einen bewußten Körper

Über ihr leuchtet die schlafende Kundalini, zart
wie die Faser des Lotusstengels. Gleich der
Spirale einer Muschelschale windet sich ihre
glänzende, schlangenartige Gestalt dreimal um
Shiva, und ihr Strahlen ist das eines jungen
Blitzes. Ihr süßes Gemurmel ist das undeutliche
Summen von liebestollen Bienenschwärmen.
Einatmend, ausatmend ist in ihr alles Sein dieser
Welt und leuchtet in der Höhle des Wurzelchakras
wie eine strahlende Lichterkette.

SHATCHAKRA-NIRUPANA,
VERSE 10, 11

Kapitel 7

Laya-Yoga: Die feinstofflichen Zentren

Nun will ich vom ersten aufkeimenden Sproß (der
Yoga-Pflanze) der völligen Erkenntnis des
Brahman sprechen, die über die sechs Chakren in
ihrer richtigen Reihenfolge erreicht werden kann.

SHATCHAKRA-NIRUPANA, EINLEITENDER VERS

Laya-Yoga ist die Wissenschaft von der Entfesselung der im
menschlichen Nervensystem verborgenen Energie. Als wir uns
von einem primär körperlich motivierten Tier zu einem geistig
motivierten Wesen entwickelten, verloren wir viel von unserer
körperlichen Kraft und Ausdauer sowie von unserem Durch-
haltevermögen. Die Kraft und Ausdauer unserer Vorfahren
schlummert allerdings in Form von Energiepotential noch immer in unserem zentralen Nervensystem. Laya-Yoga ist der
Schlüssel, der diese verborgenen Energiereserven erschließen
kann (Carl Weschcke wies darauf hin, daß der Urwunsch des
Menschen nach primitiven Kräften durch Helden wie *Super-
man* und *Hulk* offenbar wird).

Diese latente Energie heißt *Kundalini* und wird durch eine dreieinhalbmal gewundene Schlange symbolisiert.

Die Schlange, von jeher ein sexuelles Symbol, weist uns auf die
enge Verbundenheit der Kundalini mit dem sexuellen Ausdruck
des Menschen hin. Tatsächlich entspringt die sexuelle Aktivität dem Kraftstrom der Kundalini und ist das konkreteste Beispiel für verborgene, in uns vorhandene Energien mit weitrei-
chenden Auswirkungen auf unser Leben. Der Orgasmus der

sexuellen Vereinigung soll dem Erschauern und der Wonne der aufgehenden Kundalini gleich sein.

Diese Verbindung zwischen sexueller Betätigung und Kundalini führte zu der Entwicklung zweier deutlich unterschiedlicher Lehren. Die Tantra-Schule lehrt das Aufgehen und Freisetzen der Kundalini-Energie durch Nutzen der körperlichen Vereinigung als Kanal zum Ausdruck. Die Yoga-Schule hingegen lehrt, durch Einschränkung der sexuellen Betätigung die Kundalini-Energie zu unterdrücken (Brahmacharya), bis die Kundalini von selbst aufsteigt.

Beide Lehren halten jeweils nur einen Teil zur Verwirklichung bereit und sorgen bei westlichen Schülern, welche mit beiden Traditionen begonnen haben, für reichlich Verwirrung.

Die Weisheit der geistigen Beherrschung

Die Schlange symbolisiert nicht nur den Zeugungstrieb, sondern auch Weisheit – die Weisheit der Meisterschaft über den Geist. Deshalb rate ich Menschen, die die Kundalini erwecken wollen, zuvor die Kontrolle über ihren Geist zu erlangen.

Der letzte Punkt, auf den hingewiesen werden soll, ist, daß die Schlange immer eingerollt dargestellt wird. Rollt sich eine Schlange ein, so ist das die Vorbereitung für einen »Angriff«. Genauso liegt auch die Kundalini in uns, gespannt wie eine Feder und bereit, unter den richtigen Umständen das gespeicherte energetische Potential in Bewegung zu entladen. Die drei vollständigen Windungen verkörpern dabei die drei Energiestadien (positiv, negativ und neutral), und die halbe Windung bedeutet, daß die Kundalini sich immer an der Schwelle zwischen fester und bewegter Manifestation befindet.

Im Osten wird gelehrt, daß der Schüler des Laya-Yoga auf den

Schock durch die erweckte Kundalini genauso vorbereitet sein muß, wie sich ein Schlangenbeschwörer gegen das Gift seiner Schlange schützen muß.

Die Selbstprüfung

Die alten Yogis erreichten ihr bemerkenswertes Wissen über den menschlichen Körper größtenteils durch Selbstbeobachtung. Durch Raja-Yoga wurden sie sich ihrer selbst so sehr bewußt, daß sie ihre inneren Organe, Nerven und Blutbahnen spürten. Aus diesen Selbstbeobachtungen heraus wuchs die Theorie über die Existenz der Nadis oder Energiekanäle, durch die die Kundalini sich ausdrücken kann.

Die drei wichtigsten dieser Energiekanäle werden Ida, Pingala und Sushumna genannt. Ida und Pingala verlaufen rechts und links der Wirbelsäule (entsprechend den Nervenganglien an jeder Seite), während Sushumna (wie das Rückenmark) zwischen ihnen verläuft.

Ida trägt weibliche, kühlende Mondenergie, während Pingala heiße Sonnenenergie leitet. Diese Zuordnung ist kulturübergreifend, wie in der alchimistischen Kunst der europäischen Renaissance (und früher) veranschaulicht: In der Alchimie findet man dieselbe polare Gegenüberstellung von Sonne und Mond, König und Königin sowie heißem brennendem Schwefel (die Seele) und kühlendem flüssigem Quecksilber (der Geist).

Versinnbildlicht steht Sushumna für den Kanal des »Christusbewußtseins« in uns, der unbesetzt bleibt, oder »gekreuzigt« wird, von unseren Gefühlen, die zügellos durch Ida und Pingala strömen (sie entsprechen den beiden Räubern, die rechts und links neben Christus gekreuzigt wurden). Albrecht Dürer, der größte deutsche Renaissancekünstler, hinterließ eine großartige Darstellung der Kreuzigung, in der die Sonne (Pingala) über dem Räuber zur Rechten steht, während der Mond (Ida) den zur Linken krönt.

Die Kundalini liegt an der Basis der Wirbelsäule in der eiförmigen Kanda, aus der die 72.000 feinstofflichen Energiekanäle ausströmen, einschließlich Ida, Pingala und Sushumna. Ziel des Laya-Yoga ist es, Ida und Pingala stillzulegen und das Feuer der Kundalini zu entfachen, damit Sushumna emporsteigt, die Lebenszentren (*Chakras*) auf ihrem Weg erweckt, um sich dann mit dem höchsten Zentrum, *Sahasrana*, zu vereinen. Diese Vereinigung findet zwischen Kundalini-Shakti (weiblicher Empfänger) und Shiva-Shakti (männlicher Sender) statt.

Dieses Konzept kann sowohl sinnbildlich als auch wörtlich verstanden werden. Jedes Chakra, oder feinstoffliche Energiezentrum, das von der aufsteigenden Flamme der Kundalini berührt wird, beherbergt bereits einen vollendeten Gott oder eine vollkommene Göttin. Es geht immer um die Verschmelzung der solaren (logischen) und lunaren (emotionalen) Aspekte unseres Lebens, zu der es in Folge der Entfaltung eines spirituellen Bewußtseins kommt.

Laya-Yoga ist feinstoffliche Alchimie: Der Körper wird beides, Athanor (Backofen) und Kruzibel (Schmelztiegel). Das Feuer der Kundalini kalziniert (veredelt, reinigt) das Salz (der Körper), den Schwefel (die Seele) und das Quecksilber (der Geist). Durch wiederholte Reinigung und Veredelung findet schließlich die Wandlung statt, die zur Wiederherstellung des vollendeten Seins führt. Diese Spagyrik* von Körper, Seele und Geist manifestiert sich, und der Alchimist (Yogi) wird zum »Lapis philosophorum« (Stein der Weisen).

---

* Begriff, der innerhalb der Naturheilverfahren unterschiedliche Methoden zur Aufbereitung von Substanzen zu Arzneimitteln bezeichnet

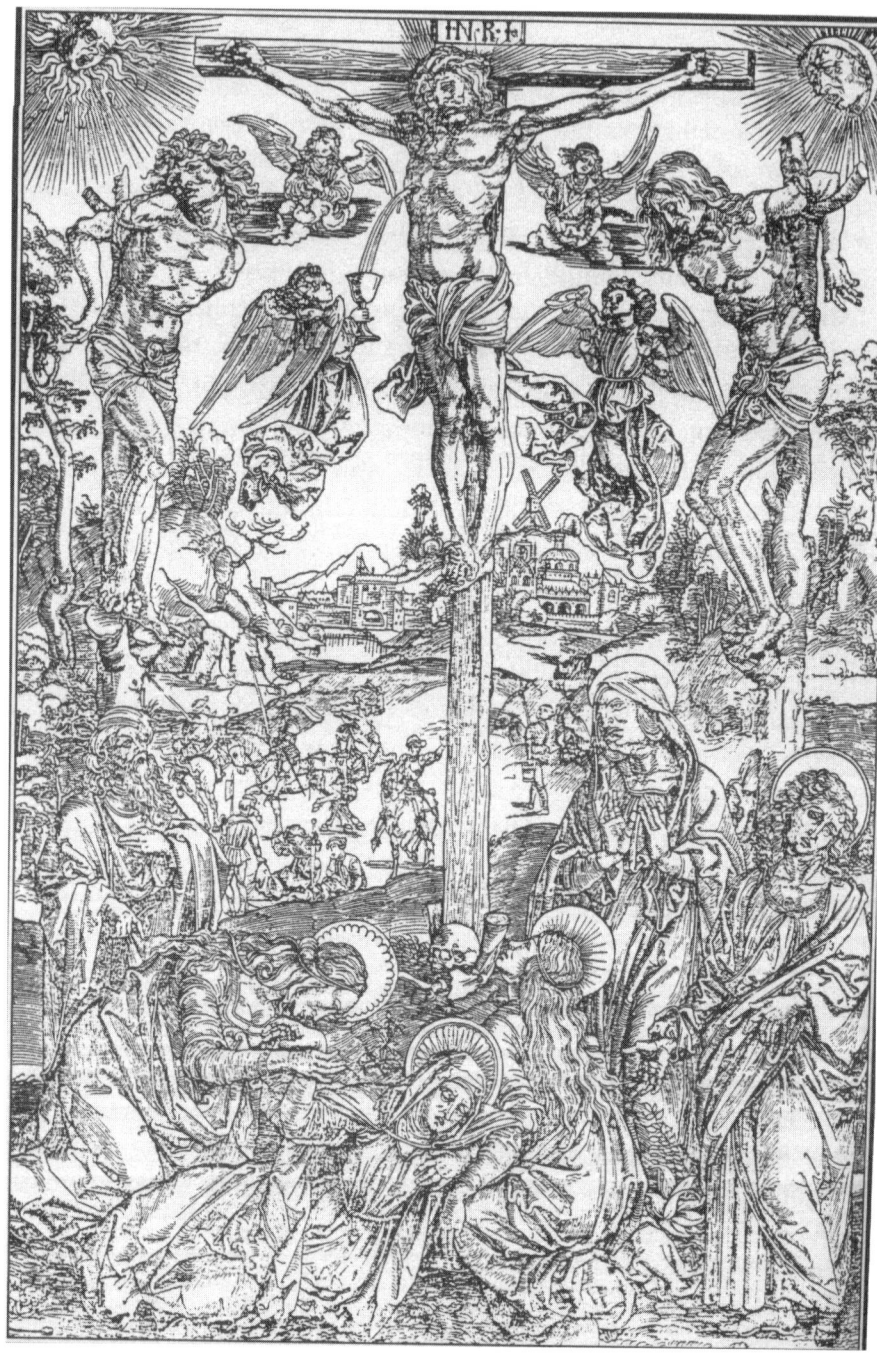

Die Kreuzigung

Das Grundkonzept der Chakras

Am häufigsten wird gelehrt, daß der Körper sieben feinstoffliche, transzendente Hauptzentren hat, fünf entlang der
Wirbelsäule und zwei am Kopf. Diese Zentren werden Chakras
oder *Padmas* genannt. Die Bedeutung des Wortes Chakra,
»Rad«, weist darauf hin, daß diese Zentren in Bewegung bzw.
aktiv sind. Padma hingegen bedeutet »Lotus« und ist damit, wie
alle Pflanzen, etwas, was wächst. Das verweist darauf, daß die
feinstofflichen Zentren unseres Körpers noch nicht voll entwik-
kelt sind und ihre Blätter sich noch nicht zu voller Blüte entfaltet haben.

> Ein feinstoffliches Zentrum (Chakra/Padma) ist ein
> wirbelnder Energiestrudel am Verbindungspunkt
> zwischen Körper und Geist.

Die griechischen Mysterienschulen verfolgten ebenfalls den
Gedanken an ein inneres Wachstumspotential, als sie ihre Eingeweihten ersten Grades »Neophytes«, wörtlich »neue Pflanzen«,
nannten. Das Äquivalent des Lotus war in der europäischen
Alchimie und bei den Rosenkreuzern die Rose, deren Farben –
Rot, Gelb oder Weiß – den Öffnungsgrad der feinstofflichen Zentren anzeigte. Gemäß dem östlichen Verständnis sind Chakras
in Bewegung befindliche Energiezentren; in der westlichen Welt-
anschauung entsprach dieser Auffassung die Vorstellung von
den Planetenbewegungen, die sich im Mikrokosmos Mensch
spiegeln.
Die Blume ist ein besonders kraftvolles weibliches Symbol, das
die einer Schale gleichende Aufnahmefähigkeit versinnbildlicht,
die durch die Feuerkraft der konzentrierten Aufmerksamkeit
befruchtet wird.
Die sechsblättrige Lotusblüte ist der Makrokosmos (das Uni-

versum als Ganzes) und Vishnu, dem Erhalter, heilig. In diesem Zusammenhang wird die Kundalini sinngemäß zu dem Insekt, das die gegenseitige Bestäubung der Padmas sichert.

Die Shiva, dem Zerstörer, heilige Blume ist die fünfblättrige Hibiskusblüte, die für die fünf menschlichen Sinne und so analog für den Mikrokosmos steht. Der Gott (Deva) und die Göttin (Devi) in jedem Chakra/Padma werden jeweils zu Staubblättern (Lingam) und Blütenstempel (Yoni); sie bergen damit das nötige Potential für das Zusammenspiel der durch die Kundalini angeregten feinstofflichen Zentren.

Der Hibiskus ist außerdem den verschiedenen Formen von Shiva-Shakti heilig, zu denen u.a. auch Kali gehört. Die schwarze Kali ist die zeitlose Mutter allen manifestierten Seins (Prakriti); das Blutrot des Hibiskus symbolisiert neben Kalis heiliger Menstruationsflüssigkeit auch Rajas, eines der drei Prinzipien der Natur.

Die Lehre von den Chakras im Laya-Yoga ist eine 2.500 Jahre alte östliche Theorie, die vor nicht allzu langer Zeit von der westlichen Medizin der Psychosomatik wiederentdeckt wurde. Als psychische Instanz oder als Reaktion der Achse Hirnanhangsdrüse–Nebenniere betrachtet, ist das Konzept der Chakras ein Weg zur Ganzheitlichkeit, auf dem Körper und Geist sich vereinen, im Gegensatz zum kartesischen Dualismus, der die westliche Wissenschaft schon seit mehreren hundert Jahren plagt.

Die Chakras sind Umwandler, die die Energie erhöhen oder drosseln. Laya-Yoga ist eine uralte »vereinheitlichte Feldtheorie«, die alles Dasein im individuellen Organismus vereint.

Um zu unserer Definition von Chakra zurückzukehren: »Ein Chakra ist ein wirbelnder Energiestrudel am Verbindungspunkt zwischen Körper und Geist.« Wenn Sie dies in der westlichen Anatomie und Physiologie anwenden, werden Sie fest-

DIE TEILE DER HIBISKUSBLÜTE

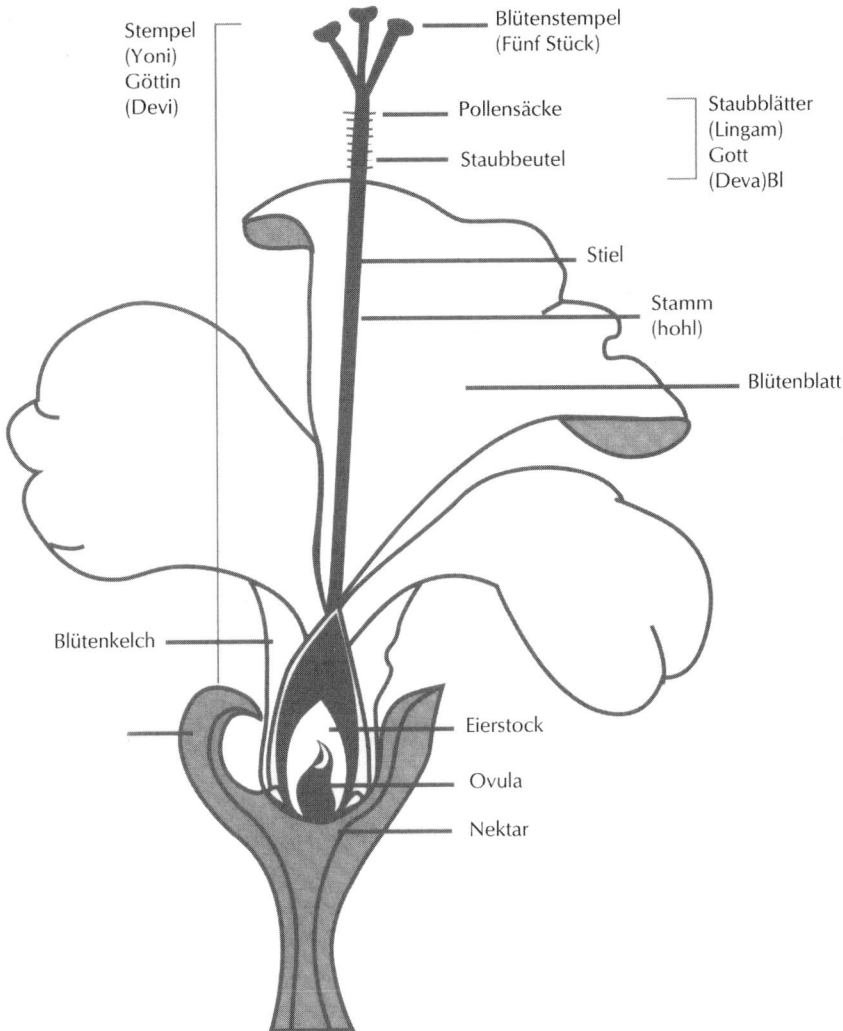

Stempel
(Yoni)
Göttin
(Devi)

Blütenstempel
(Fünf Stück)

Pollensäcke

Staubbeutel

Staubblätter
(Lingam)
Gott
(Deva)Bl

Stiel

Stamm
(hohl)

Blütenblatt

Blütenkelch

Eierstock

Ovula

Nektar

Als Hibiskus wird neben der in den mediterranen und tropischen Zonen
vorkommenden Pflanze auch der in der gemäßigten Zone wachsende Chinesische
Roseneibisch oder Straucheibisch aus der Familie der Malvengewächse
bezeichnet, der auch »Sharonrose« genannt wird.

stellen, daß die traditionelle Lage jedes Chakras der Lage einer wichtigen Drüse oder eines Hauptnervengeflechtes entspricht. Man mag es dem Zufall zuschreiben oder einer uns heute verlorengegangenen Methode analytischer Selbstbeobachtung, jedenfalls entsprechen die Chakras zudem den Punkten im Körper, in denen sich psychosomatische Krankheiten am häufigsten manifestieren.

1. MULADHARA bedeutet »Wurzelträger«. Dieses Chakra befindet sich am unteren Ende der Wirbelsäule in der Steißbeingegend. Körperlich manifestiert ist es durch die Genitaldrüsen und das Geflecht von Adern, Lymphgefäßen und Nerven im Becken. Der Überlieferung gemäß steuert dieses Chakra im Menschen die sexuellen Funktionen (eine Aufgabe, die es gemeinsam mit dem nächsten Chakra innehat) und steht daher in Zusammenhang mit sexuellen Störungen. Muladhara soll darüber hinaus die Beine beeinflussen und in Verbindung mit dem Geruchssinn stehen.

2. SWADHISTHANA bedeutet »der eigene Platz«. Alle Körperflüssigkeiten werden durch dieses Zentrum miteinander ins Gleichgewicht gebracht. Physiologisch verwandt mit den Adrenalindrüsen, den Nieren und dem Unterbauch, hat Swadhisthana seine Wurzeln in den ersten Wirbeln der Kreuzbeingegend. Die klassische Lehre verbindet daher ein nicht richtig arbeitendes Swadhisthana mit Flüssigkeitsstörungen, die sich als Ödeme, Anämie (Blutarmut), Anurie (Harnsperre), Polyurie (übermäßige Harnausscheidung) usw. äußern. Des weiteren werden diesem Chakra die Sexualsekrete, die Arme und der Geschmackssinn zugeordnet.

3. MANIPURA oder das Edelsteinzentrum erwächst aus der Lendengegend und ist im Solarplexus lokalisiert. Die am stärk-

sten mit Manipura in Verbindung gebrachten Organe sind die Bauchspeicheldrüse, die Milz und die Leber. Der Solarplexus (»Sonnengeflecht«) wird oft als das zweite Gehirn bezeichnet; seine psychomotorische Bedeutung erkennt jeder bereitwillig an, der schon einmal vor Aufregung an Magenkrämpfen litt oder »Schmetterlinge im Bauch« hatte. Die Inder glauben, daß die Anfälligkeit in dieser Region mit dem Geburtstag zusammenhängt; anhaltende Spannung in dieser Gegend können von Gallensteinen bis zu Magengeschwüren zahlreiche Beschwerden hervorrufen. Auch der Anus und die Augen werden dem Manipura-Chakra zugeordnet.

4. ANAHATA, das Zentrum des »unangeschlagenen Tons,« entspringt den Brustwirbeln und manifestiert sich im Nerven- und Gefäßgeflecht des Herzens und der Thymusdrüse. Herzprobleme wie Palpitation (Herzklopfen), Tachykardie (Herzrasen) bis zu Angina pectoris und sogar Herzinfarkte werden dem Einfluß von Anahata zugeschrieben; darüber hinaus Störungen der Lungenfunktionen. Anahata umfaßt auch den gesamten Tastsinn sowie die Zeugungsfunktion der Genitalien.

5. VISHUDDHA, das »Reinheits«-Zentrum, ist das letzte an der Wirbelsäule sitzende Chakra (Halswirbel). Schilddrüse und Nebenschilddrüse sowie der Rachenraum und die Stimmbänder werden mit Vishuddha assoziiert. Schilddrüsenüber- oder -unterfunktion wird bei vielen Menschen durch Streß verstärkt, ebenso Sprachstörungen und Taubheit (Vishuddha nutzt die Ohren als Wahrnehmungsorgan).

6. AJNA, das Zentrum der »Befehle,« sitzt äußerlich an dem Punkt, an dem sich die Augenbrauen beim Verlängern

nach innen kreuzen würden, und innerlich an der Stelle, wo die Hirnanhangsdrüse im »Türkischen Sattel« ruht. Ajna ist das Dritte oder allsehende Auge und kann mit dem Nerven- und Gefäßgeflecht der Nase und der Augen sowie dem Stirn- oder Frontallappen des Großhirns in Verbindung gebracht werden. Dies ist interessant, wenn wir die Hirnanhangsdrüse als Aufseher über die meisten anderen endokrinen Drüsen betrachten. Demnach steht auch die Zirbeldrüse in Zusammenhang mit diesem Chakra.

7. SAHASRARA ist das »tausendblättrige« Zentrum. Mit dieser Bezeichnung wird Bezug genommen auf die Tausende und Abertausende von Hirnzellen innerhalb des Großhirns, mit denen Sahasrara in Verbindung steht. Die mit Sahasrara verbundene Drüse ist die Zirbeldrüse.

Es wird behauptet, daß das Aufsteigen der Kundalini bis zur Vereinigung mit Sahasrara zu einem Schock des Nervensystems führt, der die Zirbeldrüse aus ihrem untätigen Stadium erweckt und dem Yogi *Siddhis* (übernatürliche Kräfte) verschafft. Diese Siddhis sind ungenutzte Wahrnehmungsfähigkeiten, die durch die lange Zeit des Brachliegens verlorengingen.
Die Ureinwohner Australiens zum Beispiel scheinen heute noch in der Lage zu sein, wie ein Hund eine Fährte über den Geruch aufzunehmen. Die Aborigines fühlen eine Wasserader in Wüstengegenden und zeigen generell ein schärferes Bewußtsein gegenüber ihrer Umwelt. Ihre Siddhis gleichen denen vieler Tiere.

CHAKRA-TABELLE I

SANSKRIT	DEUTSCH	LOKALISATION IM KÖRPER	PLEXUS UND DRÜSE
Muladhara	Wurzelträger (Wurzel-Chakra)	Damm/Steißbein	Becken, Hoden und Eierstöcke
Swadhisthana	»der eigene Platz« (Nabel-Chakra)	Kreuzbeingegend, Nabel (unterhalb)	Unterbauch, Nebennieren
Manipura	Edelsteinzentrum (Sonnengeflecht, Solarplexus-Chakra)	Lendengegend, Nabel (oberhalb)	Solarplexus, Bauchspeicheldrüse und Leber
Anahata	»unangeschlagener Ton« (Herz-Chakra)	Brustwirbel, Herzgegend	Herz, Thymusdrüse
Vishuddha	Reinheitszentrum (Hals-/Kehlkopf-Chakra)	Halswirbel, Kehle	Rachenraum, Schilddrüse und Nebenschilddrüse
Ajna	Steuerung (Stirn-Chakra/Drittes Auge)	Nasenwurzel, zwischen den Augenbrauen	Nasoziliargeflecht, Hirnanhangdrüse
Sahasrara	»Tausendblättriges« (Scheitel-/Kronen-Chakra)	Bregma/Scheitel	Großhirn, Zirbeldrüse

An dieser Stelle sei darauf aufmerksam gemacht, daß im Westen in den letzten hundert Jahren im Rahmen einer folgenschweren Rationalisierungswelle der Versuch unternommen wurde, den Chakras eine körperliche Entsprechung zuzuordnen. Am besten veranschaulicht wird das durch die gedankenlose Zuordnung der endokrinen Drüsen zu den Padmas: z. B. wird dabei Swadhisthana mit der Nebenniere verbunden – dabei befindet sich Swadhisthana unterhalb des Bauchnabels. Wenn Sie Ihre Nebennieren dort unten finden, haben Sie ein ernsthaftes Problem und sollten unbedingt einen Endokrinologen aufsuchen! Es gilt zu bedenken, daß die Tantra-Yogis Swadhisthana auf die Reizaufnahme durch den Geschmackssinn (Gustation), das Element Wasser (Flüssigkeit), Sexualität und den Mond bezogen, zudem verbanden sie es aufs engste mit dem Mulhadhara-Chakra (Erde, Salz – »Salz der Erde!«)

Ich würde es mir allzu einfach machen, wenn ich die Nebennieren als SSSS-Drüsen bezeichnete (Salz, Sex, Streß und Süßes). Eine Unterfunktion der Nebennieren (Addisonsche Krankheit) erzeugt eine Überempfindlichkeit der Geschmacksnerven sowie ungenügende Wasser- und Salzaufnahme (insbesondere Natrium). Im Gegenzug bewirkt eine Überfunktion der Nebennierenrinde (Cushing-Syndrom) das »Mondgesicht« übermäßige Wasser- und Salzaufnahme (Natrium), verminderten Geschmackssinn und Überproduktion von Androgenen (Sexualhormonen).

Die Chakras mit den endokrinen Drüsen gleichzusetzen ist einfach die abendländische Gewohnheit des konsequenten Materialismus und das weitverbreitete »Nachahmertum« – wenige Menschen, im Osten wie im Westen, verfügen über Originalität oder die Fähigkeit, selbst zu denken. Alle endokrinen Wechselbeziehungen mit den Chakras sollten aus physiologischer und funktioneller Sicht betrachtet werden und niemals aus anatomischer. Einen weiteren Nachweis für die subtile und intuitive Genialität der hinduistischen Weisheiten finden Sie in meinem Buch *Tantrische Sexualmagie* im Kapitel über die Shat-Chakras.

Ich habe das verfügbare Material über die Theorie des Laya-Yoga noch lange nicht ausgeschöpft, sondern mich nur auf die in diesem Buch benötigten Fakten beschränkt. Allem voran habe ich mich darauf konzentriert, die ganze Theorie in eine mehr oder weniger annehmbare Form zu bringen.

Beim Betrachten dieser Theorie als Ganzes wird der Leser schnell zwei Punkte erkennen:

1. Die Theorie kann erfaßt werden als sinnbildliche Darstellung des Aufstiegs und der Umwandlung des menschlichen Bewußtseins in ein göttliches Bewußtsein.

2. Diese uralte Theorie enthält Material, das eine unbestreitbare Tragweite hat für die Hypothese der Psychosomatik in der modernen Medizin.

Ein kulturübergreifendes alchimistisches Gleichnis

An der Basis des Rückenmarks (Sushumna) befindet sich der Conus medullaris, das untere kegelförmige Ende des Rückenmarks. Es sitzt in Höhe des 1. oder 2. Lendenwirbels und sieht aus wie ein umgekehrter Hexenhut; es birgt einen Kegel aus astraler Kraft. In ihm schläft Shakti (Dornröschen) und wartet auf Shiva (der Märchenprinz). Shivas Kuß des Bewußtseins kann sie aus ihrem Schlaf erwecken und es beiden ermöglichen, in die Medulla oblongata aufzusteigen (»länglicher Würfel« oder »Freimaurerkubus«). Ihre Vollendung erfahren sie in der Hochzeitskammer des Schädels, anatomisch als »Thalamus« (griechisch für »Schlafzimmer«) bezeichnet.

Shakti ist Witwe (Isis), Jungfrau (Schneewittchen – dem die sieben Chakras dienen, die in der Schlafenden zu Zwergen geschrumpft sind) und Braut (Aschenbrödel, Braut der Asche). Das verborgene alchimistische Feuer der Braut wird im Kamin (Kanda) gehütet, wo es sich jederzeit zur Kundalini wandeln und den Schornstein (Sushumna) herauflodern kann.

Shakti ist die Herrin vom See, die ihre Haare (Cauda equina) immerfort in einer Zisterne voll alchimistischen Wassers (Rückenmarksflüssigkeit) badet; und eines Tages wird sie Exkalibur herausstoßen damit es von Arthur empfangen wird.

Shakti ist nicht nur Witwe, Jungfrau und Braut, sondern auch Ehefrau, Mutter und Geschiedene: Die Menschheit hat die Retorte innerhalb des heiligen Kreuzgewölbes des körperlichen Tempels vergessen. Dieser mikrokosmische Schmelzofen extrahiert Gold aus Schwefel, Silber aus Quecksilber, vereint die Sonne und den Mond, die rote und die weiße Rose, destilliert die Tinktur aus den Grundsätzen und die Quintessenz aus den Elementen. Sanft erwärmt er das »Ei des Philosophen« im Athanor (philosophischer Ofen) des Schädels und läßt den »Stein der Weisen« in Erscheinung treten.

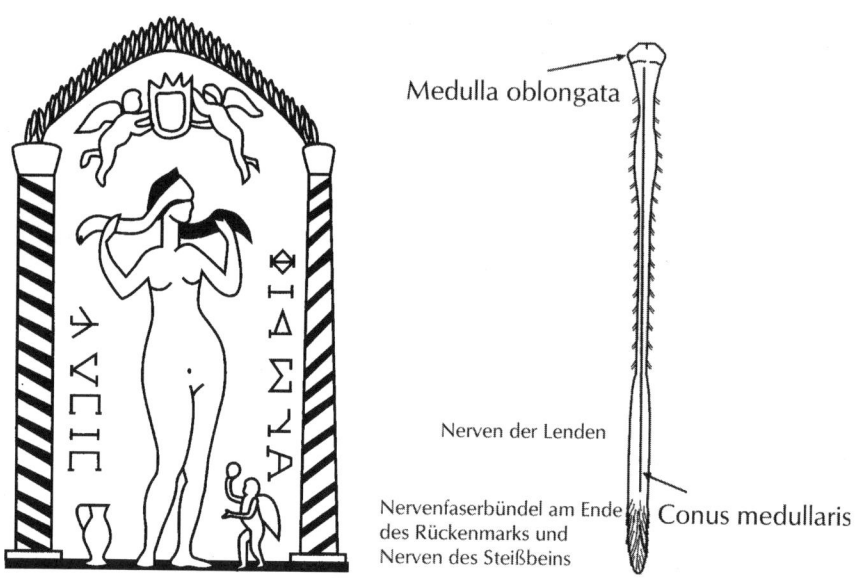

CHAKRAS UND KÖRPERZONEN

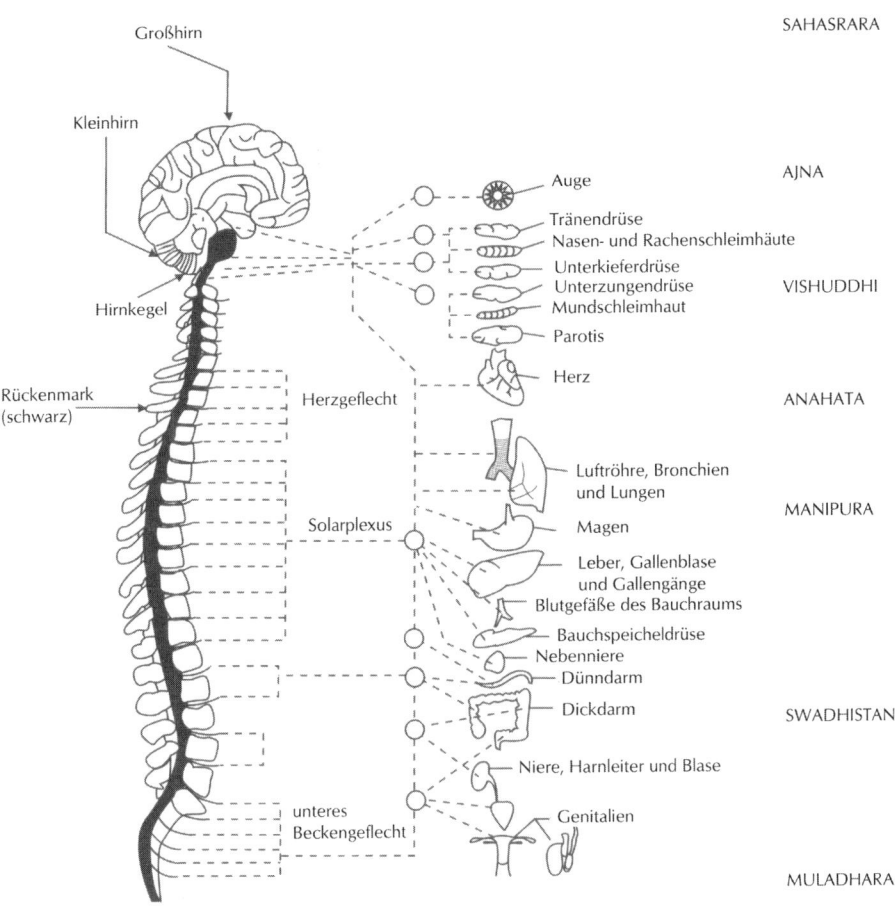

SAHASRARA

Großhirn

Kleinhirn

Hirnkegel

Rückenmark
(schwarz)

Herzgeflecht

Solarplexus

unteres
Beckengeflecht

Wirbelsäule

AJNA

Auge

Tränendrüse
Nasen- und Rachenschleimhäute
Unterkieferdrüse
Unterzungendrüse
Mundschleimhaut
Parotis

VISHUDDHI

Herz

ANAHATA

Luftröhre, Bronchien
und Lungen

Magen

MANIPURA

Leber, Gallenblase
und Gallengänge
Blutgefäße des Bauchraums

Bauchspeicheldrüse
Nebenniere
Dünndarm

Dickdarm

SWADHISTAN

Niere, Harnleiter und Blase

Genitalien

MULADHARA

115

LAGE DER ORGANE UND DRÜSEN

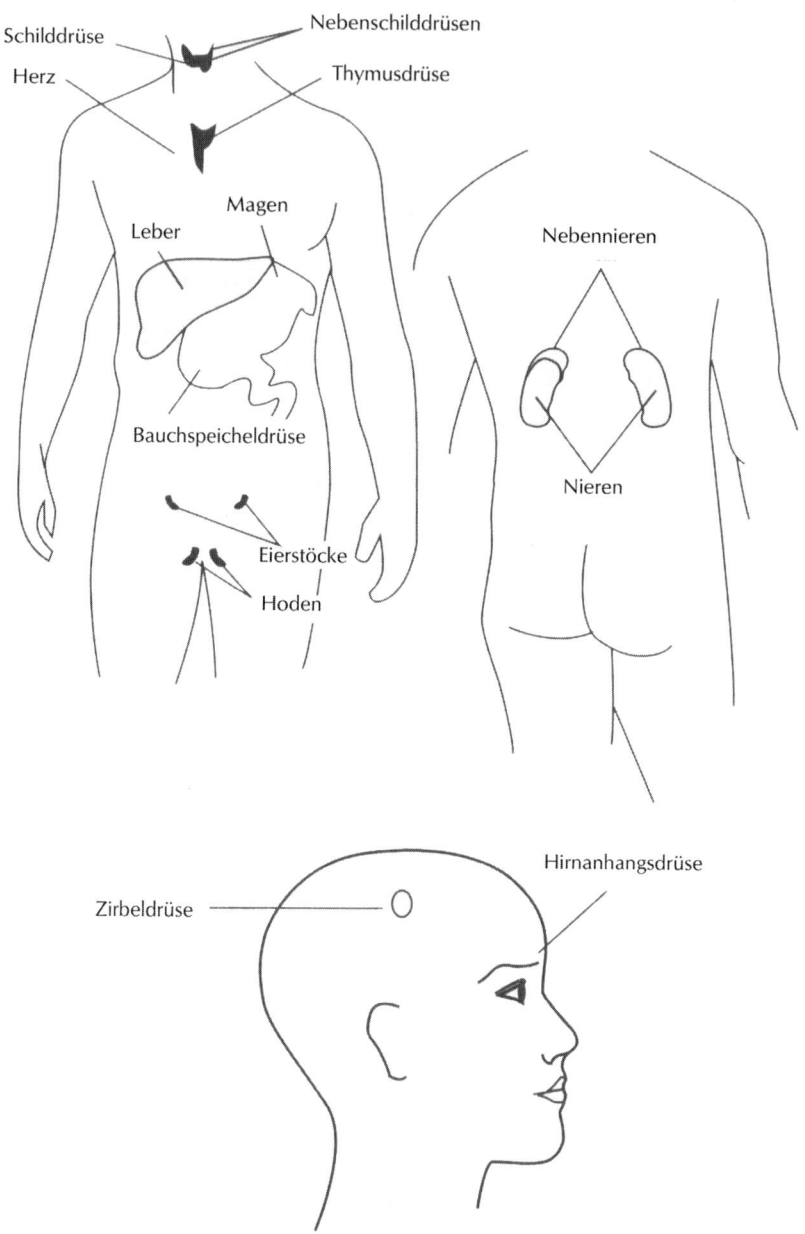

NEUROANATOMIE DER CHAKRAS

Dieses Bild zeigt ein künstliches Konstrukt der westlichen Denkweise. Erkennen Sie die übliche Verwechslung zwischen dem Zentralen Nervensystem (Rückenmark und 31 Paare peripherer Nerven) sowie den autonomen Nerven- und Gefäßgeflechten.

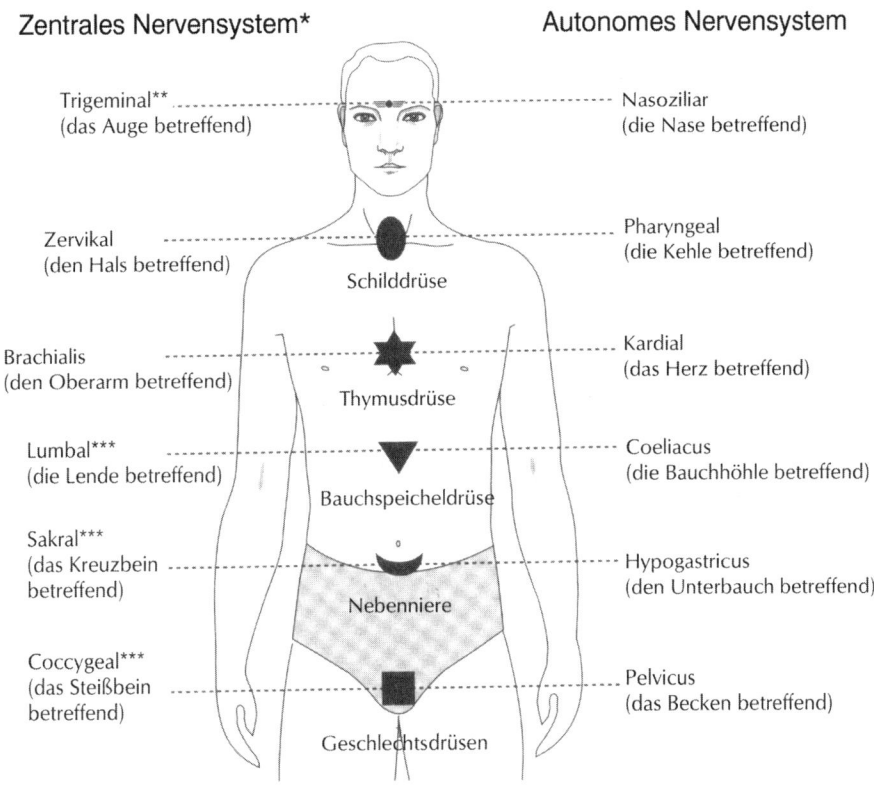

Zentrales Nervensystem*

Autonomes Nervensystem

Trigeminal** ..... (das Auge betreffend) — Nasoziliar (die Nase betreffend)

Zervikal (den Hals betreffend) — Pharyngeal (die Kehle betreffend)

Schilddrüse

Brachialis (den Oberarm betreffend) — Kardial (das Herz betreffend)

Thymusdrüse

Lumbal*** (die Lende betreffend) — Coeliacus (die Bauchhöhle betreffend)

Bauchspeicheldrüse

Sakral*** (das Kreuzbein betreffend) — Hypogastricus (den Unterbauch betreffend)

Nebenniere

Coccygeal*** (das Steißbein betreffend) — Pelvicus (das Becken betreffend)

Geschlechtsdrüsen

* bestehend aus den vorderen, peripheren Arterien- und Nervenästen der Wirbelsäule
** Der Trigeminusnerv (zerebraler Drillingsnerv) zieht sich vom Mund bis zu den Stirnmuskeln; dementsprechend kann eine sehr kalte Substanz im Mund (z.B. Eiscreme) einen Schmerzreflex zwischen den Augen (Ajna-Chakra) hervorrufen. Swami Gitananda rät, die Schmerzstelle zu markieren und so die individuelle Position der Chakras zu bestimmen.
*** Lumbal-, Sakral- und Coccygealgeflechte sind Teile des Lumbosakralplexus.

DEN CHAKRAS ENTSPRECHENDE ORGANE
MIT ALTERNATIVEN CHAKRA-NAMEN

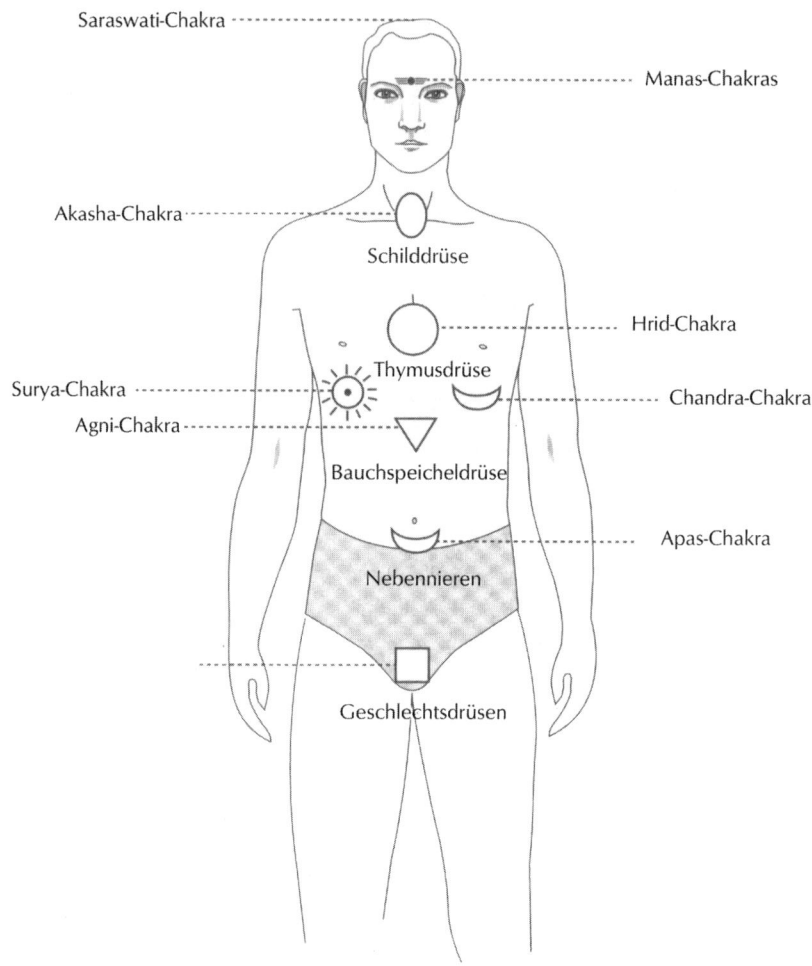

Saraswati-Chakra

Manas-Chakras

Akasha-Chakra

Schilddrüse

Hrid-Chakra

Thymusdrüse

Surya-Chakra

Chandra-Chakra

Agni-Chakra

Bauchspeicheldrüse

Apas-Chakra

Nebennieren

Geschlechtsdrüsen

SARASWATI (Göttin der Weisheit); Chakra: Großhirnrinde, Sensorik und Motorik, Stirnlappen

MANAS (Verstand, Geist); Chakra: Sehnervenkreuzung, Sehrinde

AKASHA (Kommunikation); Chakra: Kehlkopf

HRID (Herz); Chakra: Herz und Lunge

AGNI (Feuergott); Chakra: Bauchspeicheldrüse und Magen

SURYA (Sonne); Chakra: Leber und Gallenblase

CHANDRA (Mond); Chakra: Milz

APAS (Wasser); Chakra: alle Flüssigkeitsabsonderungen der Bauch- und Beckenregion (Nieren, Harnleiter, Harnröhren und Blase)

GANESH (Elefantengott); Chakra: Basis, Wurzel; Gott Ganesh ist bei manchen Volksgruppen mit Genitalien, Gebärmutter, Sigmoid (S-förmiger Grimmdarm) und Rektum (Mastdarm) assoziiert

Kapitel 8

Chakra-Dharana: geistige Kräfte sammeln

Man kann sagen, daß das Yantra ein Instrument
ist, welches entwickelt wurde, um die geistigen
Kräfte im Zaum zu halten, indem sie in ein
Schema gebracht werden und dieses von den
Schülern wiedergegeben wird.

HEINRICH ZIMMER

(DT. INDOLOGE, 1851–1910)

Die Menschheit war sich immer der Existenz von lebenswichtigen Bereichen des menschlichen Körpers bewußt. Die Art jedoch, in der dieses überlieferte Wissen über die Nervenzonen
genutzt wurde, variierte von Zivilisation zu Zivilisation. Die Arbeit, mit der wir uns befassen, bezieht sich auf die sogenannten
Shat-Chakras, sechs Zentren. Die Ausübung von visuellem
Yantra und Farbbewußtsein umfaßt die fünf Urelemente: Erde,
Wasser, Feuer, Luft und Äther:

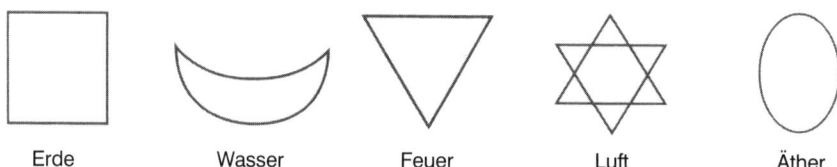

| Erde | Wasser | Feuer | Luft | Äther |

Oder wie in der westlichen Alchimie dargestellt:

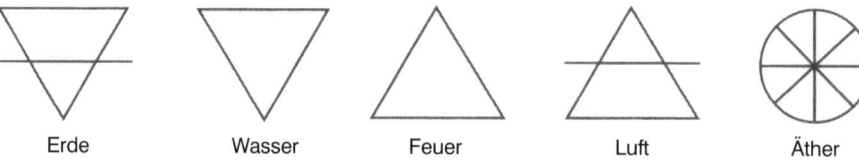

| Erde | Wasser | Feuer | Luft | Äther |

Daher beschränken sich die folgenden Übungen allein auf die Panch-Chakras (fünf Zentren); außerdem öffnen sich Ajna und Sahasrana automatisch, wenn die ersten fünf Zentren stimuliert werden. Dennoch werden wir uns im Kapitel 13 mit dem sechsten Zentrum, Ajna, befassen und dort auch Ihre unweigerlich auftauchenden Fragen zu dem siebten Chakra, Sahasrara, beantworten.

Der Yoga-Praktizierende wird interessiert zur Kenntnis nehmen, daß es eine Verbindung zwischen den Chakras der indischen Yogis und den Kyushos der japanischen Judokas gibt. Die sieben tödlichsten Kyushos (Ju-Jitsu-Druckpunkte) der Atemiwaza-Lehre, einer der Judo-Arten, entsprechen exakt der traditionellen Lage der sieben Chakras. Während der indische Geist dieses Wissen für spirituelle Zwecke nutzt, setzt der japanische Geist dasselbe Wissen für konkrete körperliche Zwecke ein, nämlich das Herbeiführen von Bewußtlosigkeit und sogar Tod (Atemiwaza) und die Wiederbelebung von auf solche Weise Versehrten (Kwappo).

Es gibt Belege, die darauf hindeuten, daß die Kampfkünste ihren Ursprung in Indien hatten, wo sie von den tibetischen Mönchen als Mittel der Selbstverteidigung genutzt wurden (ihre religiöse Berufung verbot ihnen das Tragen von Waffen). Von Tibet gelangten sie dann nach China, wo sie von den Japanern im 15. Jahrhundert aufgegriffen und weiterentwickelt wurden. Dies erscheint um so plausibler, macht man sich die Verbreitung und Umwandlung des indischen Buddhismus zum japanischen Zen bewußt.

TABELLE DER KULTURELLEN MIGRATION
DER LEBENSWICHTIGEN ZONEN*

VOLKSGRUPPE	HAUPTGEWICHTUNG	BESCHÄFTIGUNG
Indoarier	Meditation	Priester/Yogis
Chinesen	Heilpunkte in der Akupunktur	Ärzte
Japaner	Angriffspunkte in der Kampfkunst	Soldaten

Sollten Sie an der Existenz einer uralten indischen Kampfkunst zweifeln, möchte ich Sie davon in Kenntnis setzten, daß deren Praxis heute noch eine lebendige Tradition in Südindien ist. Diese Kunst existiert nicht nur als solche, sondern ist eine althergebrachte und lebendige medizinische Wissenschaft, die seit 2.500 Jahren von den Mahouts (Elefantenführer) praktiziert wird: Über die Manipulation von 90 der an den Ohren befindlichen Akupunkturpunkte werden noch heute Elefanten unterrichtet und gesteuert.

Marma-Punkte des Elefanten**

Besondere Funktionen der Marma-Punkte des Elefanten
Bei Manipulation der jeweiligen Punkte reagiert der Elefant wie folgt:

1. dreht Rüssel
2. streckt Rüssel
3. erschrickt
4. erschrickt und trompetet
5. erschrickt, trompetet und stampft
6. läßt sich steuern
7., 8., 9., 10. tötet

---

* Anmerkung: Diese Tabelle zeigt nur einen Trend auf, weil jede Kultur die lebenswichtigen Zonen auch für Meditation, Akupunktur und Kampfkunst nutzte.
** Mit freundlicher Genehmigung von L.S.P.S.S. Publications, Madras, Südindien, aus *Marma Chikitsa in Traditional Medicine)*

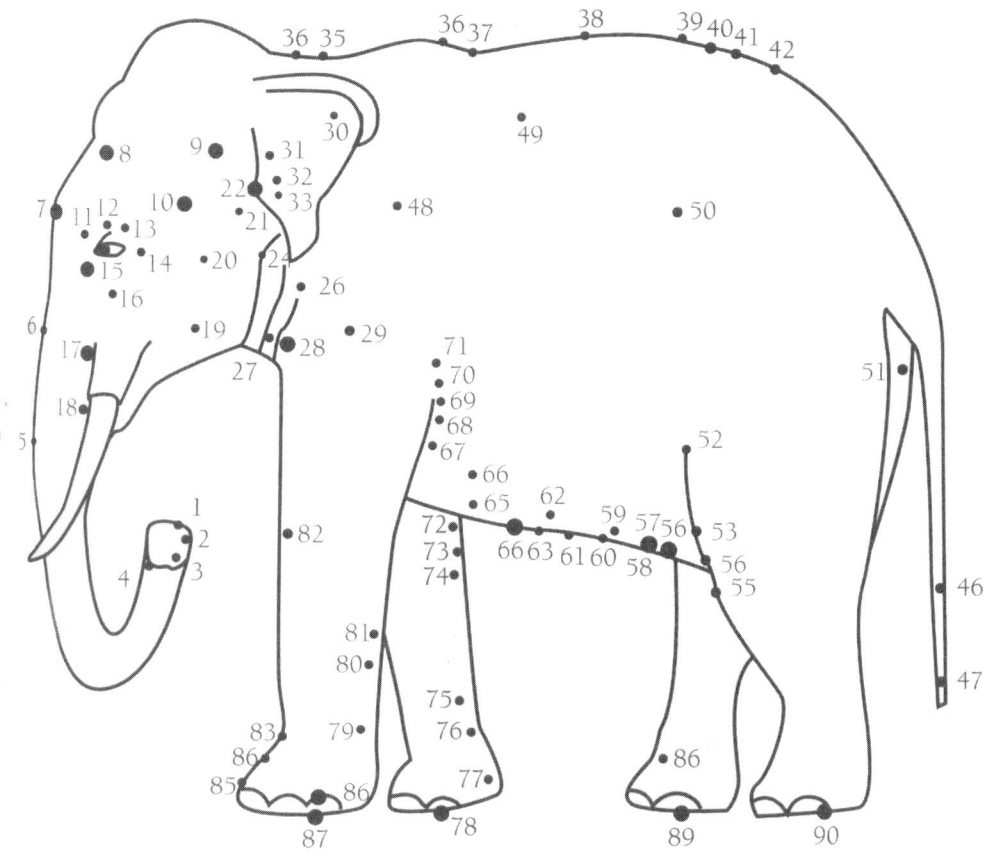

11.,12. läßt sich steuern
13. wacht auf
14. läßt sich steuern
15. tötet
16. kniet sich hin
17. geht rückwärts
18. läßt sich steuern, während an einen Baum gebunden
19. gibt seine Schulter
20. neigt Kopf und Hals und bleibt stehen
21. läßt sich steuern
22. tötet

23. neigt Kopf
24. bleibt stehen
25. wird wach, wütend
26. bleibt stehen
27. tötet
28. bleibt stehen
29. läßt sich steuern
31., 32., 33. geht los
34. neigt Kopf
35. betäubt
36.,37. bleibt stehen/geht weiter
38. neigt den Sitz
39.,40.,41. ist verängstigt

42. [keine Angaben]
43., 44.,45. läuft
46. bleibt stehen
47. geht los
48. bleibt stehen/geht weiter
49. bietet Sitz an
50. bleibt sofort stehen
51. [keine Angaben]
52. steht auf und rennt
53., 54., 55. dreht sich um
56., 57. tötet
58. fällt zu Boden
59. dreht sich um
60., 61. wird wach, wütend
62. dreht sich um
63. wird wach, wütend
64. tötet
65., 66., 67., 68. bleibt stehen
69. kniet sich hin
70. [keine Angaben]

71. kniet sich hin
72., 73., 74. geht los, wenn zwei Nilas berührt werden, bleibt stehen, wenn nur eines berührt wird
75. hebt den Vorderfuß, damit der Mahout aufsteigen kann
76., 77. gibt Vorderfuß
78. [keine Angaben]
79. bringt den Hinterfuß nach vorn
80., 81. bietet Hinterfuß und dreht sich
82. zieht den Hinterfuß zurück
83., 84., 85. hebt den Vorderfuß
86., 87. tötet
88. [keine Angaben]
89., 90. tötet

Im Februar 1993 kehrte ich nach 22 Jahren nach Pondicherry in Südindien zurück, um meinen geliebten Mentor, Dr. Swami Gitananda, zu sehen. Er sponserte einen Yoga-Weltgipfel, und ich war einer der Hauptredner.

Dort traf ich einen südindischen Kampfkünstler, der mir später, als wir zurück in Madras waren, folgendes erzählte: Die Kampfkünste, wie sie heute gelehrt werden, sind bekannt als *Marma* oder *Varami* (*Varma AsSaan*). In den Dörfern wird das Wissen über diese Zonen zum Heilen eingesetzt und von den Eltern an die Kinder weitergegeben, außerdem ist es das Rückgrat des ländlichen Heilsystems der Einheimischen.

Uralte südindische Palmblattmanuskripte, stolzer Besitz mancher Meister verschiedener Kampfschulen, haben oft ein Bild Laotses auf die Vorderseite graviert – vielleicht ein Zeichen dafür, daß diese Kunst mehrere hundert Jahre v.Chr. nach China gelangte und ergänzt um einige chinesische Neuerungen schließlich zurückkam.

Die erstaunliche Konzentration, mit der bei der Ausübung von Varami in einem einzelnen Schlag auf die lebenswichtigen Energiezonen gebündelt wird, beinhaltet gleichzeitig:

1. das Visualisieren eines Deva (Gott) oder einer Devi (Göttin), der/die in der vitalen Zone des Gegners sitzt;
2. ein Bittgebet (Mantra) an den Gott oder die Göttin zur Anrufung ihrer Kraft;
3. die Zone des gegnerischen Körpers treffen mit dem Bewußtsein von dort explodierendem Prana (auch *Chi oder Ki*);
4. Den sekundenschnellen Rückzug von schlagender Faust, Ellbogen, Knie oder Fuß von der Körperoberfläche des Gegners, um der psychischen und physikalischen Zerstörung der Druckwelle Platz zu machen.

Meine erste ernsthafte Begegnung mit Varami hatte ich 1965, als ich eine Weltmesse besuchte, wo ich Swami Vyragiananda traf. Die folgende Wiedergabe eines Berichts von Sidney Fields aus dem *New York Mirror* vom 10. September 1959 wird verdeutlichen, wie früh Varami nach Nordamerika gelangte, wo es, zugegebenermaßen, zunächst nur als dunkle Kunst gelehrt wurde.

Swami kippt Gipfel mit Varami
NUR MENSCHLICH – VON SIDNEY FIELDS

Der kleine Mann im Broadway-Studio, der sich selbst Swami Vyragiananda nennt, sagt, daß der Vergleich von Varami mit Jujitsu wäre, als ob man Vögelbeobachten mit einer mittelalterlichen Folterbank vergleiche.

Höflich aber voller Zweifel antwortete ich: »Zeigen Sie mir den Unterschied.« Der Swami ist nur 1,58 m groß, wiegt 63 kg und ist 69

Jahre alt. Er führte mich auf die Matte und erzählte mir von einer Vorstellung der Varami-Kunst auf einem Ärztekongreß, bei der ein zweifelnder Arzt plötzlich einen Ju-jitsu-Griff benutzte, um ihn zu Boden zu bringen, und sich triumphierend auf seine Brust setzte: »Ich gab ihm die Warnung, die er mir nicht gegeben hatte«, erinnerte sich der Swami. »Ich fragte ihn: ‚Sind Sie bereit?‘, und als er bejahte, flog er binnen einer Sekunde von meiner Brust. Kommen Sie, ich zeige Ihnen, wie.« Er ließ mich seine Armgelenke fest greifen, ihn zu Boden bringen und mich auf ihn setzen, seine Handgelenke immer noch gut im Griff. »Sind Sie bereit?« fragte er. Ich nickte. Er drückte nur gegen meine Ellbogen, und ich flog von seiner Brust und hatte das Gefühl, als würde mein Arm aus der Schulter gerissen. »Wenn Sie ein entspanntes Vertrauen ins Leben genießen wollen, müssen Sie lernen, sich selbst zu verteidigen«, ließ er mich wissen, als er mir auf die Füße half, während ich mir den Arm und die Schulter rieb. »Mit einem solchen Vertrauen können Sie all Ihre mentale Kraft nutzen, um das Leben zu genießen, anstatt sie mit unnötigen Ängsten und Sorgen zu verschwenden.«

Er bot sich an, mir ein paar Varami-Griffe zu zeigen: Schlangenklammer, Armsägenschnitt im Gürtel, den Elefantengriff, oder den Atemstopfer. Ich wählte den letzten, wobei ich ihn bat, mir den Atem nicht komplett zu nehmen. Er willigte großzügig ein und erlaubte mir, ihn von hinten fest in den Schwitzkasten zu nehmen. Sein Hinterteil kam hoch, mich mitreißend, und seine Finger schnellten an meinen Hals, wo sie sich tief unter mein Kinn und tiefer in meine Kehle bohrten.

»O.K.?« fragte er.

»O.K.« keuchte ich, und er führte mich zu einem Stuhl.

»Beim Varami,« beruhigte er mich, »nutzen wir die Stärke und das Gewicht des Gegners, um ihn auszuschalten. Die Einfachheit, mit der sich Varami anwenden läßt, ist das Schöne daran. Ich würde Ihnen jetzt gerne den Schädelknackerwurf zeigen.«

»Lassen Sie uns eine Weile reden«, entgegnete ich.

VARMAPUNKTE
AUF DER KÖRPERVORDERSEITE

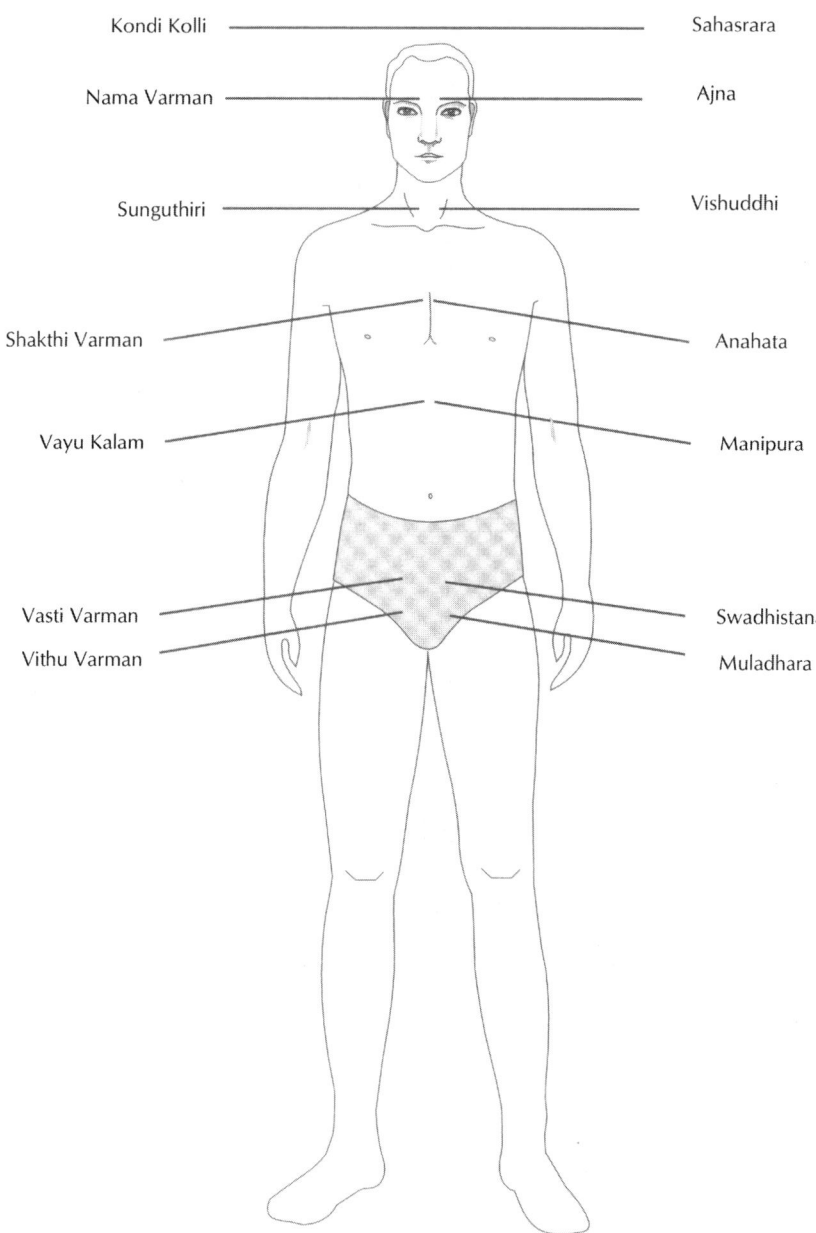

Kondi Kolli — Sahasrara

Nama Varman — Ajna

Sunguthiri — Vishuddhi

Shakthi Varman — Anahata

Vayu Kalam — Manipura

Vasti Varman — Swadhistana

Vithu Varman — Muladhara

Swami bedeutet Lehrer und Vyragiananda die »Freude der Ent-
schlossenheit« oder »berauscht mit Spiritualität«. Swami Vyragian-
anda gesteht bescheiden, daß beides Decknamen sind. Er lernte
Varami von einem Onkel in Trichur, Indien, wo sein Vater Bauer
war. »Varami wird von Familie zu Familie überliefert«, erklärte er.
»Es ist mindestens 5.000 Jahre alt. Die Chinesen lernten es von
uns, als die buddhistischen Mönche Tibet durchquerten. Sie kön-
nen sich vorstellen, wie schwach es dort wurde. Die Japaner lern-
ten es dann von den Chinesen.«
1921 verließ er den Hof seines Vaters und kam als Seefahrer nach
Amerika. Der englischen Sprache nicht mächtig, arbeitete er als
Tellerwäscher, bis er die Sprache gelernt hatte, und begann
Varami zu lehren. Er unterrichtete die gesamte Polizei in Gary,
Indiana. Ein gerahmter Brief hängt zu Hause an der Wand, unter-
schrieben vom Polizeichef L.T. Studness, der bestätigt: »Während
des Kurses wurde keiner von ihnen (der Polizei) verletzt.«
Von Gary zog der Swami mit der Varami nach Chicago und brachte
es 1941 nach New York.

Einige moderne Yoga-Schulen suggerieren, daß die Chakras mit
ihrer zugeordneten Symbologie nur eine Methode repräsentieren, den Verstand dazu zu zwingen, sich auf den Körper zu konzentrieren.

Das mag sein, besonders wenn wir bedenken, daß eine der wört-
lichen Bedeutungen des Sanskritwortes *Laya* »Versunkenheit«
ist. Eine solche Versunkenheit oder Konzentration des Geistes
auf oder in den Körper würde zur Öffnung oder Harmonisierung
der Chakras und ihrer jeweiligen psychologischen und physikalischen Funktionen führen.

Das Harmonisieren der Chakras impliziert ein uraltes Schema
der psychischen Anatomie, das unserer westlich physikalischen oder groben makroskopischen Anatomie des zentralen

CHAKRA-DHARANA-VERGLEICHSGRAFIK

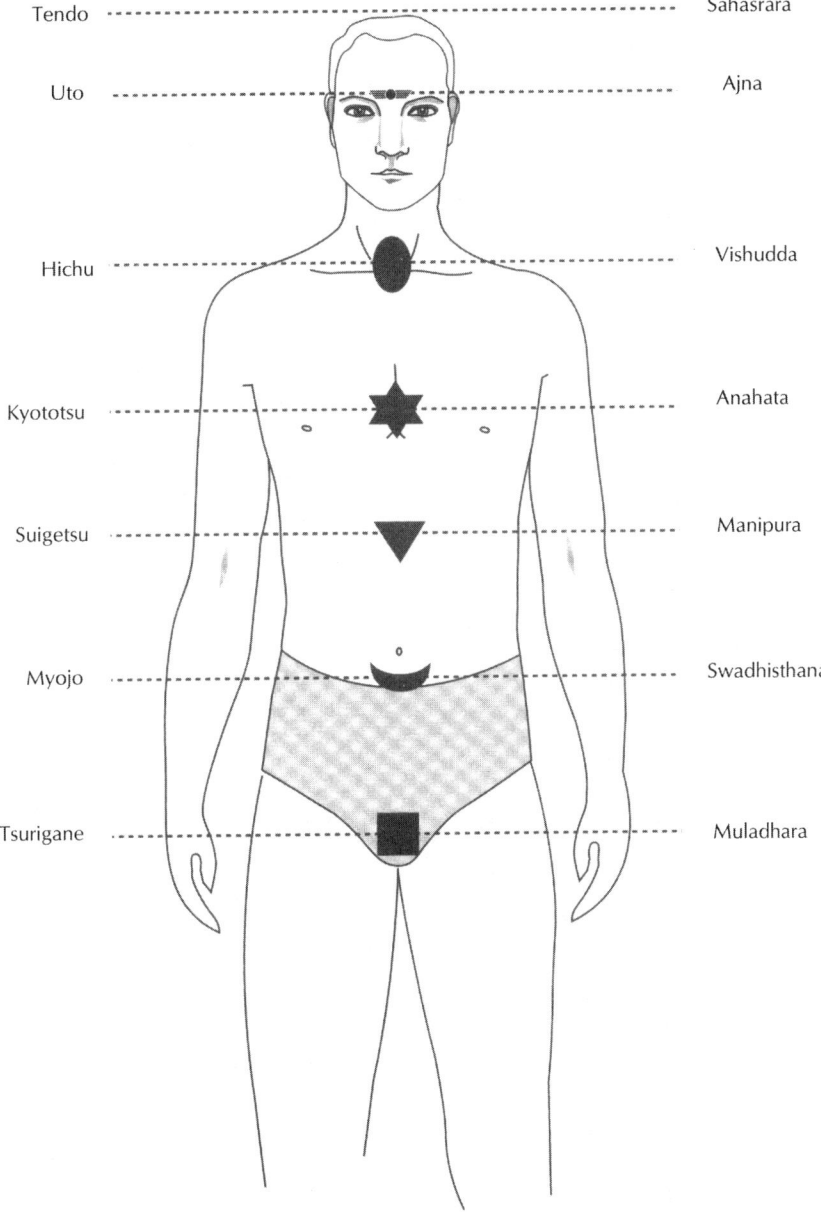

Tendo — Sahasrara

Uto — Ajna

Hichu — Vishudda

Kyototsu — Anahata

Suigetsu — Manipura

Myojo — Swadhisthana

Tsurigane — Muladhara

und autonomen Nervensystems entspricht. Berücksichtigen Sie deshalb bitte die folgenden entsprechenden Analysen.

Zentrales Nervensystem
geteilt in Gehirn und Rückenmark.

GEHIRN: Cerebrum (Großhirn) und Cerebellum (Kleinhirn). Ein im mittleren Bereich längs entnommenes Stück ähnelt einem Fötus, dem Symbol des verborgenen Wachstums, des Novizen oder des Sahasrara-Padma – d.h., das volle Potential ist noch nicht freigesetzt.

RÜCKENMARK: durchschnittlich etwa fünfzig Zentimeter lang (das entspricht 18 Inches). Achtzehn ist die hinduistische Zahl der Vollständigkeit. In der *Mahabharata** finden wir achtzehn Tage der großen Schlacht, in der achtzehn Bataillone kämpften, außerdem gibt es die achtzehn Kapitel der *Bhagavadgita***. Extrahiert man das Rückenmark samt Medulla oblongata und Brücke aus der Wirbelsäule, so ähnelt es einer Schlange (Kundalini), während die Höhle des Wirbelkanals Sushumna entspricht. Das Rückenmark übermittelt Reize ins Gehirn (zuführend) und erhält motorische Impulse vom Gehirn (herausführend, ableitend), um die Effektoren (d.h. Muskeln und Drüsen) zu verändern. Die Reizleiterbahnen des Rückenmarks stellen Ida-Funktionen (empfänglich, passiv) dar, während die motorischen Nervenbahnen das Äquivalent der Pingala-Funktionen (vorspringend, aktiv) sind.

---

* indisches Volksepos
** »Gotteslied«, zentrale Schrift des Hinduismus und Teil des Mahabharata

Autonomes Nervensystem

Im Westen wurde es früher zunächst als unwillkürliches Nervensystem bezeichnet, und im 19. Jahrhundert dann als vegetatives Nervensystem. Man nahm an, daß es Funktionen bestimmt, die außerhalb der bewußten Steuerung stattfinden, z.B. Herzschlagfrequenz, Blutdruck, Atmung, Verdauung usw. Dr. Elmer Green gelang es in den 70er Jahren jedoch, zu beweisen, daß eine bewußte Beeinflussung durch eine Kombination von Biofeedback und autogenem Training möglich ist.

Das autonome Nervensystem teilt sich in zwei Bereiche, die konstant miteinander in Wechselwirkung stehen, um entweder (je nach Bedarf) für Dominanz oder funktionelle Integration zu sorgen.

SYMPATHIKUS-AST: Die linken und rechten Nervenknotenketten befinden sich am Rückenmark. Sie liegen an der Rückseite der Wirbelkörper, umfassen durchschnittlich 22 Nervenknoten und verlaufen vom Steißbein hoch zu den Halswirbeln. Diese Symmetrie erinnert an Ida und Pingala mit Sushumna und der Wirbelkanal an den »mittleren Pfeiler« in der Praxis der westlichen Magie. Die 22 Nervenknoten verkörpern die Zahl des Avatar oder kommenden Erlösers im Hinduismus. Im westlichen Okkultismus entsprechen die 22 Nervenknoten den 22 Pfaden des kabbalistischen Lebensbaumes, den 22 Buchstaben des hebräischen Alphabetes, den 22 Knochen des Schädels, den 22 Karten der großen Arkana im Tarot. Praktisch fungieren die Sympathikusnerven meist als Antrieb, der Pingala-Reaktionen hervorbringt, ein extremes Beispiel das sogenannte »Furcht – Flucht – Kampf«-Syndrom.

PARASYMPATHIKUS-AST: Der Hauptteil enthält die Vagusnerven (5.

PHYSIKALISCHE ANATOMIE UND FEINSTOFFLICHE CHAKRAS

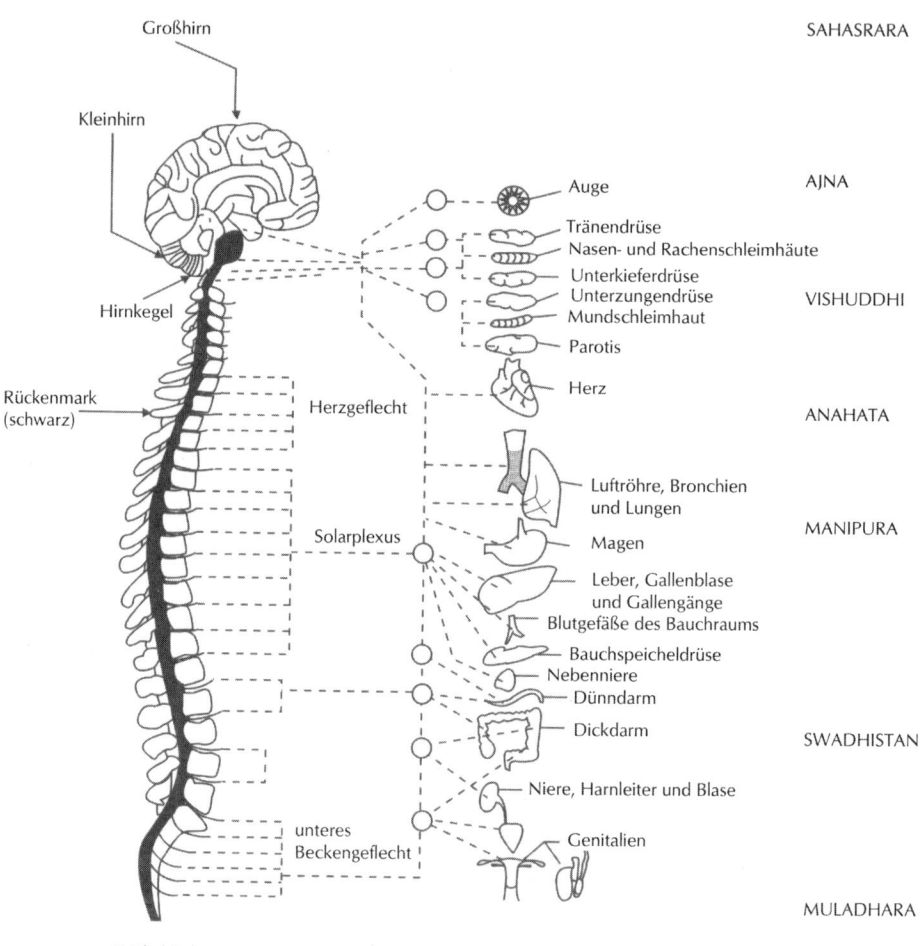

Großhirn

SAHASRARA

Kleinhirn

Auge   AJNA

Tränendrüse
Nasen- und Rachenschleimhäute
Unterkieferdrüse
Unterzungendrüse   VISHUDDHI
Mundschleimhaut

Hirnkegel

Parotis

Herz

Rückenmark   Herzgeflecht   ANAHATA
(schwarz)

Luftröhre, Bronchien
und Lungen

Solarplexus   Magen   MANIPURA

Leber, Gallenblase
und Gallengänge
Blutgefäße des Bauchraums

Bauchspeicheldrüse
Nebenniere
Dünndarm

Dickdarm   SWADHISTAN

Niere, Harnleiter und Blase

unteres
Beckengeflecht   Genitalien

MULADHARA

Wirbelsäule

Hirnnerv, 4. Kiemenbogennerv), die sich vom Kopf bis tief in die Bauchhöhle erstrecken. Erinnern Sie sich an die symbolischen Zwillinge: Boaz und Jachin, Ida und Pingala. Parasympathikusastfasern treffen ständig Sympathikusastfasern und formen Nervengeflechte (Plexi), von denen die größten auf der physikalischen Ebene die Chakras darstellen. Praktisch fungieren die Parasympathikusnerven meist als Bremsen. Ich nenne sie die Fasern zum »Ruhen, Relaxen, Regenerieren, weshalb sie auch mit Ida-Reaktionen in Verbindung gebracht werden können.

Auf der folgenden Seite finden Sie die Ergänzungen der Anatomietabelle, die wir zuerst im Kapitel 7 als Chakra-Tabelle vorgestellt haben. Ein paar einfache Beispiele helfen, die Zusammenhänge im autonomen Nervensystem offenzulegen.

Die in der Tabelle angeführten Beispiele demonstrieren die empfindliche »Einheit« – oder das Yoga –, die zwischen den Sympathikus- und Parasympathikus-Ästen des autonomen Nervensystems entstehen muß. Wenn wir das Beispiel der Sexualität in Laya-Yoga-Worten ausdrücken wollen, könnte man sagen, daß ein empfindliches Gleichgewicht zwischen Muladhara und Swadhisthana und zwischen Gott und Göttin in jedem Chakra nötig ist.

Diese sehr vereinfachte Erläuterung des Nervensystems bietet eine solide Vorlage, anhand deren sich eine viel subtilere Grundlage für die innere Konzentration aufbauen läßt. Jemand definierte Laya-Yoga einmal als Gymnastik des autonomen Nervensystems; und in der Tat können wir die meisten Meditationen als Gymnastik des Parasympathikus beschreiben. Beim Betrachten der umseitigen Sympathikus-Parasympathikus-Wirkungstabellen wird klar, warum Dr. Swami Gitananda keine EEGs oder EKGs von männlichen Patienten vornimmt, bevor deren Brustwarzen nicht aufgerichtet sind.

ORGAN ODER SYSTEM	REAKTION SYMPATHIKUS	REAKTION PARASYMPATHIKUS
Pupillen der Augen	erweitert: zum besseren Sehen bei Interesse oder Angst	zusammengezogen: keine Gefahr, jedes überflüssige Licht ausschließend
Herzfrequenz	erhöht: Herzrasen (Tachykardie); im ängstlichen, besorgten oder angespannten Zustand zirkulieren mehr Sauerstoff und Glucose	verlangsamt: Bradykardie; Entspannung und Erholung sind sicher
Handtemperatur	kalt: Prinzip der Hirnschonung; Blut wird den Händen entzogen und so die Durchblutung von Herz und Hirn gesichert	warm: Kalte Hände verschwinden; viele Arten von Meditationen helfen dabei
Schlaf	Hyperwachsamkeit: Beklemmung, Schlaflosigkeit	einfaches Erreichen des Tiefschlafes
MÄNNLICHE SEXUALFUNKTION		
Erektion	bei Nervosität verhindert, da arterielle Blutzufuhr eingeschränkt	ermöglicht volle Erektion
Ejakulation	Erregung des Sympathikus im nötigen Maße ist Voraussetzung	verhindert Ejakulation
WEIBLICHE SEXUALFUNKTION		
vaginale Feuchtigkeit	wird verhindert	wird gefördert
Anschwellen der Brustwarzen	wird verhindert	wird gefördert
Anschwellen der Klitoris	wird verhindert	wird gefördert

Anmerkung: Überstimulierung des Sympathikus kann zu vorzeitiger Ejakulation und auch Ejakulation ohne Erektion führen.

Sehen Sie sich nachfolgende Abbildung an. Manche Äste des Parasympathikus wurden auf der linken Seite und manche des Sympathikus auf der rechten Seite dargestellt. Machen Sie sich bewußt, daß sie ineinander verflochten sind. Die Darstellung veranschaulicht die Komplexität der Verflechtung. Auf höherer Ebene sind die Verästelungen noch viel komplizierter, trotzdem können wir die Kontrolle des Physikalischen einfacher erlernen, wenn wir uns auf die Chakras konzentrieren.

PARASYMPATHISCHES UND SYMPATHISCHES NERVENSYSTEM
SCHEMATISCHE DARSTELLUNG

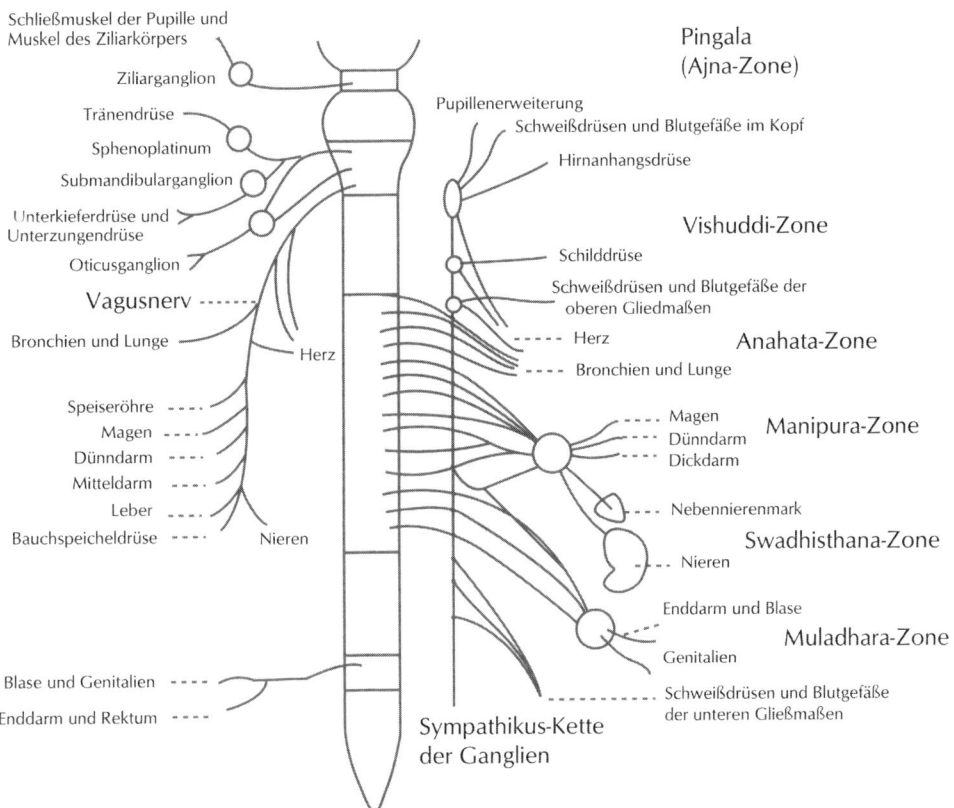

Parasympathikus

Sympathikus

Schließmuskel der Pupille und
Muskel des Ziliarkörpers

Ziliarganglion

Tränendrüse

Sphenoplatinum

Submandibularganglion

Unterkieferdrüse und
Unterzungendrüse

Oticusganglion

Vagusnerv

Bronchien und Lunge

Herz

Speiseröhre

Magen

Dünndarm

Mitteldarm

Leber

Bauchspeicheldrüse

Nieren

Blase und Genitalien

Enddarm und Rektum

Pingala
(Ajna-Zone)

Pupillenerweiterung
Schweißdrüsen und Blutgefäße im Kopf

Hirnanhangsdrüse

Vishuddi-Zone

Schilddrüse

Schweißdrüsen und Blutgefäße der
oberen Gliedmaßen

Herz
Anahata-Zone
Bronchien und Lunge

Magen
Manipura-Zone
Dünndarm
Dickdarm

Nebennierenmark

Swadhisthana-Zone
Nieren

Enddarm und Blase
Muladhara-Zone
Genitalien

Schweißdrüsen und Blutgefäße
der unteren Gließmaßen

Sympathikus-Kette
der Ganglien

Ende des Rückenmarks

Einführung ins Chakra-Dharana

Im Yoga sagt man, daß man durch Konzentration (Dharana) auf die Chakras die Ausrichtung auf die geistigen Kräfte entwikkeln kann. Das Ergebnis ist die Lösung von psychosomatischen Anspannungen, die in einem oder mehreren dieser Zentren häufig vorkommen.

Etwas Ähnliches geschieht bei dem in den Anfängen des 20. Jahrhunderts von dem deutschen Psychologen Dr. Johannes H. Schultz entwickelten autogenen Training; dort wurde eine Yoga-Methode mit Hypnose zusammengeführt.

Die Konzentration z.B. auf die Hände, bei der man sich vorstellt, wie sie von Blut durchströmt werden und sich suggeriert, daß sie immer wärmer werden, läßt die Temperatur der Hände, je nach Ausgangstemperatur, tatsächlich um bis zu fünf Grad steigen.

Diese Art von autogenem Training ist eine Form des westlichen Yoga und funktioniert auf exakt dieselbe Art und Weise wie die meisten Meditationsmethoden. Das Sympathikus-Nervensystem wird gedämpft, die peripheren Arteriolen weiten sich und lassen Blut in die Extremitäten fließen. Mittlerweile werden Sie erfahrungsgemäß festgestellt haben, daß eine erfolgreiche Meditation immer warme Hände und Füße zur Folge hat.

Anfangs trainiert man den Verstand am besten, indem man sich auf etwas Konkretes konzentriert; dies ist der Zweck der umfangreichen Symbologie. Jedem Chakra ist eine bestimmte Anzahl von Blütenblättern zugeordnet, und jedes Blatt trägt die Inschrift eines Buchstabens aus dem Sanskrit-Alphabet (um das Chakra durch Mantra-Yoga zu erwecken) und ist mit einem Tier, einem Gott oder einer Göttin, einer geometrischen Form, einer Farbe und einem *Bija*-Mantra (*Bija* = Same)verknüpft. Alles, was wir für unsere Zwecke kennen müssen, sind die letzten drei symbolischen Komponenten: Farbe, Form und Bija-

Mantra. Lesern, die die volle symbolische Tragweite aller Chakras erlernen möchten, empfehle ich Arthur Avalons klassische Studien des Tantra, *Die Schlangenkraft*.

Die Form und Farbe der ersten fünf Chakras stehen für das Tattwa oder Element, dem sie jeweils zugeschrieben werden. Das Bija-Mantra ist der Grundton, der die verborgene Energie des jeweiligen Chakras weckt.

An dieser Stelle sind nun einige Anmerkungen über Vibrationen oder Bija-Mantras erforderlich. Das Erlernen des Yoga anhand eines Buches kann eine heikle Sache sein; tatsächlich beobachten die Inder dies mit Argwohn und bezeichnen manche selbsternannten westlichen »Experten« als »Kitab-Yogis«.* In einem Markt, der überschwemmt ist von Yoga-Büchern, die von Leuten geschrieben wurden, die nie in Indien studiert haben und keinerlei Kenntnisse der Sanskrit-Aussprache haben, können Fehler in der Betonung entstehen. Ich selbst habe mich dessen in der früheren Ausgabe des Buches »*Psychosomatic Yoga*« schuldig gemacht und es versäumt, die Aussprache der Bija-Mantras näher zu erläutern. Da ein Bestandteil dieser Einführung die bestimmten Schwingungsmuster während des Anstimmens der Mantras sind, werde ich nun näher auf dieses Thema eingehen.

Die fünf ursprünglichen Bija-Laute, die uns nun beschäftigen werden, sind – vereinfacht ausgedrückt – Konsonanten. Im Sanskrit hat jeder Konsonant einen dazu gehörenden Vokal, ein A. Die fünf Konsonanten sind:

L V R Y H

Oder, mit dem dazugehörenden Vokal:

LA VA RA YA HA

Es sieht zunächst einfach aus; doch es gibt im Sanskrit zwei Formen des »A« – die eine kurz und die andere lang. Ohne wie

---

* dt. »Bücher-Yogis« = Theoretiker

ein Fachgelehrter für Sanskrit klingen zu wollen (der ich nicht bin!) oder auch nur pedantisch: Die Schwingung, die wir suchen, klingt mehr wie das »A« in »Vater« oder in »ab«.

Irrelevant? Bedenken Sie folgendes: Wenn wir chanten (monotoner Singsang-Vortrag) oder im Stillen diese Bijas schwingen lassen, endet jeder Konsonant nun korrekt entweder mit einem »NG« (nasaler Gaumenlaut) oder einem »M« (labialer Laut) Wenn wir laut chanten, enden wir mit dem »NG«-Laut, wenn wir mental chanten, enden wir mit dem »M«-Laut.

Da die gesamten Bija-Mantras wie ein Angelhaken für den unbewußten Verstand fungieren, wollen wir Assoziationen mit Worten vermeiden.

LaNG	gechantet
LaM	mental wiederholt
VaNG	gechantet
VaM	mental wiederholt
RaNG	gechantet
RaM	mental wiederholt
YaNG	gechantet
YaM	mental wiederholt
HaNG	gechantet
HaM	mental wiederholt

Es existiert die übereinstimmende Meinung unter den Sanskrit-Gelehrten, daß Sanskrit durch die exakte Darstellung jeder möglichen Betonung die perfekte Sprache ist. Auf dem »A« sollte fast keine Betonung sein, und wenn Sie es sich so vorstellen, könnten wir auch schreiben:

LNG VNG RNG YNG HNG

LM   VM   RM   YM   HM

Symbolik der Chakras

MULADHARA: Ein gelbes Quadrat stellt dar, das Erdelement. Das Bija-Mantra ist »LaNG« (gechantet) und »LaM« (mental).

SWADHISTHANA: Ein silberner Halbmond verkörpert Apas, das Wasserelement. Das Bija-Mantra ist »VaNG« (gechantet) und »VaM« (mental).

MANIPURA: Ein rotes Dreieck mit der Spitze nach unten symbolisiert Tejas, das Feuerelement. Das Bija-Mantra ist »RaNG« (gechantet) und »RaM« (mental).

ANAHATA: Ein blauer Davidstern aus zwei ineinandergreifenden gleichschenkligen Dreiecken steht für Vayu, das Luftelement. Das Bija-Mantra ist »YaNG« (gechantet) und »YaM« (mental).

VISHUDDHA: Ein schwarzes oder dunkelblaues Oval versinnbildlicht Akasha, das Ätherelement, manchmal auch Seelenelement genannt. Das Bija-Mantra ist »HaNG« (gechantet) und »HaM« (mental).

Das Verfahren des Chakra-Dharana basiert auf einer Konzentrationsform, die auch bekannt ist als *Saguna*-Meditation, oder Meditation auf konkrete Eigenschaften, wie sie durch Farbe (*Raga*), Form (*Rupa*), Name (*Nama*), geometrische Gestalt (*Yantra*) und Schwingung (*Mantra*) ausgedrückt werden.

Chakra-Dharana teilt sich in zwei Phasen: äußerliches Chakra-Dharana und innerliches Chakra-Dharana. Äußerliches Chakra-Dharana ist eine zweidimensionale Saguna-Meditation mit geöffneten Augen, während innerliches Chakra-Dharana eine dreidimensionale Saguna-Meditation mit geschlossenen Augen ist. Der Schwerpunkt liegt auf der Farbe, der geometrischen Gestalt, dem Mantra und letztlich auf dem physischen Raum innerhalb des Körpers.

CHAKRA-ZUORDNUNGEN I

CHAKRA	ZWEIDIMENSIONALE GEOMETRISCHE FORM	FARBE	KÖRPERREGION
Muladhara	Quadrat	Gelb	Geschlechtsdrüsen, Beckenboden
Swadhisthana	Halbmond	Silber	zwischen Schambein und Nabel
Manipura	Dreieck, Spitze nach unten	Rot	zwischen Nabel und Brustbeinspitze (Sternum)
Anahata	Hexagramm (Davidstern)	Blau	hinter dem Brustbein, ungefähr auf Höhe der Brustwarzen
Vishuddha	Oval (Ei)	Schwarz	innerer »Stimmkörper« (Schildknorpel, »Adamsapfel«)

BESONDERE MERKMALE VON CHAKRA-DHARANA

1. Konzentration und Visualisation verbessern sich.
2. Der östliche Okkultismus erklärt diese Technik der Konzentration zum sichersten und natürlichsten Weg, die übernatürlichen Zentren sanft zu wecken und zu harmonisieren.

3. Beim Konzentrieren auf ein Chakra entwickelt sich automatisch die Lockerung etwaiger psychosomatischer Spannungen in der entsprechenden Körperregion.
4. Beim Meditieren über Chakras mit den entsprechenden Farben, Tönen und Formen werden traditionell bestimmte Eigenschaften gefördert.

CHAKRA-ZUORDNUNGEN II

CHAKRA	DREIDIMENSIONALE GEOMETRISCHE FORM	EIGENSCHAFTEN
Muladhara	Würfel	Solidarität, Zusammenhalt, Integration
Swadhisthana	Halbmond	Diplomatie, Flexibilität, Gleichmut
Manipura	Tetraeder, umgekehrt	Kraft, Leidenschaft, Energie, Motivation
Anahata	Hexaeder	Mitgefühl, Toleranz, Verständnis
Vishuddha	Ei	Einfühlungsvermögen, Kommunikation, Freiheit

Diese Liste von Eigenschaften, die den Chakras zugeordnet werden können, ist keine vollständige Zusammenfassung, sondern stellt nur einen Leitfaden dar, der die Richtung weist.

Vorbereitung auf das äußere Chakra-Dharana

Die Abbildung auf der nächsten Seite zeigt die Tattwas der einzelnen Chakras. Um geeignete Modelle dieser Yantras für die Übungen anzufertigen, benötigen Sie eine Auswahl an gelbem, silbernem, rotem, blauem und schwarzem Bastelpapier.

Zeichnen Sie mit Hilfe eines Lineals und eines Zirkels jede geometrische Figur auf das jeweilige, farbige Papier: das Quadrat auf das gelbe, den Halbmond auf das silberne, das Dreieck (mit der Spitze nach unten) auf das rote, das Hexagramm auf das blaue und das Oval auf das schwarze Papier. Jetzt schneiden Sie die Figuren einfach aus und kleben sie in die Mitte eines größeren, schwarzen Papierquadrates, ausgenommen das schwarze Oval, das braucht natürlich einen weißen Hintergrund. Das Ergebnis sind fünf Tattwa-Yantras, die für die Übungen des externen Chakra-Dharana an der Wand befestigt werden können. Wenn Sie die Tattwa-Yantra-Karten auf etwas festem Karton befestigen, sind sie stabiler und lassen sich für die Übungen leicht an jedes stabile Objekt anlehnen oder auf dem Tisch aufstellen.

Technik des äußeren Chakra-Dharana

1. Setzen Sie sich in einem von einer Kerze beleuchteten Raum in einer meditativen Haltung auf ein Kissen oder auf einen Stuhl.
2. Plazieren Sie das Tattwa des Muladhara-Chakras mit dem gelben Quadrat so vor sich in den Schein der Kerze, daß es erleuchtet wird.
3. Betrachten Sie das gelbe Quadrat sanft und weich, und chanten Sie das Bija-Mantra »LaNG«, beginnend mit der Betonung auf dem nasalen Gaumenton »NG«. Der Ton läßt das Sphenoid-Flügelbein (*Os pterygoideum*) vibrieren, wobei die Keilbeinhöhle als Klangkammer fungiert und so die Hypophyse (Hirnanhangsdrüse) stimuliert.
4. Lenken Sie Ihr Bewußtsein immer wieder ein, so daß Ihre ganze Aufmerksamkeit um das gelbe Quadrat und das Mantra »LaNG« kreist.
5. Fahren Sie fünf Minuten lang damit fort (benutzen Sie gegebe-

CHAKRA-TATTWA-YANTRAS

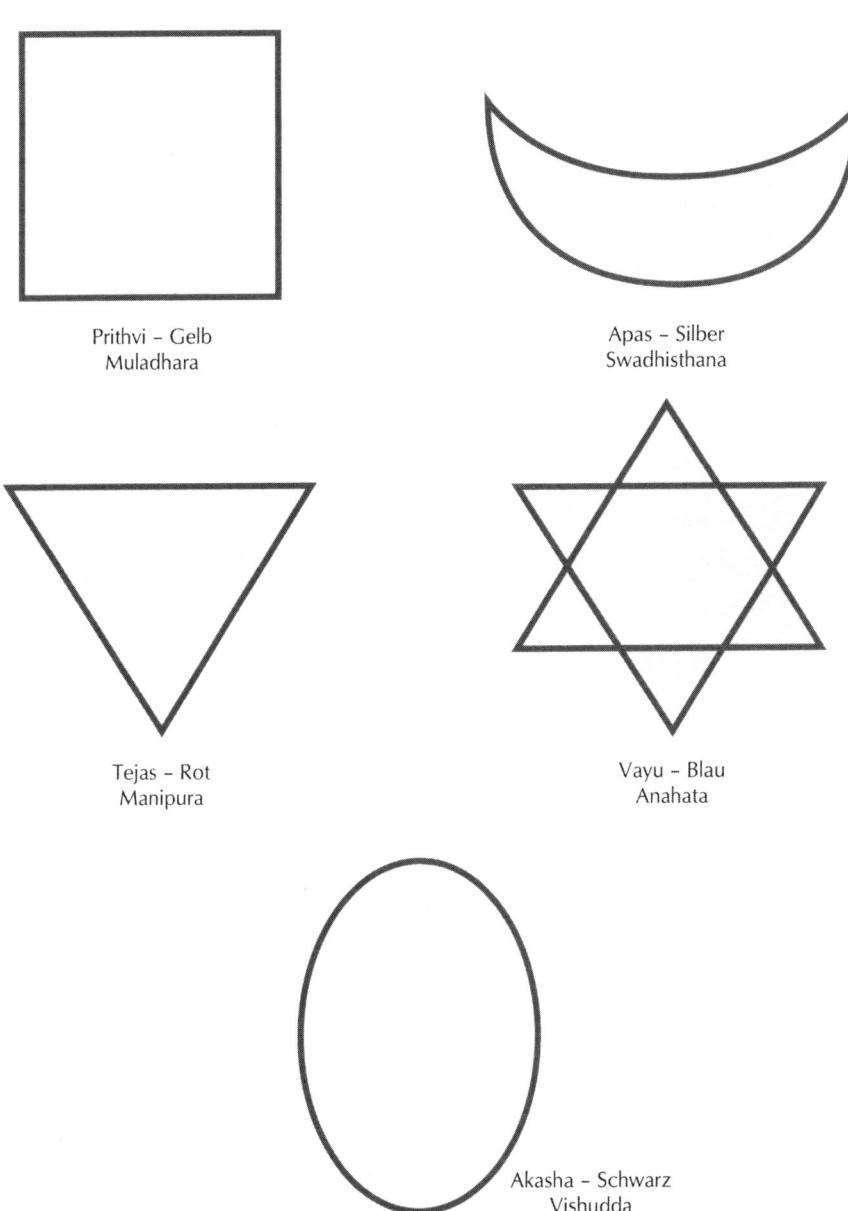

Prithvi – Gelb
Muladhara

Apas – Silber
Swadhisthana

Tejas – Rot
Manipura

Vayu – Blau
Anahata

Akasha – Schwarz
Vishudda

nenfalls eine Stoppuhr), und versuchen Sie, Ihren Verstand komplett mit dem gelben Quadrat und dem Mantra auszufüllen.

6. Wiederholen Sie diesen Vorgang am nächsten Tag mit dem silbernen Halbmond für das Swadhisthana, und fahren Sie die folgenden Tage jeweils mit dem nächsten Tattwa fort, bis Sie am sechsten Tag bereit sind, wieder mit dem gelben Muladhara-Quadrat zu arbeiten. In der Reihenfolge, in der Sie zu dem nächsten Tattwa übergehen, wechseln Sie auch zu dem entsprechenden Bija-Mantra. Während Sie die Tattwas lernen, können Sie einfach auf jede Karte das entsprechende Mantra auf die Rückseite schreiben. Daraus ergibt sich die Reihenfolge:

TAG 1: Tattwa des gelben Muladhara-Quadrats. Bija-Mantra »LaNG«

TAG 2: Tattwa des silbernen Swadhisthana-Halbmondes. Bija-Mantra »VaNG«

TAG 3: Tattwa des roten Manipura-Dreiecks. Bija-Mantra »RaNG«

TAG 4: Tattwa des blauen Anahata-Hexagramms. Bija-Mantra »YaNG«

TAG 5: Tattwa des schwarzen Vishuddha-Ovals. Bija-Mantra »HaNG«

Besondere Überlegungen zum äußeren Chakra-Dharana

Drei Durchgänge der fünf Tattwa-Karten dauern fünfzehn Tage; das entspricht dem empfohlenen Minimum, bevor Sie zu dem fortgeschrittenen inneren Chakra-Dharana übergehen.

Das Ziel ist es, das Bewußtsein zur Ruhe zu bringen, indem Sie es mehr und mehr mit den betrachteten geometrischen Figuren ausfüllen, die Farbe in Verbindung mit der Form aufnehmen und mit den Bija-Mantras in Einklang schwingen.

Blicken Sie nicht starr auf die Tattwas wie beim Tratak. Blinzeln Sie bei Bedarf, und wenn die Farbe verläuft, sehen Sie kurz weg, bis sich Ihre Augen wieder scharf stellen. Das externe Chakra-Dharana sollte keine Nachbilder durch okulare Müdigkeit erzeugen wie Tratak.

Das Wort Sanskrit bedeutet auch »vollendet geformt,«, ein Hinweis darauf, wie wissenschaftlich diese Sprache bereits vor 2.500 Jahren strukturiert wurde. Jeder der dreiunddreißig Konsonanten wurde behutsam auf die Sprachanteile in der gesprochenen Betonung abgestimmt. Deshalb hier ein weiterer Hinweis zum Manipura-Mantra (»RaNG«): Auch wenn das Sanskrit »R« normalerweise nicht gerollt wird, kann der psychologische Effekt verstärkt werden, wenn man das »R« ein bißchen »gurgelt« wie in dem englischen Wort »Russian.« Im Sanskrit ist das »R«, wie auch fünf andere Konsonanten, zerebral entwickelt. Ein zerebraler Ton entsteht, wenn die Zungenspitze nach hinten kippt und die Zungenunterseite fast den Gaumen berührt. Das Ergebnis ist eine durch den Kopf gehende Vibration, die die vorderen Lappen der Großhirnrinde stimuliert. Wenn Sie Ihre Hand auf Ihre Stirn legen und das »R« stark rollen, werden Sie spüren, wie Ihre Stirnknochen von dem Ton vibrieren; das ist natürlich ein physiologischer Effekt und psychologisch wertvoll – das Rollen des »R« ist also zu empfehlen – wenn Sie es können. Leider gibt es Menschen die das »R« nicht rollen können. Sollte das auf Sie zutreffen, dann versuchen Sie es einfach so gut wie möglich.*

Jede in diesem Buch beschriebene Technik ist von mir im Hinblick auf ein harmonisches Zusammenwirken sorgsam entwickelt worden und fest verwurzelt im klassischen Yoga. Gleichzeitig habe ich nicht gezögert, zeitgenössische Neuerungen zu integrieren, wenn sie den Wert der Übungen steigern. Es ist wichtig, daß Sie die Übungen in jedem Kapitel dieses Buches

---

*Beim Betrachten des Sanskrit-Alphabets werden Sie feststellen, daß das »R« zusammen mit dem »Y«, »L« und »V« zu einer Gruppe gehört, die als Halb-Selbstlaute bezeichnet werden. Solche Aufstellungen versäumen es oft, die Subgruppierungen dieser Buchstaben aufzuzeigen, die darlegen, wo sie je nach Position der Zunge während der Betonung stehen: Demnach ergibt sich »ya« (palatal), »ra« (zerebral), »la« (dental) und »va« (labial).

nicht hastig abarbeiten, sondern sich Zeit nehmen, die jeweiligen Praktiken zu üben, bevor Sie zu den fortgeschritteneren Techniken übergehen.

Vorbereitung auf das Innere Chakra-Dharana

Sehen Sie sich die farbigen Tattwa-Yantras in diesem Buch an. Sie können sie ausschneiden oder auch kopieren und sogar vergrößern lassen, um sie zu benutzen.

Für das innere Chakra-Dharana beginnen wir damit, durch den starren Tratak-Blick auf das jeweilige farbige Tattwa-Yantra die gegensätzlichen Farbrezeptoren an der Rückseite der Augäpfel zu ermüden. Wenn wir die Augen dann schließen, sehen wir das Nachbild in der korrekten Farbe.

Zum Beispiel ist die Gegenfarbe des Muladhara-Tattwa-Quadrates Blau – dementsprechend wird sich nach ein oder zwei Minuten des starren Blickes darauf, wenn Sie die Augen schließen, die Gegenfarbe Gelb im Nachbild manifestieren.

Technik des Inneren Chakra-Dharana

1. Setzen Sie sich in einem Raum in meditativer Haltung auf den Boden oder auf einen Stuhl. Stellen Sie eine Tischlampe bereit, die das Tattwa-Yantra beleuchtet; idealerweise sollte diese Lampe die einzige Lichtquelle sein. Diese Übung ist am besten abends auszuführen, und Sie sollten in der Lage sein, die Lampe auszuschalten, um in der Dunkelheit weiterzuarbeiten.

2. Plazieren Sie vor sich das Muladhara-Tattwa-Yantra in der Gegenfarbe Blau, und stellen Sie die Lampe so, daß das Yantra ange-

strahlt wird. Die Karte kann auf Ihrem Schoß liegen oder auf Augenhöhe und eine Armeslänge entfernt an der Wand hängen.

3. Unterdrücken Sie den Impuls, zu blinzeln, und starren Sie auf den weißen Bindu* in der Mitte. Halten Sie diesen Blick, bis ein Lichtrand um die Ecken des Quadrates erscheint und die blaue Farbe verblaßt (zwei bis drei Minuten). Während Sie den Blick halten, wenden Sie Ihr Innerstes der stillen Wiederholung (Audgita) des Bija-Mantras »LaM« zu. Viele Schüler empfinden diese Mantra-Wiederholungen irgendwann als natürliche Begleiterscheinung des Atmens.

4. Wenn sich die Aura um das Quadrat manifestiert hat, schließen Sie die Augen und schalten gleichzeitig das Licht aus. Fahren Sie im stillen mit der Wiederholung des Bija-Mantras »LaM« fort, während Sie den Blick nach innen kehren. Mit der Entspannung wird allmählich ein gelbes Quadrat erscheinen und im dunklen Raum vor Ihnen schweben. Betrachten Sie dieses gelbe Quadrat, und schärfen Sie Ihre Aufmerksamkeit, um das Nachbild so lange wie möglich zu erhalten.

5. Wenn das Nachbild vollständig verblaßt ist, gehen Sie zum letzten Schritt über. Stellen Sie sich vor, das Abbild des Tattwa-Symbols an seinen entsprechenden Platz in Ihrem Körper bewegt zu haben. Im Fall von Muladhara visualisieren Sie das gelbe Quadrat am Ende Ihres Rückgrats auf Ihrem Beckenboden.

6. Nun verwandeln Sie das zweidimensionale Quadrat in einen goldenen Würfel. Ihr Unterbewußtsein wird die Größe bestimmen, und so wird das Bild zu Ihrer ureigenen Schöpfung. Konzentrieren Sie sich mindestens zehn Minuten auf dieses Bild. Seien Sie geduldig, und bilden Sie den Würfel immer wieder neu, wenn er verblaßt, sich verzerrt oder verändert. Wiederholen Sie währenddessen immer noch das Bija-Mantra »LaM.«

---

* Punkt

Besondere Überlegungen zum inneren Chakra-Dharana

Alle geometrischen Yantras sollten beim Verinnerlichen in dreidimensionale Figuren verwandelt werden. Diese Vorstellung wird Ihnen durch das Ändern Ihrer Perspektive mit Hilfe der folgenden Anleitungen erleichtert:

MULADHARA: Gelbes Quadrat wird zum goldenen Würfel.
SWADHISTHANA: Silberner Halbmond wird zum silbernen Melonenstück.
MANIPURA: Rotes Dreieck wird zum rubinroten Tetrahedron (eine auf der Spitze stehende, dreiseitige Pyramide).
ANHATA: Blaues Hexagramm wird zum sechsseitigen blauen Stern.
VISHUDDHA: Schwarzes Oval wird zum marmornen Ei.

Vergessen Sie nicht, daß das entsprechende Bija-Mantra in allen Stadien des inneren Chakra-Dharana mit einem »M« endet.

Übungsroutine

Die Technik des Chakra-Dharana sollte jeden Tag mindestens zehn Minuten lang geübt werden. Beginnen Sie mit dem Muladhara-Chakra am ersten Tag, machen Sie Swadhisthana-Chakra am zweiten Tag und so weiter, bis Sie in der Reihenfolge alle Chakras durchgearbeitet haben und, zum Muladhara zurückkehrend, den Zyklus von vorn bearbeiten.

Nach den ersten zwei bis drei Wochen können Sie das externe Chakra-Dharana in Form des Konzentrierens auf eine Tattwa-Karte auslassen und direkt zum inneren Dharana der Chakra-Symbole in Ihrem Körper übergehen.

Mit etwas Übung wird sich eine körperliche Stimulation einstellen, sobald Sie die Tattwa-Symbole entlang Ihres Rückgrats durch Ihren Körper an ihre entsprechende Position bewegt haben. Das gelbe Muladhara-Quadrat sollte am Ende Ihres Rückgrats im Beckenboden visualisiert werden; der silberne Swadhisthana-Halbmond sitzt etwa fünf Zentimeter unterhalb Ihres Nabels; das rote Manipura-Dreieck sieben Zentimeter über dem Nabel, auf Höhe der Magengrube; das blaue Anahata-Hexagramm auf Höhe des Herzens und das schwarze Ei des Vishuddha-Chakras über dem Kehlbein.

Im wesentlichen ist das innere Chakra-Dharana die bekannte Tantra-Technik der Verinnerlichung von Göttern, Farben, Formen usw.

INNERE CHAKRA-DHARANA-YANTRAS

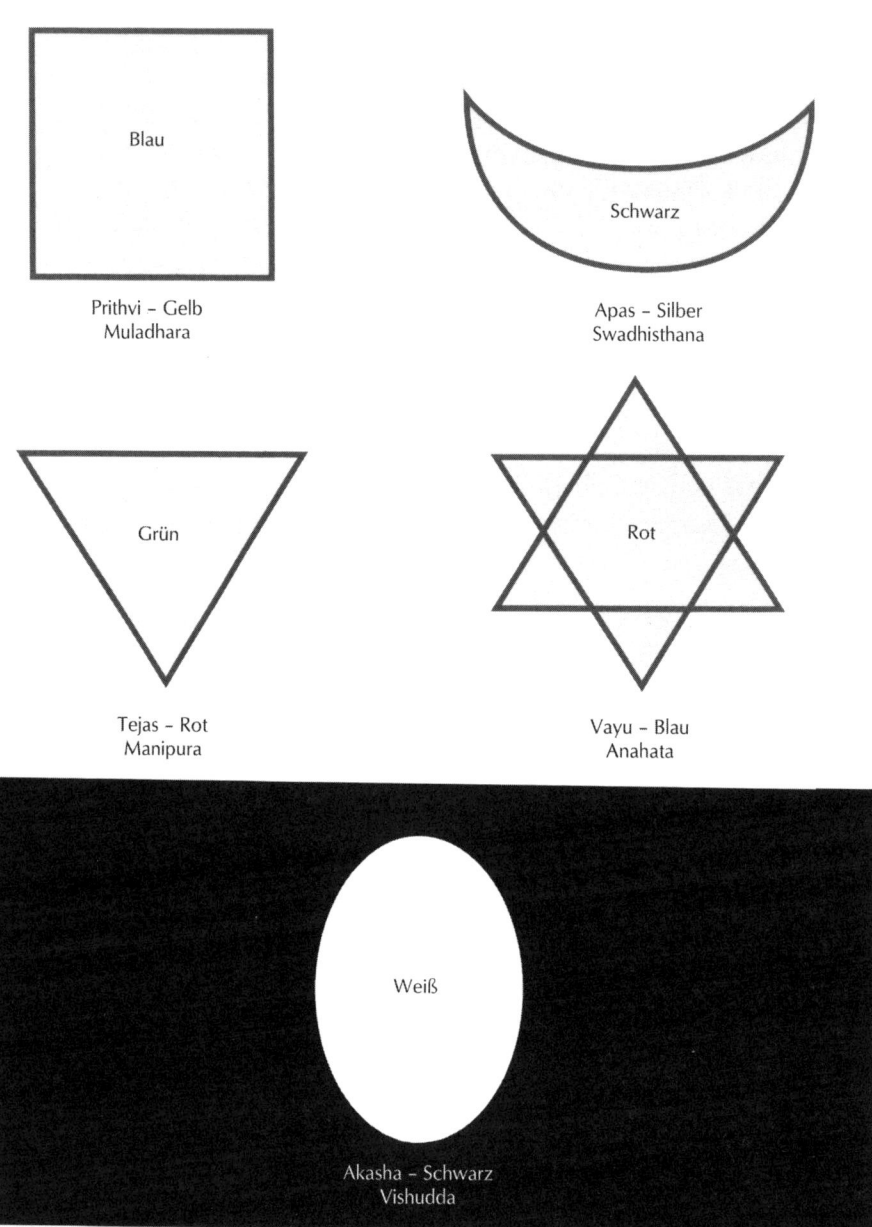

Blau

Prithvi – Gelb
Muladhara

Schwarz

Apas – Silber
Swadhisthana

Grün

Tejas – Rot
Manipura

Rot

Vayu – Blau
Anahata

Weiß

Akasha – Schwarz
Vishudda

Kapitel 9

Den Solarplexus aufladen

Über und an der Wurzel des Nabels ist die
strahlende Lotusblüte mit zehn Blütenblättern.
Meditiere dort, in der Region des Feuers,
dreieckig in der Form und erstrahlend wie die
aufgehende Sonne.

SHAT-CHAKRA-NIRUPANA, VERS 19

Sie haben nun den Punkt erreicht, an dem ich Sie an die reine Technik des Laya-Yoga heranführen kann. Ich muß Sie jedoch warnen, denn das, was ich Ihnen in diesem Kapitel vorstelle, liegt jenseits dessen, was man mit dem Verstand erfassen kann, wenngleich ich nicht zögern werde, entsprechende Vergleiche mit der westlichen Anatomie aufzustellen.

Der reine und alleinige Zweck von Laya-Yoga, Kundalini-Yoga oder einfach Yoga ist das Hervorbringen einer tiefen Bewußtseinsänderung, welche ich als einzigartiges Erfassen der Vielfältigkeit beschreibe. Es ist ein Konzept, das über die Dogmen der westlichen Wissenschaft sowie der orthodoxen Religionen, im Osten wie im Westen, hinausgeht. Das endgültige »Ziel« des Yoga hat nichts zu tun mit der Ebene der materiellen Existenz, und daß das so ist, kann nur aus der Perspektive der Mystik geschätzt werden, insbesondere aus den tiefsinnigsten Einsichten der traditionellen indischen Mystik.

Ich werde darlegen, daß Mystik die augenblickliche Erfahrung der ultimativen, universellen Einheit ist. Mystik ist die unmittelbare Ahnung der »Realität.« Das Wort »Ahnung« verdient eine Definition, weil ich es in einem ganz eigenen philosophischen und psychologischen Zusammenhang gebrauche.

- Philosophisch ausgedrückt, bedeutet »Ahnung«: der Vorgang des mentalen Begreifens oder Vor-Augen-Führens; speziell eine Wahrnehmung, die vergleichsweise schlicht und direkt ist und deren Botschaft etwas anscheinend Unmittelbares und nicht Abschweifendes ist.

- Gemäß traditionellem Verständnis bedeutet »Ahnung«, daß einer der Gedankenvorgänge, durch die wir begreifen, was durch ein Wort oder Namen ausgedrückt wird, im Gegensatz steht zu Auffassung oder Schlußfolgerung.

- Psychologisch bedeutet »Ahnung«: das Betrachten einer Sache im Ganzen, ohne ihre Einzelheiten zu unterscheiden.

DIESE DEFINITIONEN ENTSTAMMEN DEM WERK:
WEBSTER'S THIRS NEW INTERNATIONAL DICTIONARY

Fortgeschrittene Laya-Übungen erwecken die Chakras und entfachen die Kundalini bis zu einem Punkt, an dem der Praktizierende eindeutige subjektive wie objektive Veränderungen in seinem Körper feststellt – doch sind solche Manifestationen nur ein »Vorletztes«; das Ultimative ist Solipsismus* und überweltlich.

Kriya

Im übertragenen Sinne zeigen die Laya-*Kriyas*, oder Techniken, daß der Aufstieg der Kundalini zu den am strengsten gehüteten Geheimnissen des Laya-Yogas gehört, und dabei können sie,

---

* philosophischer Begriff, der den Standpunkt bezeichnet, demzufolge nur das eigene Ich wirklich ist, während die Außenwelt nur aus Bewußtseinsinhalten ohne eigene Existenz besteht.

wie die »Prima Materia« der Alchimisten frei veröffentlicht und doch von der Welt nicht wahrgenommen werden.

Für meine 1958 erfolgte Einweihung in sechs Bengali-Laya-Kriyas stehe ich tief in der Schuld meines Mentors und Gurus, Dr. Swami Rishi Gitananda aus Pondicherry im Staat Tamil Nadu, Südindien. Diese Techniken können im allgemeinen in einem Buch weitergegeben werden, allerdings umfaßt die erste Kriya das, was wir nachstehend als »Solarplexus aufladen« bezeichnen. Ich sollte anmerken, daß auch dem ehrgeizigen Yoga-Praktizierenden der Zugang zu den Techniken der nachfolgenden fünf Kriyas wenig nutzen würde, weil der dafür benötigte Grad der Konzentration mit großer Wahrscheinlichkeit weit über seinem Entwicklungsstand liegt.

So sicher wie deutliche Zeichen und Symptome genaue Diagnosen pathologischer Befunde ermöglichen, so wird auch die erweckte Kundalini deutlich durch besondere traditionelle Zeichen und Symptome. Das erste spürbare Zeichen dafür, daß verborgene Energie des Körpers angezapft wurde, ist ein Gefühl von Hitze.

Zuerst ist dieser Eindruck subjektiv, und der Praktizierende spürt einfach warme Ströme sein Rückgrat hinauf- und hinablaufen und in der Gegend des Solarplexus zirkulieren. Später werden diese Strömungen heiß, und jeder, der ihm mit der Hand über den Rücken fährt, wird in der jeweiligen Chakra-Region, aus der die Energie aufsteigt, deutliche Hitzewellen spüren. So wie die Kundalini ansteigt, so steigen auch die Hitzewellen vom unteren Ende des Rückgrats bis zur Spitze der Halsregion.

Tibetische Yogis machen sich diese Hitze in einem Prozeß, den sie *tummo* nennen, zunutze, dessen Beherrschung sie unbeschadet nackt durch den schneebedeckten Himalaya wandern läßt.

Mein Freund, der belgische Yoga-Schriftsteller Andre Van Lysbeth, ließ mir die großartige Beschreibung des Tummo von

Professor Jacques Keyaerts zukommen. Dieser Auszug stammt aus dem Artikel »(Seiten-) Blick auf das tibetische Yoga,« den ich aus dem Französischen übersetzt habe.

Das Gtum'mo (Tummo)

Das Gtum'mo ist vielleicht die in Europa am besten bekannte tibetische Praktik. Sein Ruhm hatte schon unter der römischen Republik die Grenzen Asiens hinter sich gelassen; ein Beweis dafür, daß es mit der Einführung des Buddhismus in Tibet voranging. Schon Cicero erwähnt es in seiner Schrift Tusculana. Im zwanzigsten Jahrhundert verhalf ihm Alexandra David-Neel zu öffentlicher Aufmerksamkeit. Es geht dabei um die Schaffung körperlicher Hitze, die es dem Eingeweihten erlaubt, selbst in eisiger Kälte fast nackt zu leben. Meist kleidet er sich in ein langes Baumwollgewand, daher der Name rasp'a (repa): »gekleidet in Baumwolle«. Das Prinzip der Übung ist für jemanden, der mit Yoga vertraut ist, leicht zu erfassen. Evans-Wentz faßt es genau zusammmen: »Laut den Geheimlehren zeigt das Gtum'mo eine Methode, das Prana aus dem unerschöpflichen Reservoir der Natur zu entnehmen und es im menschlichen Körper wie in einer Batterie zu lagern, um damit die Lebenssäfte in eine Energie zu verwandeln, mit der eine innere geistig-körperliche Hitze produziert wird, die in den Kanälen des psychischen Nervensystems zirkuliert.« Mit anderen Worten: Das Ausüben von Gtum'mo gestattet es dem Eingeweihten, in sich kosmische Energie zu sammeln, die auf die sexuelle Kraft wirkt. Diese transformiert sich, kehrt sich weg vom gewöhnlichen Ausgang und produziert durch die Zirkulation im psychischen Körper eine Hitzeabgabe. Richtig oder nicht, diese Doktrin ermöglicht es den Eingeweihten, spektakuläre Erfolge zu erzielen. Dem Yogi gelingt es nicht nur, eisiger Kälte völlig schadlos zu widerstehen, er kann sogar den

Schnee um sich herum zum Schmelzen bringen und nasse Tücher am Leib trocknen.

Leider erfordert Gtum'mo rigorose Askese, eine lange Ausbildung unter der Leitung eines qualifizierten Meisters (und davon gibt es im Westen kaum welche) sowie einen mit der (westlichen) Gesellschaft nicht zu vereinbarenden Lebensstil. Nur ein Einsiedler kann hoffen, eines Tages dieses Ziel zu erreichen. So die gegenwärtige Situation, die natürlich nicht ausschließt, daß die Menschen im Westen eines Tages einen geeigneten Weg entwickeln, indem sie die Frage vom persönlichen Standpunkt aus neu überdenken.

BESONDERE MERKMALE VON TUMMO

1. Das Energiereservoir im Solarplexus läuft mit Prana. Dieser Überschuß wird automatisch an die Stellen verteilt, die ihn benötigen.
2. Die Erweckung der Kundalini und die daraus resultierende Wärmeproduktion verändern die Einstellung des Praktizierenden gegenüber Kälte. Hat er erst einmal ausreichend Routine, kühlt er nicht mehr wirklich aus.
3. Der Verstand versenkt sich mit zunehmender Wärmeproduktion tiefer in die Übung.

Was ist der Solarplexus?

Den Solarplexus als übernatürlichen Speicher zu beschreiben ist ein bißchen wie die Definition von Valium: »Valium ist eine Substanz, durch deren Injektion oder Ingestion der subjektive Zustand der Beklemmung (Angst) verschwindet.«

Also: »Der Solarplexus ist eine autonome Nervenansammlung, die mit Ausnahme der Zirbeldrüse am häufigsten als spirituelles Organ bezeichnet wird.«

Wenn man die Komplexität dieser Körperzone in Betracht zieht, ist dies eine ziemlich gute Definition. Wir mit unseren abendländischen, von der linken Hemisphäre dominierten Gedankenprozessen sind stets zum Scheitern verurteilt, wenn wir versuchen, die indische Methaphysik unserem Verstand zugänglich zu machen, indem wir sie »rationalisieren«. Das Wort »rationalisieren« hat seine Wurzel in »rationare«, was bedeutet »unterteilen«, »auflösen«, und wenn Sie erst einmal etwas aufgeteilt haben, können Sie es schlecht als Ganzes begreifen.

Tatsächlich konstruieren wir mit der Gleichstellung des Manipura-Chakras mit dem Solarplexus bestenfalls Analogien, Verbindungen, Metaphern usw. In Wahrheit sind alle Vergleiche der Chakras oder der Kundalini nur behelfsmäßige Beziehungen. Wir können nichts dagegen tun, denn selbst das Argument, daß das menschliche Gehirn nun mal so angelegt sei, daß es aus Unsinn Sinn mache, ist nur eine weitere Rationalisierung (rationale Lüge), die Teil einer endlosen Rückentwicklung ist.

Und doch brauchen wir eine »Vorstellung«, einen »Gedanken«, um die Leere zu füllen, bis die Erfahrung der Meditation uns ein existentielles, erfahrungsgemäßes Stadium des »Seins« ermöglicht.

In der klassischen Tantra-Literatur sind Muladhara-, Swadhisthana- und Manipura-Chakras durch ein kompliziertes Netz aus Fasern (Nadis) verbunden und funktionieren sowohl synchron (gleichzeitig) wie auch synergetisch (zusammenwirkend). Physikalische Parallelen zu finden ist immer die ultimative Verführung.

Frühe Anatomiekundige müssen den Namen Solarplexus für eine treffende Beschreibung des um den im Bauch befindlichen Teil der Aorta gewickelten und durch das Zwerchfell führenden Nervenzellen- und Nervenfaserknotens gehalten haben, besonders in Anbetracht der Tatsache, daß ein harter Schlag darauf Bewußtlosigkeit hervorruft. Erinnern Sie sich: Manipura wird Feuer, Hitze, Stoffwechsel, Energie und Licht zugeordnet.

Das autonome Nervensystem regt den Solarplexus an. Sympa-
thetische Fasern zur Auslösung des Reflexes »Furcht–Kampf–
Flucht« arbeiten Hand in Hand mit parasympathetischen Fasern zur Auslösung der Sequenz »Erholen–Ausruhen–Entspannen« in einem einflußreichen Netz, das sich über die
Bauchhöhle erstreckt und das Unterbauchgeflecht (Swadhisthana?) mit dem Beckengeflecht (Muladhara?) verbindet.

Der Solarplexus mit seinen Unterteilungen, Nervenzellen-
und Nervenfaserknoten wird auch (völlig zu Recht) Coeliacple-
xus (Bauchhöhlenknoten) genannt; »Coeliac« stammt aus der
Wurzel für die griechischen Wörter »Aushöhlung, Höhle« und
entfernt »Himmel«.

Denken Sie, um diese Ausführungen zum Abschluß zu bringen,
einmal an den Ausdruck »aus dem Bauch heraus entscheiden«.
Er legt ein zusätzliches Kontrollzentrum nahe – vielleicht das
von Dr. Douglas Baker angedeutete »entwicklungsmäßige Über-
bleibsel des Beckengehirns des Brontosaurus«..*

Technik für das Aufladen des Solarplexus

1. Legen Sie sich in einem halbdunklen Raum auf den Rücken, den
   Kopf nach Norden und die Füße nach Süden, kreuzen Sie die
   Beine wie beim Sukhasana (als ob Sie aus dem Sitz beim Sukhasana nach hinten umgefallen wären), und falten Sie die Hände
   über dem Solarplexus.
2. Während Sie langsam und gleichmäßig einatmen, stellen Sie sich
   vor, wie warme, goldenen Prana-Energie durch Ihren Kopf in Ihren
   Körper gesogen wird (wie bei der Fokussierungsübung), wie sie
   herabfließt bis zu Ihrem Unterbauch und Ihren Schenkeln, wo sie
   von Ihren gekreuzten Beinen am Ausfließen gehindert und so dort
   gespeichert wird.

---

* Anm. d.Vlgs: vgl. hierzu Michael Gershon »Der kluge Bauch«

3. Während Sie langsam und gleichmäßig ausatmen, bringen Sie die gesammelte Prana-Energie in kreisenden Bewegungen im Uhrzeigersinn zu Ihrem Solarplexus. Stellen Sie sich vor, Sie hätten ein Zifferblatt in der Größe eines Tellers mittig über Ihrem Nabel, wobei die Zwölf auf der Brust und die Sechs in den Leisten liegen.

4. Machen Sie während des Ausatmens so viele Kreise wie möglich, und konzentrieren Sie sich darauf, mit jeder Visualisierung der um den Solarplexus kreisenden Energie das Entwickeln einer inneren Hitze zu spüren.

Diese Übung sollte mindestens dreißig Minuten lang durchgeführt werden. Wenn der Praktizierende sie erfolgreich praktiziert hat, wird er überrascht feststellen, daß die produzierte innere Hitze nicht das Ergebnis einer Selbsthypnose ist. Genaugenommen enthüllt das, was bei dieser Übung geschieht, mehrere interessante Eigenheiten des Yoga.

In der Yoga-Physiologie heißt es, daß die Hände und Füße Anschlußstellen des Körpers sind, durch die er spirituelle Energie in Form von Prana abgibt. Das Kreuzen der Beine und das Falten der Hände verhindern das Abfließen der Energie und erzeugt ein zusätzliches Reservoir für das folgende Aufladen des Solarplexus. Das Kreuzen der Füße verringert auch sexuelle Anspannung und verhindert so eine weitere mögliche Verschwendung. Diese Kriya läßt uns die Notwendigkeit einer neuen Physiologie erkennen, die in der Lage ist, die Freisetzung von bisher unbekannten Energiereserven zu erklären.

Ist das Herbeiführen von innerer Hitze erst einmal gelungen, wird der Praktizierende feststellen, daß sich sein Verstand immer weiter in die Ausübung dieser Form des Kriya vertieft. Er wird verstehen, daß Laya wirkliche Versunkenheit und Rhythmus bedeutet, wie sie nur innerhalb der Unendlichkeit des eigenen Bewußtseins gefunden werden – der Verbindung zum Bewußtsein des Universums.

AUFLADEN DES SOLARPLEXUS

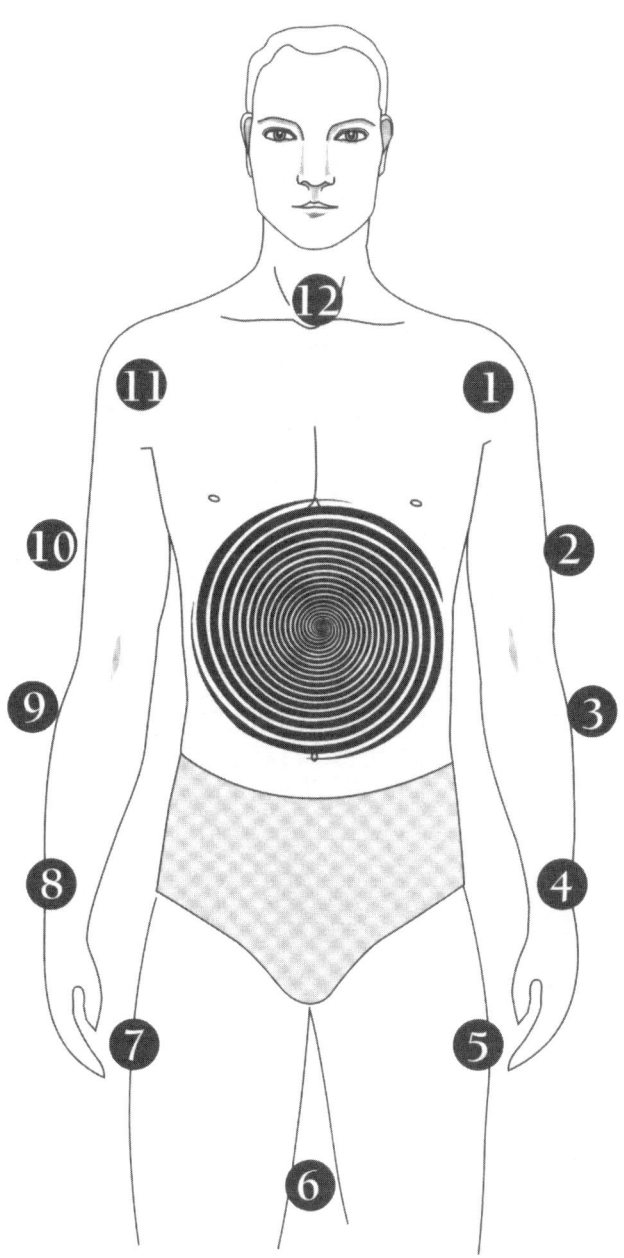

Laya-Yoga und Selbsterkenntnis
Einige abschließende Erwägungen

Die europäischen Alchimisten des Mittelalters erklärten ihren Lehrlingen ständig, daß niemand ihnen das Geheimnis des Steins der Weisen, *Lapis philosophorum*, verraten könne. Nur einzelne könnten durch die sorgfältige Anwendung von »Feuer« in sich selbst das Geheimnis finden.

Das Mysterium des Elixiers muß im Moment gesucht werden und in einem Körper, der den Veränderungen der Zeit preisgegeben ist.

Als Arzt hatte ich anderen und mir selbst gegenüber oft versichert, daß wir uns von allen Krankheiten erholen, ausgenommen von der letzten. In den letzten zehn Jahren habe ich stets erklärt:

> Ich weiß nichts über irgend etwas,
> außer das, was ich über es weiß!

Diejenigen, die ihren Durst im Ozean der indischen Metaphysik stillen, sind in genau der gleichen Lage.

MULADHARA-TATTWA
FÜR INNERES CHAKRA-DHARANA

SWADHISTHANA-TATTWA
FÜR INNERES CHAKRA-DHARANA

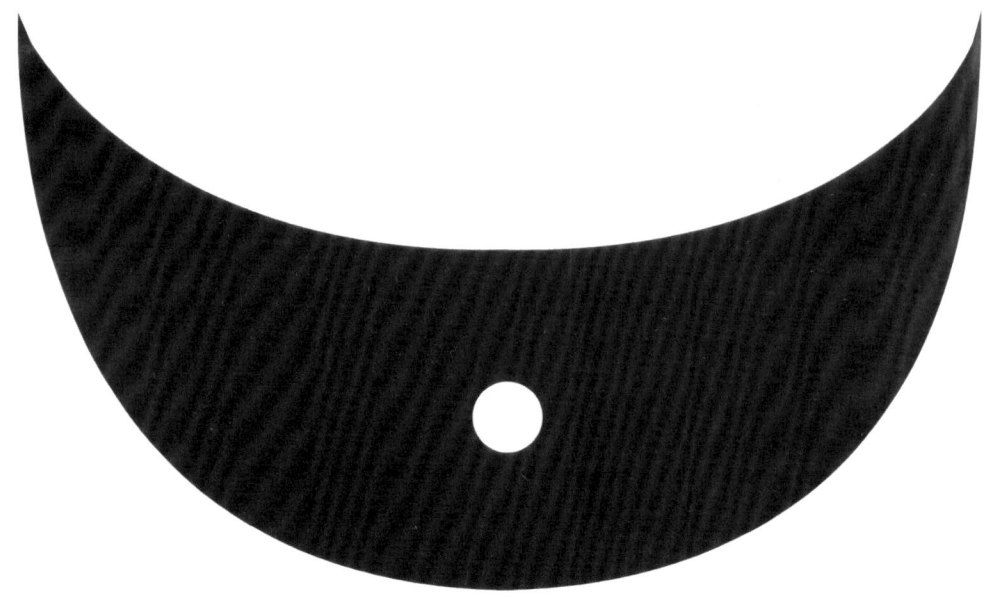

MANIPURA-TATTWA
FÜR INNERES CHAKRA-DHARANA

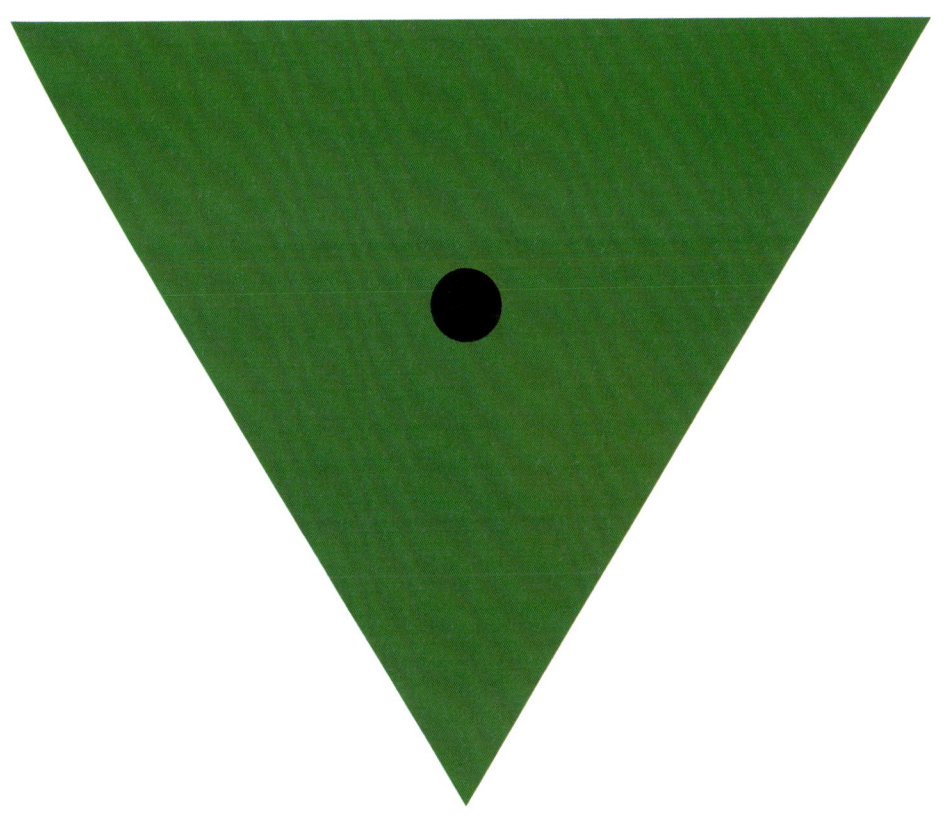

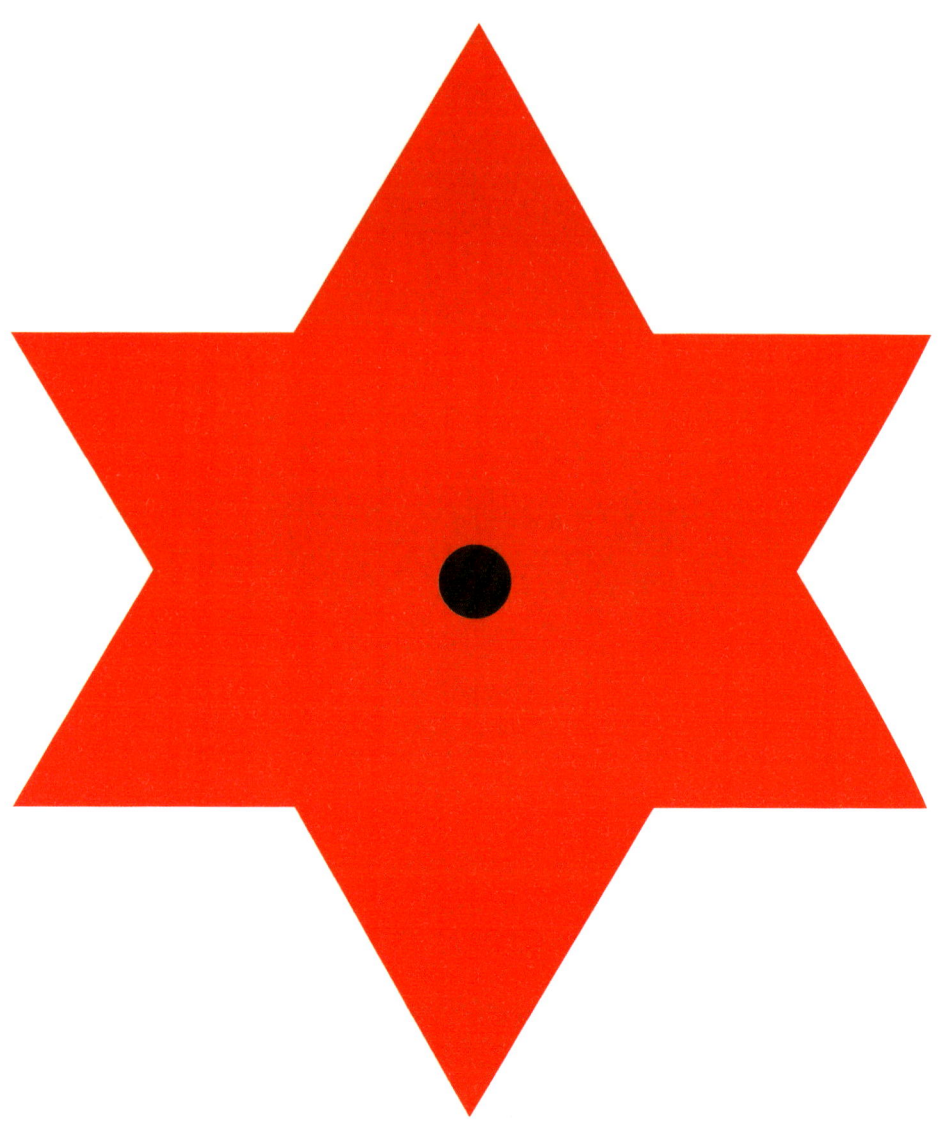

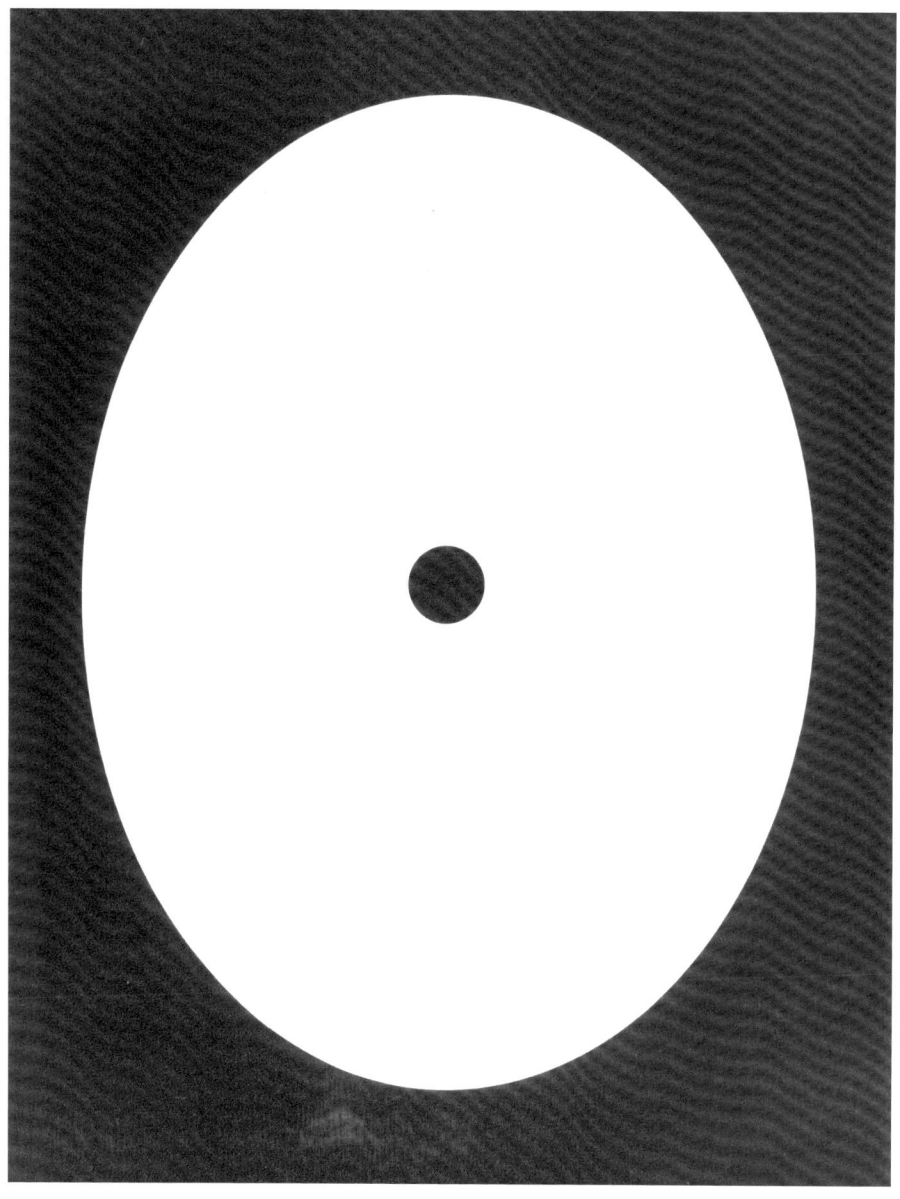

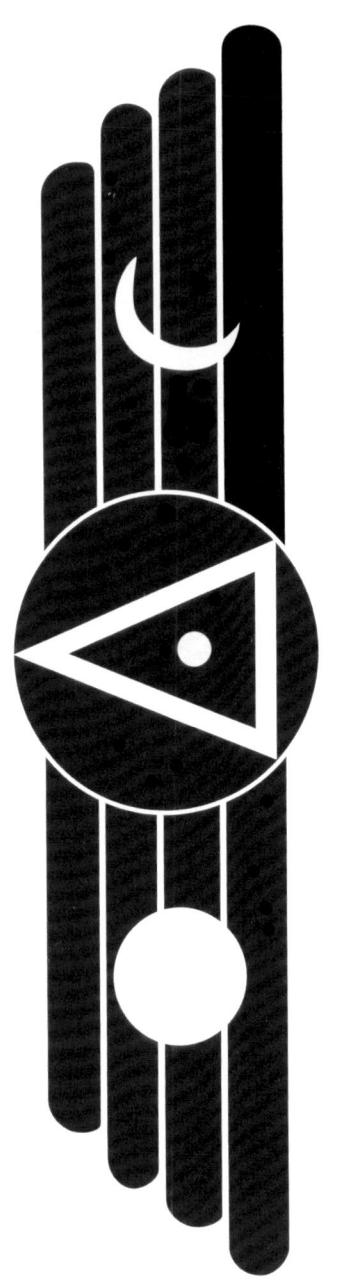

AJNA-TATTWA
FÜR INNERES CHAKRA-DHARANA

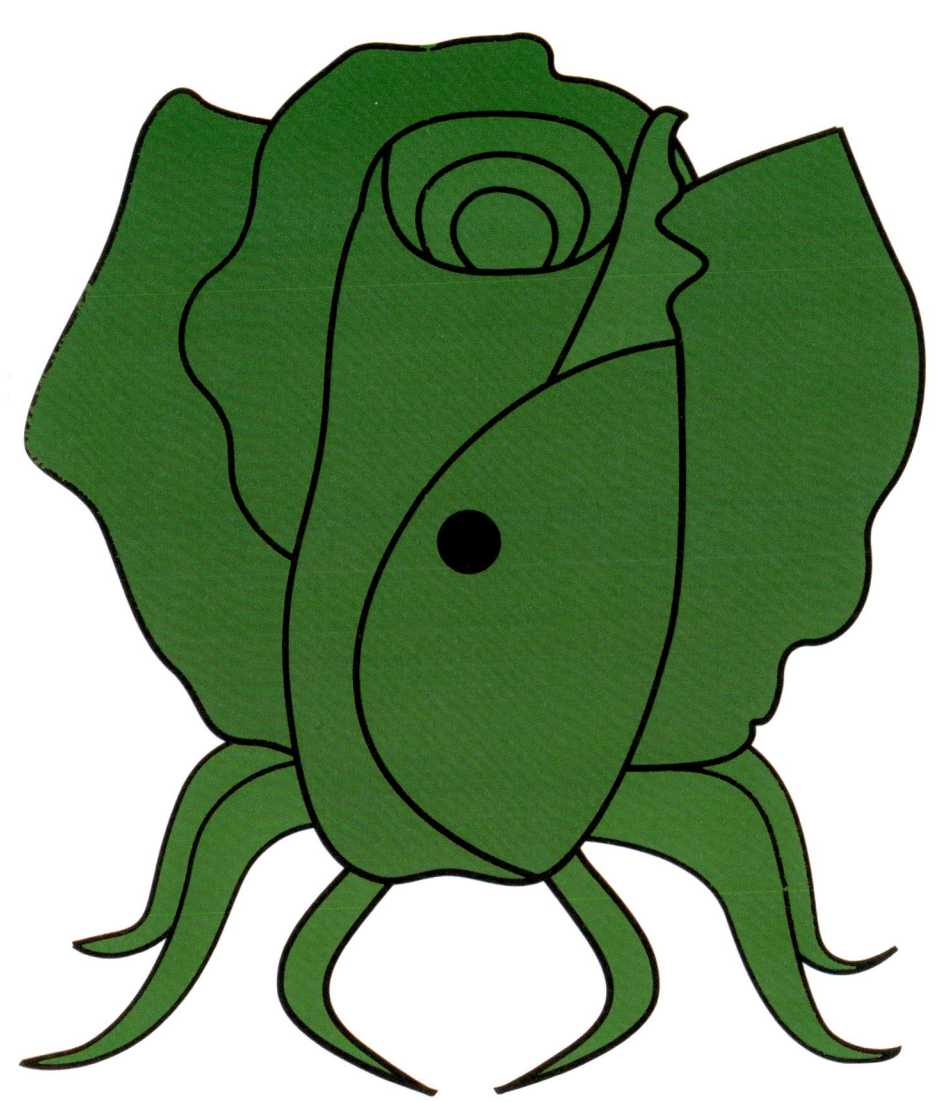

CADUCEUS
FÜR INNERES CHAKRA-DHARANA

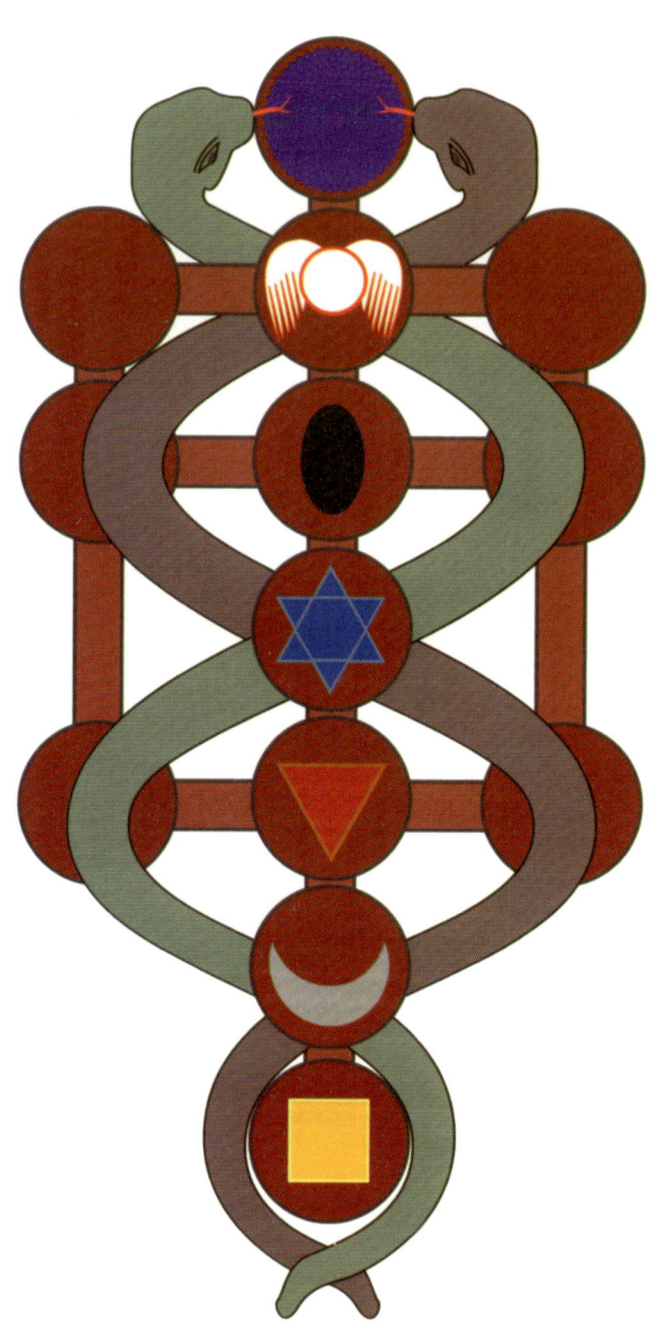

DER SOLARPLEXUS/DAS BAUCHGANGLION

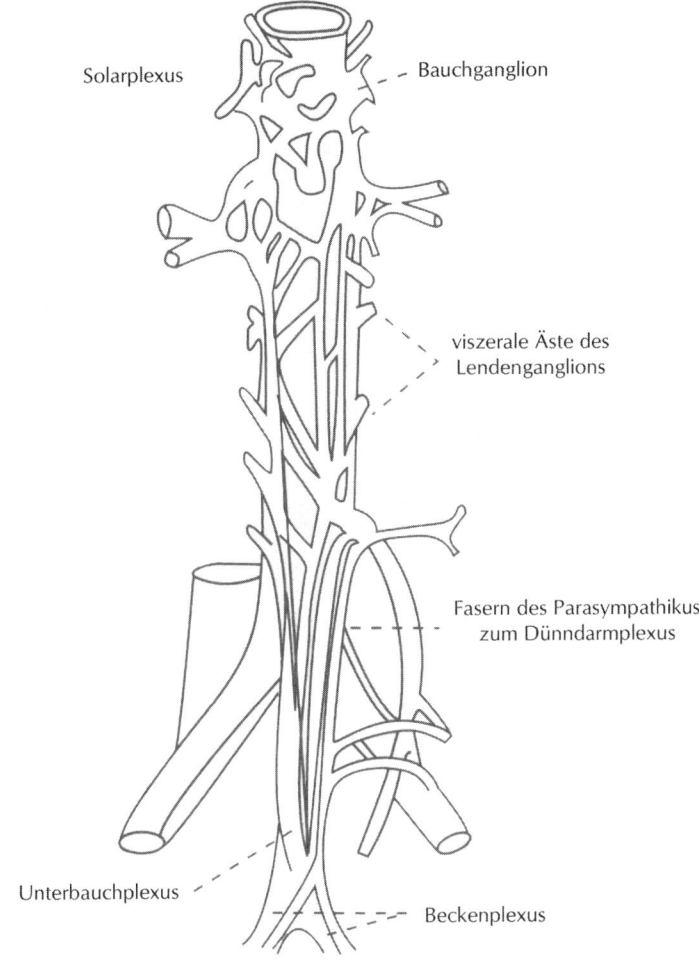

Solarplexus

Bauchganglion

viszerale Äste des
Lendenganglions

Fasern des Parasympathikus
zum Dünndarmplexus

Unterbauchplexus

Beckenplexus

Teil vier

Siddha-Yoga und metaphysische Kräfte

Das dritte Zentrum, Manipura, liegt in der
Nabelregion. Hier wohnt das erkennende Sein, ist
das Heim Rudras, des »Herrn der Tränen«, der
alle verheißungsvollen Dinge gibt.

Shiva Samhita 5, 104–105

Kapitel 10

Fließende Yoga-Kraft

Der stets auf das Manipura-Chakra (Feuer)
konzentrierte Yogi erreicht jede Meisterschaft.
Schmerz und Krankheit verschwinden, alles
Begehren ist erfüllt und die Zeit besiegt.

SHIVA-SAMHITA 5:106–107

Die *Siddhis* sind transzendente und übersensorische Steuerungsmöglichkeiten, die dem Yoga-Versierten als Ergebnis der *Sadhana*-Übungen zuteil werden. *Mcdonell's Sanskrit Dictionary* definiert Siddhi als »Ins-Schwarze-Treffen, Vollbringen, Leistung, Erfüllung, vollendete Kenntnis, Erfolg, Gewinn, Heilung (einer Krankheit), Erreichen eigener Ziele, Glück; persönliche Vervollkommnung, die das Erlangen übernatürlicher Kräfte mit sich bringt; magische Kräfte (Magie ist die Kunst herbeigeführter Veränderungen durch bloßen ›Willeen‹ oder Itcha Shakti); Wirksamkeit, Effizienz, Fähigkeit, Demonstration.«

Die Demonstration von Siddhis ist ein Nebenprodukt der Konzentration auf einen Punkt *(Ekagrata)* und des geistigen Gleichgewichts (Yoga), herbeigeführt durch Jahre der Praxis (Kriya).

Widerstandsfähigkeit von Körper und Geist

Die Erforschung der Widerstandsfähigkeit meines eigenen Körpers und Geistes gegen die Urkräfte der Natur (Feuer, Blut und Stahl) war für mich über Jahrzehnte hinweg eine konstante Quelle der Faszination. Wir sind von Kindheit an geprägt, Feuer, Blut und Stahl zu fürchten, und das Überwinden solcher Ängste zeigt symbolisch den Sieg des Geistes über die Materie.

Für die Erlangung meiner eigenen Meisterschaft stehe ich in der Schuld von einer ganzen Reihe Eingeweihter, östlicher wie westlicher. Tatsächlich werden in Indien einige der geheimen Yoga-Kriyas vom Vater an den Sohn weitergegeben und so über Generationen »vererbt«. Die Immunität gegen Feuer und Schmerz ist kein Trick im Sinne von Zauberkunststücken, sondern der ultimative Vertrauensbeweis.

Das englische Wort »confidence« (Vertrauen) bezeichnet wörtlich einen geistigen Zustand des Zusammenseins (griechische Vorsilbe con) in vollkommenem Vertrauen, zweifelsfreiem Glauben und tiefer Treue (fidelity vom lateinischen fides) gegenüber dem eigenen wahren Selbst – kurz ein »Trance-Bewußtsein« oder die Transzendenz des niederen Selbst, das gewöhnlich von Zweifel und Unsicherheiten erfüllt ist.

Für den tollkühnen Unerleuchteten kann selbst ein kurzer Aussetzer solcher »Confidence« (Yoga) während einer Siddhi-Demonstration eine Reise ins nächste Kranken- oder sogar Leichenschauhaus bedeuten. Es sind die drei Chakras unterhalb des Zwerchfells, die uns die Kontrolle über Feuer, Blut und Stahl ermöglichen.

Muladhara-Chakra

Das Öffnen von Muladhara verleiht einem Macht über das Erdelement, zu dem auch die Metalle (insbesondere Stahl) und die irdischen Erd-Anteile eines Menschen gehören, also sein Leib.

Nach dem Öffnen des Muladhara-Chakras wird die Beherrschung des Schmerzes in dem Augenblick zur Realität, wenn das Fleisch durchstochen und aufgespießt wird, es auf das oft beschmunzelte Nagelbett (den Alltag!) trifft, und ultimativ bei der Kreuzigung, der eine Krönung mit dem Dornenkranz vorangeht (was das Sahasrana-Chakra öffnet) und ein »Im-Moment-Sein« hervorruft.

Swadhisthana-Chakra

Die Herrschaft über den Blutfluß im *deha* oder organischen Körper des Yogi ergibt sich mit der Öffnung dieses Kraftzentrums. Der Yogi kann dann nach Belieben seine Arterien erweitern oder verengen und Blut über die Kapillargefäße aussickern lassen, was bis zur Stigmatisation führen kann. Swadhisthana ist der Flüssigkeitskontrollpunkt für das ganze System. Mit dem Öffnen von Swadhisthana erscheint der innewohnende *Swami* oder »Auf-dem-Wasser-Gehende« eines jeden Mannes.

Manipura-Chakra

Dies ist das Zentrum des Salamanders, Feuerläufers und Feuerschluckers, dessen inneres Leben durch das Urelement Hitze erhalten wird. Die Feuerläufer Nordindiens, die durch ein Bett glühender Kohlen schreiten, und die pazifischen Inselbewohner, die auf weißglühenden Steinen gehen, arbeiten mit dem Manipura-Chakra, ebenso wie jene, die weißglühende Stangen ablecken.

Sogenannte Feuerschlucker nutzen unbewußt das Manipura-Chakra in Verbindung mit dem Anahata-Chakra (Luft- oder Pranayama-Zentrum), um ihre Kunststücke durchzuführen.

Gleichzeitige Beherrschung von Erde, Wasser und Feuer einschließlich Immunität gegen Schmerz und das Versengen von Fleisch durch Hitze werden möglich, indem man mit den Kräften, die den ersten drei auf dem Lebensbaum blühenden Chakras innewohnen, jongliert. Klassische Vorführungen beinhalten, die Hände in kochendes Wasser, kochendes Öl, geschmolzenes Blei (Blei schmilzt erst bei der dreifachen Temperatur von kochendem Wasser) und geschmolzenen Stahl zu tauchen – ja sogar das Trinken dieser Substanzen oder das Baden darin.

Zungen-Piercing

In der hinduistischen Tradition sind die Siddhi-Rituale ein religiöser Akt der Hingabe gegenüber der Göttin Durga, die zur karmischen Läuterung führen soll. Alle Zeremonien beginnen mit dem Durchbohren der Zunge mit einem schmutzigen, nicht sterilen Stift oder Spieß. Dadurch ergibt sich ein reflexives Erwachen des Swadhisthana-Chakras, das es zuläßt, »Feuer mit Wasser zu bekämpfen«.

Allein die Zunge zu durchstechen ist keine geringe Leistung, auch wenn die Schmerzempfindlichkeit in verschiedenen Körperregionen und Teilen unterschiedlich ist: Die Zunge gilt – neben Genitalien, Trommelfell und Augenhornhaut – als eine der empfindlichsten und schmerzempfindlichsten Regionen des Körpers. (Erinnern Sie sich daran, wie Sie sich das letzte Mal auf die Zunge gebissen haben?)

Eine Gruppe von Medizinern, die hinduistische Folterrituale auf den Fidschiinseln untersuchten, berichtete:

Das Durchstechen der Zunge aber ist eine andere Sache. Es ist ein sehr empfindliches Organ. Die Teilnehmer sagen aus, daß sie keinen Schmerz empfänden und kein Blut fließe. Tatsächlich gab es auch keine Anzeichen dafür. Während das Fehlen von Blut beim Durchstechen der Haut unter Umständen noch erklärt werden kann, ist es beim Durchstechen der Zunge nicht möglich. Sie ist blutgefüllt und zart. Es gibt keinen Zweifel, daß die normale Blutung und Schmerzreaktion durch die jeweiligen, in die Rituale eingeschlossenen Vorgänge erfolgreich überwunden wurden.

HEILIGE RITUALE AUF DEN FIDSCHIINSELN,
PACIFIC PUBLICATIONS, SYDNEY, AUSTRALIA

Hinduistische Folterrituale

Gnosticon 1977, Twin Cities, Minnesota, USA
Südindisches Feuerritual

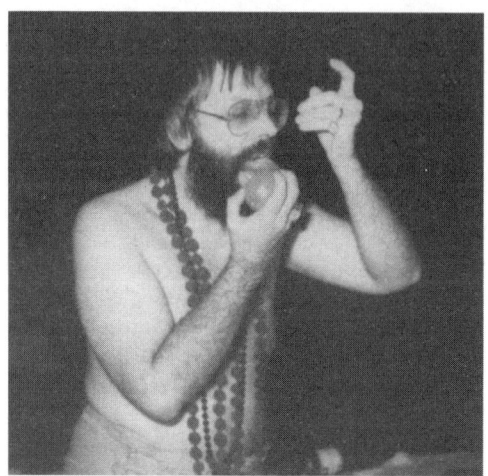

Swami Anandakapila beginnt das Ritual des traditionellen Durchbohrens der Zunge, um das Swadhisthana-Chakra zu öffnen. Ein Spieß wird durch die Zunge in eine Zitrone gestoßen.

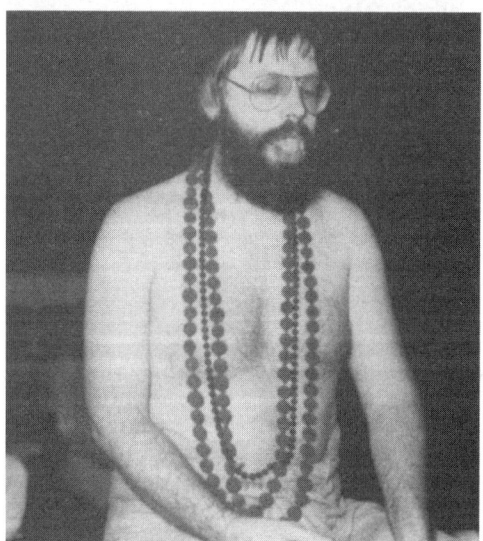

Swami in Trance, den Stahl (Mulhadhara) mit dem Fleisch (Swadhisthana) verbunden, um das innere Wasserelement in Vorbereitung auf das Feuer (Manipura) anzurufen.

168

Vorbereitungen für das Erhitzen der
Stahlstange bis zum weißglühenden
Stadium

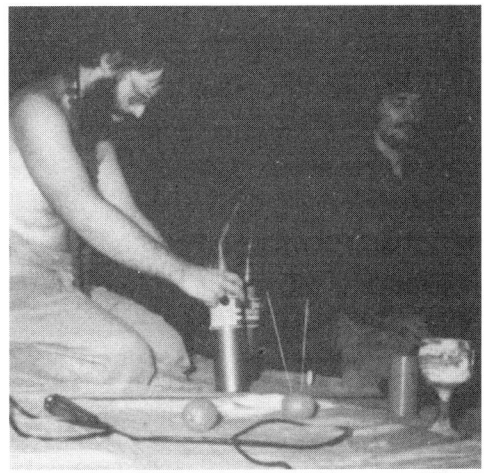

Margery und Robert nutzen ein Mantra,
um Angst, Schmerz und Hitze zu
überwinden.

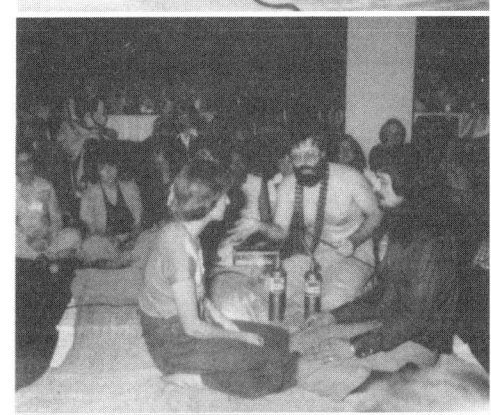

Robert leckt an einer weißglühenden
Stahlstange, unempfindlich gegen das
Feuer, jenseits der Angst und immun
gegen den Schmerz.

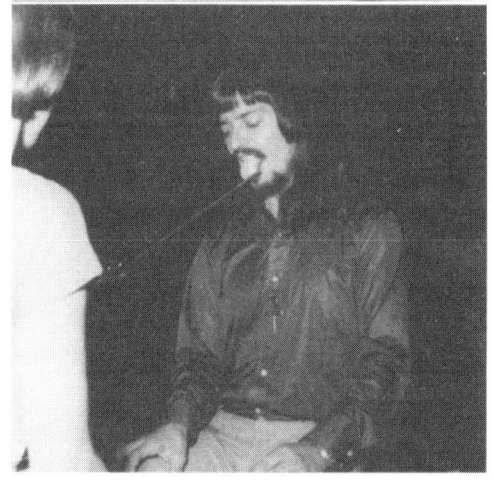

Ein Gramm Übung ist soviel wert wie ein Tonne Theorie, ein Bild sagt mehr als tausend Worte, eine Vorführung im Jahr ersetzt elf Vorlesungen. Der Zweck dieser Entfesselung psycho-physiologischer Kräfte durch die Siddhis ist ein Schock für die Zeugen, der sie kurzzeitig das Potential des Lebens erkennen läßt. Solche Demonstrationen liefern einen TAN-giblen (greifbaren) Beweis für die mögliche TRA-nszendenz (Erhabenheit) durch TAN-TRA.

Tantrische Sexualität

1975 wurde mein Buch *Sexual Occultism* von Llewellyn Publications veröffentlicht. In der Einleitung steht: »Es ist meine tiefe Hoffnung, daß dieses Buch all jenen Mut zuspricht, die die sexuelle Dimension als Schlüssel zur Kraft der Freude nutzen möchten.«

Lassen Sie mich in diesen, wie behauptet wird, erleuchteten Zeiten zum Beginn dieses Abschnitts geradeheraus ein paar Dinge loswerden.

Alles Yoga ist tatsächlich abgeleitet vom Tantra. Gurudev Satyananda sagt: »Yoga ist ein Ableger des Tantra.« Da die akademische Beweisführung dafür außerhalb des Rahmens dieses Abschnitts liegt, werden wir uns damit später noch befassen.

Westliche Menschen (die Klatsch über sexuelle Belange lieben) stellen Tantra der Sexualität gleich. Das ist nicht korrekt, weil sexuelle Erwägungen und Beweggründe nur einen kleinen Teil der gesamten Tantra-Lehre ausmachen. Tatsächlich sind Angaben zu sexuellen Themen in tantrischen Quellen, den Shastras, selten; übrigens wurden die meisten noch nicht einmal in europäische Sprachen übersetzt. Dennoch betrachtet man im Tantra sexuellen Ausdruck eher als eine Befreiung und Realität als etwas, was unterdrückt werden müßte, weil es die

Entwicklung hemmt. Um meinen Freund Dr. Sinha (Direktor des
»India Institute of Yoga« in Patna) zu zitieren: »Gemäß dem Yoga
ist Sex weder ein Übel noch eine Sünde. Sex ist nicht erniedri-
gend und ebensowenig schwächend. Im Gegenteil, im Tantra-
Yoga wird Sex als Mittel zur Entfaltung von Vitalität, Energie
und Kraft angesehen, das auch die Sinne in Einklang bringt.«
Der Zoologe Desmond Morris (*Der nackte Affe*) beschreibt zehn
klar erkennbare Funktionen der sexuellen Erfahrung. Angefangen mit Sex zur Fortpflanzung (der ursprünglichsten sexuellen
Funktion – allerdings: Jeder, der sexuelle Aktivität auf die Fortpflanzung begrenzt, braucht einen Psychiater) führen seine
Aufzählungen über physiologischen Sex (Erleichterung), be-
schäftigenden Sex (gegen Langeweile), beruhigenden Sex (Beklemmungen mindernd) zu Status-Sex (Aggressionen abbau-
end) sowie fünf weitere Kategorien. Um seine vom biologischen
Standpunkt aus erfolgte brillante Analyse der sexuellen Funktionen zu nutzen, könnten wir drei weitere Dimensionen der
Sexualität hinzufügen, die sich von der tantrischen Weisheit
ableiten lassen.

1. Sex zur Erweiterung des Bewußtseins: Häufig belebt ein
   Orgasmus das Nervensystem auf eine Art, die im Yoga als
   »erwachende Kundalini« beschrieben wird. Nahezu jeder
   kann lernen, dieses Stadium durch verschiedene Arten
   tantrischer Methoden zu vertiefen, zu verlängern und zu
   steigern und damit den Orgasmus als Sprungbrett zur Erleuchtung zu nutzen.
2. Sex zur Entwicklung außersinnlicher Wahrnehmungen:
   Sexuelle Aktivität fördert die Aufnahmefähigkeit der Sinne
   (sollte sie zumindest!). Tantrisches sexuelles Sadhana führt
   zu intensiven außersinnlichen Wahrnehmungen, wobei die
   gesamte Haut sich zu einem einzigen, genitalen Organ aus-
   weitet (eine Bedeutung der Sanskrit-Wurzel *tan* ist »aus-

dehnen«). Die Menschen haben sich ihrem eigenen Körper so sehr entfremdet, daß nur wenige die erogenen Zonen in den Händen bemerkt haben, bei denen es sich um tantrische Chakras handelt. Diejenigen, die sich dem vollen Potential der fünf Tore der Sinne durch tantrisches, sexuelles Sadhana vollkommen öffnen, werden die Entwicklung ihrer außersinnlichen Wahrnehmung unermeßlich beschleunigen.

3. Sex für positives Denken: Sexuelle Erregung, die im Höhepunkt gipfelt, ist der Schlüssel zur Änderung der inneren Einstellung und Selbsthypnose. Der englische Psychiater William Sargeant (*Battle for the Mind*) entdeckte das tantrische Geheimnis wieder, daß ein sexuell erregter Mensch extrem beeinflußbar ist. Dieses Wissen und die richtige Anwendung (auch Sexualmagie genannt) ermöglichen es einem Menschen, einem anderen bewußt lebensbejahende – anstelle von lebensverneinende – Überzeugungen einzuimpfen.

Sexuelle Terminologie

Die Etymologie und Semantik, gepaart mit der Sprachwissenschaft Psycholinguistik, enthüllen die geheimnisvolle spirituelle Ebene, die erotische Impulse im menschlichen Organismus beleben. Die folgenden Beispiele entnahm ich meinem Buch *Tantrische Sexualmagie*.

KLIMAX (Höhepunkt): Das Fachwort, das man für den erwünschten Gipfel der sexuellen Stimulation verwendet, kommt vom griechischen *klimax*, das »Leiter« oder »Treppenhaus in den Himmel« bedeutet. Es verweist damit auf die Bedeutung der Sexualität für die spirituelle Entwicklung.

KLITORIS: Kommt über das Lateinische aus dem Griechischen und hat seine Wurzel in *clavis*, Schlüssel. Der Teil der weiblichen Vulva, der ihr Nervensystem aufschließt wie ein Schlüssel eine Tür. Der zentrale, genitale Druckknopf für Ekstase.

VOLLZUG: Heute verwendet im Sinne von »eine Ehe vollziehen durch Geschlechtsverkehr«. Die lateinische Wurzel dieses Wortes ist erfüllt von der spirituellen Bedeutung des Geschlechtsverkehrs. Es bedeutet: etwas zum Abschluß (Yoga) oder zur Vollendung bringen, etwas meisterhaft machen (Siddhi), außerdem: Höchstes, Oberstes, Äußerstes und Krönung. (Das Ziel der tantrischen Begegnung ist, Sahasrana, das Kronen-Chakra, zu öffnen.)

KREIEREN: abgeleitet von der Sanskrit-Wurzel *kr* und ihrer Bedeutung »machen«, bis zum lateinischen *creare*, das produzieren, wachsen, zum Leben erwecken bedeutet. Die enge Verbindung zwischen sexueller Fruchtbarkeit und mentaler Wahrhaftigkeit wird dadurch offenbar, daß dieses Wort sowohl für die Kreation neuen Lebens wie auch für die künstlerische Kreativität verwendet wird.

Auch die Geburt von Ideen geschieht analog zu der Geburt von Leben. Wir benutzen Worte wie »zeugen«, »erzeugen« und »empfangen«, »Empfängnis« sowohl für körperliche Reproduktion wie für mentalen Ideenreichtum; ebenso sprechen wir von einer fruchtbaren Frau und fruchtbarer Phantasie.

Okkulte Psychologie betrachtet den Geist als in das maskuline, aktive Bewußtsein und das feminine, passive Unterbewußtsein geteilt. Die Kunst der geistigen Schöpfung ist ein alchimistischer Prozeß, bei dem das Unbewußtsein mit einem Samen oder Ideenkeim befruchtet wird, der zwar vom

Bewußtsein ergriffen, aber in die tieferen Ebenen des Unbewußtseins gestoßen wird, auf daß er dort reife.

Die Schwangerschaft reift im Mutterleib des Unterbewußtseins, bis die Idee als »Geistesblitz« oder »Inspiration« – vollkommen geformt – plötzlich im Bewußtsein geboren wird.

ORGASMUS: leitet sich von zwei eng verwandten, griechischen Wurzeln her. Die erste ist *orgio*, ein heiliges Ritual oder eine Opferzeremonie (mit Samen?) der frühen griechisch-römischen Mysterienkulte, bei denen Festgelage zu Ehren von Dionysos bzw. Bacchus abgehalten wurden; daher unser Ausdruck »Orgie«. Die zweite ist *orgasio* mit der Bedeutung von »anschwellen« in inbrünstiger Begierde, Leidenschaft (dabei dehnt sich das Aurafeld wie ein zu fest aufgeblasener Ballon), »bersten«, wörtlich: eine Erfahrung von solch intensiver Erregung, daß das Ego für den Augenblick zersplittert und ein namen- und formloser innerer Zustand hervorgerufen wird.

VENERATE, engl. für »verehren«: mit dem Sanskrit-Wort *van* »lieben«, »ehren« verwandt, aber direkt abgeleitet vom lateinischen *venere*, »verehren«, »lieben«. Verwandte Wörter mit demselben lateinischen Stamm sind *venerable* (ehrwürdig), venerisch (Geschlechtskrankheiten betreffend) und Venus (die römische Göttin der Liebe). *Venerate* bedeutet in diesem Zusammenhang das Erkennen, daß unsere Sexualorgane wirklich Bewunderung und Ehrfurcht verdienen.

Lassen Sie uns zum Abschluß einfach festhalten, daß – im Gegensatz zu volkstümlichem Glauben und weitverbreiteten Lehren – die sexuelle Dynamik des Lebens als Quelle des spirituellen Sadhana im indischen Tantra-Yoga keinesfalls vernachlässigt wird. Tatsächlich verehrt der Tantrist Frauen als Verkörperung des Göttlichen, und sexuelles Sadhana ist eine Opfergabe, die der ewigen Frau dargebracht wird. Es ist die Muttergöttin, die manifestierte Shakti, die in jeder Frau inkarniert und dem Leid unendlichen Seins ausgesetzt ist.

Die Geheime Wissenschaft der Mudras

Das Wort »Mudra« (angewandt auf Handpositionen) hat zugleich die Bedeutung von Zeichen, Symbol und Geste. In diesem Zusammenhang ist ein Mudra eine geheime Zeichensprache, die über das Nervensystem aus bewußten und unbewußten Sphären der Existenz Botschaften vom Körper an den Geist sendet. Ein einfaches Beispiel dafür ist das, was während der Ausübung des Savasana (Tiefenentspannung) geschieht, wenn Sie liegen mit den Händen in Shunya-Mudra, oder der »Geste der Leerheit«, auf dem Rücken und dem Geist signalisieren, aufnahmefähig (leer) zu werden. Shunya-Mudra besteht aus dem allgemeingültigen Zeichen der offenen Hände, die signalisieren: nachgeben, vertrauen, aufgeben, entspannen oder loslassen. Mudra bedeutet auch »Siegel«, »Abkürzung« und »Kurzschluß« – was darauf hindeutet, daß es tatsächlich eine physiologische Basis für die Auswirkungen gibt, die durch Schließen oder Vereinen bestimmter neurologischer Reflexpunkte in der Handfläche bei den Handgesten hervorgerufen werden.

Das berühmte Jnana-Mudra wird geformt, indem Daumen und Zeigefinger sich schließen, während die anderen drei Finger sanft ausgestreckt bleiben. Jnana-Mudra bedeutet wörtlich »die Geste der Weisheit«. Wer im Jnana-Mudra meditiert, bejaht die Zusammenfassung aller Weisheit des Universums, wodurch er seinen Geist automatisch in einen optimalen Zustand für ein höheres Bewußtsein versetzt. Warum ist das so?

175

Der Daumen: Menschsein

Lassen Sie uns mit dem Daumen beginnen, der das Mensch-sein symbolisiert: endlich, begrenzt, aber an der Spitze der Evolutionsskala stehend als »die größte Bestie«. Die Merk-male des Menschseins sind ein entwickelter Geist (Sans-krit *manas*), gepaart mit der Fähigkeit, Werkzeuge herzu-stellen, bzw. einer Fingerfertigkeit, die der aller anderen Tie-re voraus ist.

Diese Fähigkeit, Werkzeuge herzustellen, verdanken wir der Entwicklung eines Sattelgelenkes an der Wurzel des Dau-mens. Das Sattelgelenk ermöglicht es uns, den Daumen gegenüber allen anderen Fingern stabil zu positionieren, und gewährt so eine manuelle Flexibilität und Griff-sicherheit, wie sie bei anderen Säugetieren und Primaten nicht zu finden sind.

Der Zeigefinger: Gott

Der Zeigefinger, den wir so nennen, weil wir damit instink-tiv alles Sein außerhalb uns selbst kennzeichnen oder klas-sifizieren, indem wir mit ihm darauf »zeigen«, repräsentiert Gott, die reine kosmische Energie, die endlos, grenzenlos und ewig ist.

Den Daumen mit dem Zeigefinger zu vereinen formt einen Kreis, in dem endliche, begrenzte Menschlichkeit mit end-loser, grenzenloser Vollkommenheit verbunden wird. Der Kreis ist zugleich ein Ganzes und eine Leere, verkörpert sowohl das absolute Nichts als auch äußerste Vollständig-keit. Der französische Theologe Blaise Pascal definierte Gott im 17. Jahrhundert als Kreis, dessen Umfang nirgends und dessen Mittelpunkt überall ist.

Es ist nicht ganz richtig, zu sagen, daß Gott existiert, nur der Mensch existiert. In dem Moment, in dem etwas exi-stiert, ist es begrenzt durch Form und Name (*Namarupa*);

Gott ist, und das ohne Anfang, ohne Ende, aber er existiert niemals.

Prinzip der Dreifaltigkeit

In der Geste des Jnana-Mudras repräsentieren die übrigen drei Finger das Prinzip der Dreifaltigkeit der großen Weltreligionen. Das Christentum versteht darunter den Vater, den Sohn und den Heiligen Geist; im alten Ägypten waren es Horus, Isis und Osiris und beim Hinduismus Brahma, Vishnu und Shiva.

Die Götter und Göttinnen der Religionen sind keine wirklichen Persönlichkeiten, sondern vielmehr Symbole für die Kräfte, die sich in der Schöpfung manifestieren. Existenz ist das Ergebnis des Zusammenspiels der drei Polaritäten: positiv, negativ und neutral; männlich, weiblich und androgyn; Sonne (positiv), Erde (negativ) und Mond (neutralisierender Transformator).

Indem Sie das Jnana-Mudra in der Meditation und beim Pranayama formen, signalisieren Sie Ihrem Unterbewußtsein, daß Sie über alles Wissen des Lebens, des Selbst und des Universums verfügen. Die Menschheit hat eine enge Verbindung zwischen Hand und Gehirn entwickelt, daher beeinflußt alles, was wir mit unseren Händen tun, durch das Nervensystem die Großhirnrinde und damit die entsprechenden bewußten und unbewußten Schichten des Verstandes.

Verallgemeinert sind alle Mudras eine besondere Kategorie von Körpersprache, die unter primitiven sowie zivilisierten Rassen gleichermaßen instinktiv und universell ist.

Hasta-Mudras

Eine sehr interessante Gruppe von Mudras wird als Hasta-Mudras bezeichnet, welche den Atem automatisch in die Brustkorb- oder Schlüsselbeingegend im Bereich der Lungen lenken. Diese besonderen Handpositionen regeln die Verbindung zwischen dem Beckengürtel und dem Schultergürtel, und zwar durch die Ausdehnung der entsprechenden Lungenflügel.

Für den Hatha-Yoga-Anfänger bietet die Technik des Hasta-Mudras einen dramatischen Einstieg in die Yoga-Atmung bzw. Pranayama, denn sie verleiht selbst dem blutigen Laien die Fähigkeit der Atemkontrolle. Die Haltung unserer Hände übt unterschwellig und tiefgreifend stets Einfluß auf unsere Art zu atmen aus.

Im Mudra ist das geistige Wissen, das Hand und Hirn, Gesten und Bewußtsein verbindet. Dem unbestrittenen Grundsatz »wie oben, so unten« folgend, verraten unsere Handbewegungen augenblicklich unseren innersten Zustand; nicht umsonst sagt man bei einem Menschen, der vor Aufregung oder Eifer mit den Fingern trommelt: »Es juckt ihm in den Fingern.« Bewußtes Formen ritueller Mudras kehrt diesen psychosomatischen Effekt um, es modelliert Geist, Atem und Körper so um, daß der gewünschte Zustand erreicht wird, was Auftakt dafür ist, daß im Außen die Erfahrungen gemacht werden, die im Innen angelegt wurden.

Kapitel 11

Yoga und der Westen

Der Weise entsagt der Frucht der Handlung und
erlangt dadurch einen Zustand jenseits allen
Leids.

BHAGAVADGITA 2:51

Die Belohnung für eine gut gemachte Sache liegt
darin, sie getan zu haben.

RALPH WALDO EMERSON (US-AMERIKAN.
PHILOSOPH UND SCHRIFTSTELLER, 1803–1882)

Yoga ist die älteste und effektivste Methode der Welt, um vollkommene mentale und körperliche Gesundheit zu erlangen. Beim Yoga wurden der ganze Mensch und alle Aspekte des Seins mit einbezogen. Was meine ich damit? Die »United Nations World Health Organisation« hat Gesundheit definiert als »einen Zustand von mentalem, körperlichem und sozialem Wohlbefinden und nicht nur die Abwesenheit von Krankheit«. Diese Aussage ist in perfekter Übereinstimmung mit Zweck und Ziel des Yoga. Yoga wird immer populärer. Seit Darwin haben westliche Wissenschaften das Prinzip akzeptiert, daß alle lebenden Kreaturen ihre körperlichen Merkmale über einen gewissen Zeitraum entwickelten auf der Grundlage von »Anpassung an den Lebensraum« und »Überleben des Stärkeren«. Hinsichtlich des menschlichen Tieres gehen westliche Biologen davon aus, daß der Körper im Alter von 25 Jahren voll entwickelt ist und dann das Wachstum einstellt.

Aber was ist mit unserem Verstand?

Selbstverwirklichung

Yoga lehrte von jeher, daß Wachstum nicht aufhört, wenn der Körper ausgewachsen ist. Jeder von uns hat ein unbegrenztes Potential für die mentale und geistige Entwicklung seiner Persönlichkeit. Derjenige, der sich als Mensch zur vollen Entfaltung bringt, wird schließlich ein mentales Stadium erreichen, das im Yoga Selbsterkenntnis genannt wird. Er wird sich seiner inneren Möglichkeiten und seines Gedankenreichtums voll bewußt werden. Westliche Psychologen, die dem sogenannten Humanistischen anhängen, nennen dieses Stadium »Selbstverwirklichung«.

Yoga ist die Technik, die aus Christen, Hindus, Atheisten, Sozialisten und Agnostikern bessere Menschen macht. Bessere Menschen machen bessere Gesellschaften, bessere Gesellschaften machen bessere Nationen, und bessere Nationen machen eine bessere Welt.

Der indische Seiltrick

Wer hat noch nicht vom indischen Seiltrick gehört? Zu diesem legendären Kunststück asiatischer Magie gehört ein Zauberer, der ein aufgerolltes Seil in die Luft wirft. Dieses Seil steht plötzlich senkrecht, wie durch Magie gestreckt. Ein kleiner Junge taucht auf, klettert an dem Seil nach oben und löst sich in Luft auf ...

Jeder hat schon mal von diesem Trick gehört, aber niemand hat ihn je selbst gesehen. Warum? Weil dieser Trick kein Kunststück ist, sondern das Sinnbild oder die Geschichte Ihres und meines Lebens. Der Zauberer ist die kreative Kraft der Gedanken, das unerkannte oder unreife Selbst. Das Seil ist eine astrale Nabelschnur, Shushumna oder Jakobsleiter, die die Verbindung zum Himmel hält. Die ganze Geschichte ist eine Aussage über das, was Yoga uns ermöglicht: Wir können uns über die Welt erheben und der Beschränktheit des Egos entgehen, was das endliche Selbst Freiheit in Körper und Geist finden läßt.

Westen begegnet Osten

Im Sommer 327 v. Chr. drang Alexander der Große in eine unbedeutende Gegend ein, die wir heute Indien nennen. Nachdem er die damals bekannte Welt gerade erobert hatte, machte er sich nun ehrgeizig daran, das unbekannte Land zu unterjochen. Leider sollte Indien Alexanders »Rußland« werden – seine Versorgungslinien waren zu lang, das Gebiet zu ausgedehnt –, und um 325 v. Chr. zog er sich schließlich mit einer zerschlagenen Armee zurück.

Der griechische Historiker Plutarch hinterließ Aufzeichnungen von Alexanders Erfahrungen in Indien und liefert so eine Vorstellung der »Fremdbestäubung«, die durch das Zusammentreffen dieser beiden Zivilisationen erfolgte zwischen den westlichen Griechen mit ihrer Liebe zur Philosophie und den östlichen Indern, mit ihrer Besessenheit von einer noch tieferen Wertschätzung der Philosophie und eines Lebens in Selbstprüfung.

Als Junge war Alexander von Aristoteles unterrichtet worden, wodurch er einen philosophischen Dialog schätzen und fremde Religionen verstehen lernte. Nach einer Schlacht, in der er fast sein Leben verlor, nahm er eine Gruppe von zehn Yogis gefangen. Die Griechen nannten diese Asketen *Gymnosophisten* (»blanke oder kahle Philosophen« oder, wörtlicher, »nackte Philosophen«) und bewunderten die Weisheit und den Scharfsinn ihrer prägnanten Antworten auf unmögliche Fragen. Unter der Androhung von Schmerz und Tod bei unbefriedigenden Antworten, stellte Alexander jedem von ihnen eine Frage.

Nachfolgend zitiere ich drei der Fragen und die Antworten darauf als besonders gelungene Beispiele für den der hinduistischen Philosophie innewohnenden Realismus.

Alexander: »Welche sind zahlreicher: die Lebenden oder die Toten?«

Antwort: »Die Lebenden, da die Toten nicht mehr sind.«

Alexander: »Wie lang ist es gut für einen Mann, zu leben?«

Antwort: »So lange ein Mann das Leben für besser hält als den Tod.«

Alexander: »Was ist stärker: das Leben oder der Tod?«

Antwort: »Das Leben, da es so viele Mißgeschicke übersteht.«

Alexander war über all ihre Antworten entzückt und entließ sie reich belohnt. Einen jedoch bat er, zu bleiben und sein Lehrer und Berater zu werden. Der Yogi willigte ein und verließ Indien mit Alexander.

Nach etwa einem Jahr erkrankte Alexanders indischer Weiser und bat, daß ein Scheiterhaufen für ihn errichtet werde. Die Griechen taten wie gebeten, und der Yogi erklomm ihn, begab sich im Lotussitz in die innere Versenkung und befahl, die Fakkeln an das Holz zu halten. Als die Flammen aufstiegen, streifte er Alexander mit einem letzten Blick und sagte: »Mein Herr, in einem Jahr treffe ich Euch in Babylon.« Er schloß die Augen, und regungslos ließ er sich von Agni, dem Feuergott, verschlingen. Ein Jahr später, am 13. Juni 323 v. Chr., starb Alexander der Große vor den Stadtmauern von Babylon.

Yoga und westliche Wissenschaft

Yoga beeinflußt die westliche Medizin, seit einige Ärzte der »British East India Company« in Europa Berichte von Fakiren publizierten, deren Körperbeherrschung weit über die damals angenommenen anatomischen und physiologischen Möglichkeiten hinausging. Es war Dr. Elmer Green, der mich darauf aufmerksam machte; er war es auch, der erkannte, daß autogenes Training aus der Vereinigung von östlichem Yoga und westlicher Hypnose geboren wurde.

In der 1970ern begann Elmer Green bei der Menninger Foundation (Topeka, Kansas) die Übereinstimmungen zwischen Yoga und Biofeedback mit Begleitmaßnahmen von psychophysiologischen Parametern zu untersuchen und zu dokumentieren. Die Ergebnisse seiner Beobachtungen zeigt, neben vielen veröffentlichten Forschungsarbeiten, sein großartiger Dokumentarfilm *Biofeedback, Yoga des Westens.* 1979 nahm ich an einem seiner Seminare über autogenes Training teil, und die Querverweise zwischen Yoga und Psychologie, die er mir offenbarte, waren erstaunlich. 1982, auf der »Transpersonal Psychology Conference« in Bombay, Indien, hatte ich die Möglichkeit, mich eingehend über seine Untersuchungen zu informieren.

Zur gleichen Zeit, als Dr. Green östliche Verbindungen erkundete, beschritt Dr. Charles Tart (Universität von Kalifornien) neue Wege, als er die Natur des Bewußtseins, besonders der veränderten Zustände des Bewußtseins durch Meditation, Schlaf, Träume, Hypnose und Parapsychologie, untersuchte.

Diesem Aufblühen des interdisziplinären Interesses in den 1970er Jahren entsprang auch die – meiner Meinung nach – beste theoretische Erklärung der Kundalini. Dr. Lee Sanella veröffentlichte 1976 *Kundalini: Psychosis or Transcendence?* Im Frühjahr 1977 hatte ich das Privileg, ein paar Tage mit Dr.

Sanella in San Francisco verbringen zu dürfen und während der Meditation mit Itzhak Bentovs Apparat zur Bewegungsanalyse experimentieren zu können. Es war, gelinde gesagt, beeindruckend, und ich habe seither nichts Vergleichbares gesehen.

Ich habe hier nur drei westliche Wissenschaftler angeführt, deren Arbeit mich beeinflußt hat; die Liste könnte allerdings endlos weitergeführt werden.

Yoga und Indien in den 1990er Jahren

Der Yoga-Umweltgipfel (im Februar 1993, in Pondicherry, Südindien, organisiert und geleitet von Dr. Swami Gitananda) brachte akademische Abordnungen aus ganz Indien zusammen.

Yoga ist ein wesentlicher Bestandteil der indischen Kultur, ungeachtet der Tatsache, daß es als eine der sechs klassischen Lehren der indischen Philosophie in einem gespannten Verhältnis zum orthodoxen Hinduismus steht.

Ein Eindruck, der sich tief in mir festgesetzt hat, ist, daß Yoga so sehr eine indische Philosophie, Wissenschaft und Kunst ist, daß nur die Hindus selbst es in vollem Umfang zu schätzen wissen und verstehen können. Ein westlicher Verstand, ja selbst der beste Indologe wird wahrscheinlich nie seine ganze Tiefe ausloten können.

Viele indische Medizinschulen, Universitäten und Institute werden von der indischen Regierung finanziell unterstützt, damit sie Forschungsabteilungen einrichten, die sich ausschließlich mit der Untersuchung von Yoga als medizinische und psychologische Therapie für somatische, d.h. körperliche (falls eine darauf beschränkbare Einheit besteht), und psychosomatische Erkrankungen befaßt. Die Lehre von Panch Kosha (fünf Hüllen) lehnt die einfache Aufteilung von Körper und Geist im Rahmen der Krankheitsbehandlung ab, und Yogis verstehen sofort unser westliches Dilemma: »Ein Spezialist ist jemand, der immer mehr über immer weniger weiß, bis er irgendwann alles über nichts weiß.«

Yoga war im klassischen Indien nicht als Therapie gedacht; zweifelsfrei zeigt es jedoch eine heilende Wirkung und hat einen starken Einfluß, der zu Verhaltensänderungen führt.

Entsprechend können die in den ersten neun Kapiteln dieses Buches behandelten Yoga-Techniken als ein Therapiekonzept verwendet werden, das sich ganz einfach den jeweiligen Bedürfnissen anpassen läßt.

Die Essenz des Hatha

Die Absicht aller Yoga-Richtungen ist, Energien auf den intellektuellen, emotionalen und körperlichen Ebenen des Seins hervorzurufen und allmählich freizusetzen. Im Hatha-Yoga beziehen sich die beiden Silben *ha* (Sonne) und *tha* (Mond) auf den allen lebenden Organismen innewohnenden Dualismus, ausgedrückt durch Ausdehnung und Kontraktion, Entspannung und Anspannung, der sich bis hinab auf die zelluläre Ebene des Aufbaustoffwechsels (Anabolismus) und Abbaustoffwechsels (Katabolismus) manifestiert.

Durch Hatha-Yoga läßt sich ein gesundes Gleichgewicht zwischen der Verbrennung von Zucker und Sauerstoff zur Energiegewinnung und Abgabe von Kohlendioxid und Wasser als Abfallprodukte dieser Verbrennung erreichen.

Die Wirkung aller *Asanas* oder Körperhaltungen beim Hatha-Yoga erfassen Sie, wenn Sie das Prinzip, daß »die Natur keinen leeren Raum zuläßt«, verstehen. Jede Drehung und Biegung des

Körpers durch die Asanas erzeugt eine Druckmassage der inneren Organe, die Lebenskraft freisetzt, so wie ein Schwamm (oder Organ – die Leber zum Beispiel) in einem Wasserbecken (= der Körper und die darin zirkulierenden Flüssigkeiten) gereinigt werden kann, indem man ihn systematisch ausdrückt und losläßt. Jeder Schüler philosophischer Lehren sollte sich wenigstens ein paar Minuten täglich Zeit für die klassischen lebensbejahenden Haltungen des Hatha-Yoga nehmen. In Lawrence Durrell's *Justine* kommentiert der kabbalistische Mediziner Balthazar: »... nachdem sich all die Philosophen mit der Seele und all die Ärzte mit dem Körper beschäftigt haben, was können wir da sagen, das wir wirklich über den Menschen wissen?« Schlußendlich ist er nur ein Kanal für Flüssigkeiten und feste Nahrung, ein Rohr aus Fleisch.«

Durch die Wirkung des Hatha-Yoga wird dieses »Rohr aus Fleisch« zum vollendeten Ausdrucksmittel (*tha*) für das erleuchtete Bewußtsein (*ha*).

Yoga-Therapie-Register

Dies ist eine unvollständige Zusammenstellung von Möglichkeiten, die in keiner Weise die Behandlung durch einen Mediziner ersetzt.

Beachten Sie, daß das Wort »Therapie« seine Wurzel im Sanskrit hatte, bevor es über die Indoarier nach Europa kam und seinen Weg ins Griechische fand. Die ursprüngliche Sanskrit-Wurzel bedeutet »standhalten, unterstützen, nähren«.

	THEMATIK	TECHNIK
1.	Ängstlichkeit	Polarisation, Savasana I und II
2.	Durchblutungsstörungen	Savasana II, Prana-Verjüngung
3.	Konzentrationsschwäche	äußeres und inneres Chakra-Dharana
4.	Depressionen (leichte)	Polarisation, Prana-Verjüngung
5.	Energielosigkeit	Savasana II, Prana-Verjüngung
6.	Müdigkeit	Savasana II, Prana-Verjüngung
7.	systolischer Bluthochdruck	Savasana I und II
8.	Schlaflosigkeit (Beginn von)*	Polarisation, Savasana II und III
9.	Schlaflosigkeit (unruhiger Schlaf)	Savasana II und III
10.	Meditation	Sukhasana, Yoni-Mudra I und II; äußeres und inneres Chakra-Dharana
11.	Neurasthenie (Burn-out-Syndrom)	Polarisation, Savasana II, Prana-Verjüngung
12.	neuromuskuläre und psychomotorische Störungen	Sukhasana, Yoni-Mudra I und II
13.	Anspannung, muskulär	Savasana I und II
14.	Anspannung, mental	Savasana I und II, Polarisation
15.	Visualisierung, Verbesserung	SCM, äußeres Chakra-Dharana

---

* Morgendliches, plötzliches Aufwachen mit der Unfähigkeit, wieder einzuschlafen, kann durch schwere Depressionen hervorgerufen werden bzw. ist evtl. ein Zeichen für Störungen in der Biochemie des Gehirns. Dergleichen sollte unbedingt von einem Arzt untersucht werden, insbesondere wenn Begleiterscheinungen wie ständiger Kummer, Gefühle der Hoffnungslosigkeit und Suizidgedanken auftauchen.

Yoga-Therapievorschläge

Manche Yoga-Praktizierende empfinden es als vorteilhaft, ihre Beine zu entlasten, indem sie sie bei einigen Übungen hochlegen, z.B. auf ein großes Kissen oder einen gepolsterten Stuhl. Dies bezieht sich auf die Übungen in folgenden Kapiteln:

- Fortgeschrittenes Savasana (Kapitel 2)
- Polarisation (Kapitel 4)
- Prana-Erholung (Kapitel 6)
- Solarplexus aufladen (Kapitel 9)

ANMERKUNG:

Beim Aufladen des Solarplexus legen Sie den rechten Knöchel über den linken Fuß. Dadurch tritt derselbe Effekt ein wie in der Rückenlage beim Sukhasana, d.h., die Anschlußstellen der Füße werden miteinander ver- bunden.

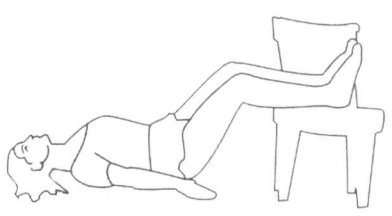

Alternative Beinposition für diejenigen mit akuten oder chronischen Rückenproblemen (Astronautenposition)

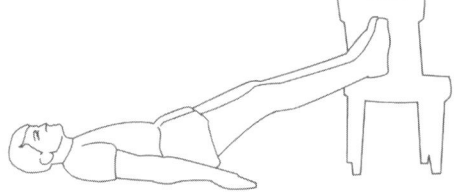

Normale Drainageposition

Die obigen Positionen sind sehr hilfreich bei:

- Ödemen (durch Flüssigkeitsansammlungen) an den Knöcheln; kein Ersatz für Diuretika, wenn verschrieben, können aber gut in Verbindung damit angewandt werden;

188

- müden, vom langen Stehen geschwollenen Füßen.
- Krampfadern; führen zu vorübergehender Erleichterung (starke Krampfadern können nur durch Injektion von verhärtenden Flüssigkeiten fixiert oder durch Operation entfernt werden);
- Wittmaack-Ekbom-Syndrom (Syndrom der unruhigen Beine, nachts und im Liegen auftretende schmerzhafte Empfindungen in den Beinen);
- verstauchten oder verspannten Knöcheln;
- Beingeschwüren; fördern die Heilung.

Zum Abschluß meine persönlichen Aphorismen für Sie zur Anregung, darüber nachzudenken:

Psychotherapie ist alles,
was Glaube, Mut und Hoffnung fördert.

Nichts ist nie –
und nichts ist immer.

Zuwendung ist wichtig beim Heilen,
und Heilen ist Anteilnahme.

TEIL FÜNF

Jnana-Yoga für inneren Reichtum

Der, dessen Unternehmungen alle frei sind vom
Willen des Begehrens, dessen Werke der Prüfung
des Feuers der Weisheit widerstanden – den
nennen die Weisen einen gelehrten Mann.

BHAGAVADGITA 4:19

Kapitel 12

Meditation und inneres Sein

Die Bindung an die Früchte der Arbeit lösend,
immer zufrieden, ohne jede Form der
Abhängigkeit, tut er nichts und ist doch immer
beschäftigt.

BHAGAVADGITA 4:20

Yoga-Schüler sind oft von der Meditation verwirrt. Der Duden definiert »meditieren« als »nachdenken«, »betrachten«, »sinnen«. Diese Definition hinterläßt den Eindruck, daß es sich dabei um einen aktiven, fortlaufenden Prozeß des Verstandes handelt, der zahlreiche Gedanken erfordert, die wie Fische durch den Strom des Bewußtseins schwimmen. Die Folgerung wäre, daß Meditation eine Art des Denkens ist, nämlich eine problemlösende Aktivität. Nichts könnte weniger der Wahrheit entsprechen!

Das Wort »Meditation« ist nicht in der Lage, die im Yoga angestrebten höheren Bewußtseinszustände zu beschreiben. Das Ziel des Yoga ist nämlich das Herstellen eines Zustandes der Stille, der Gelassenheit, Ruhe, Sanftheit und des Friedens, ein Zustand, der jenseits von Grübeln oder aktivem Nachdenken liegt. Ein »Zustand, in dem das Denken aufgehört hat«, beschreibt das Ergebnis von Yoga am besten.

Der Verfasser des weltweit ersten bekannten Textes über Yoga war Patanjali, der Yoga als etwas definierte, was den Verstand beruhigt, das Bewußtsein bewegungslos macht und emotionale Schwankungen abstellt.

Acht auf einander aufbauende Stufen

Patanjali entwickelte den sogenannten achtgliedrigen Pfad, dem jeder, der Erfahrungen mit den verschiedenen Bewußtseinsebenen machen möchte, folgen sollte.

Sein System nennt sich Ashtanga-Yoga, was wörtlich »acht Glieder/Zweige« bedeutet. Es führt zur vollkommenen Integration des Selbst durch die Verschmelzung von Körper und Geist im Trancezustand.

Die ersten beiden Pfade des Ashtanga-Yoga nennen sich Yama und Niyama. Sie bestehen aus zehn Verhaltensvorschlägen für den Praktizierenden, der ein ganzheitliches Leben zu führen wünscht. Westliche Gelehrte haben die Grundsätze von Yama und Niyama mit den Zehn Geboten des Moses gleichgesetzt, dabei aber nicht verstanden, daß das Prinzip der Sünde oder Strafe dem Yoga fremd ist.

In der östlichen Lehre ist das Karma, das Gesetz von Ursache und Wirkung, neutral.

Karma ist das psychologische Äquivalent zu Newtons physikalischem Gesetz, nach dem es für jede Aktion eine ausgleichende gegenteilige Reaktion geben muß. Die Yama-Niyama-Praktiken basieren auf dem Wissen über das Karma und sind, im Gegensatz zu den zehn Geboten, frei von moralischer oder ethischer Bedeutung und Bewertung.

Ein Beispiel: »Ashimsa ist das Yama der achtsamen Gewaltlosigkeit gegenüber allen Lebewesen.« Dieser Ausspruch basiert auf dem Wissen, daß wir für gewalttätige Handlungen und Gedanken mit dem Verlust unseres Seelenfriedens bezahlen. Innerer Unfrieden schließt das Erreichen höherer spiritueller Stadien aus.

Santosha, die Entwicklung und Pflege von Zufriedenheit, ist der Niyama-Grundsatz für ein Leben in der Gegenwart, in dem man weder über die Vergangenheit grübelt noch von der Zukunft träumt. Das Leben im Jetzt bewahrt die spirituelle Energie, die wir für die Meditation oder die Entwicklung des Überbewußtseins benötigen.

Das Ziel der Yamas und Niyamas ist die vollkommene Erhaltung einer seelischen Gesundheit.

YAMAS

1. Ahimsa: Gewaltlosigkeit.
2. Satya: Wahrheit; eine Lüge aufrechtzuerhalten verschwendet Energie und zerreißt einen innerlich.
3. Asteya: Nicht stehlen; wir haben nur ein Recht auf das, was wir verdient haben.
4. Brahmacharya: Sexuelle Energie; Erwiderung – Verantwortung.
5. Aparigraha: Nicht besitzen; Lösung der Bindung an materielle Güter.

NIYAMAS

1. Saucha: Reinheit des physikalischen Körpers und Befreiung von giftigen Ablagerungen.
2. Santosha: Zufriedenheit; leben im »ewigen Jetzt«.
3. Tapas: Gleichmut angesichts von Schwierigkeiten oder Veränderungen im Außen.
4. Svadhyaya: Selbstentwicklung; wenn wir aufhören zu lernen, beginnen wir zu sterben.
5. Ishvarapranidhana: Hingabe an ein spirituelles Leben.

Der dritte Pfad von Patanjalis klassischem System sind die Asanas. Gemeint sind Übungen, bei denen der Praktizierende eine Position einnimmt, die über eine längere Phase gehalten wird und in die hinein er seinen Körper entspannt.

Körperliche Aktivität ist verbunden mit mentalen Zuständen, wobei das Ziel der Asanas die Verringerung der Tendenz des physikalischen Körpers ist, die mentale Konzentration zu unterbrechen.

Pranayama (Atemkontrolle) ist der vierte zu meisternde Pfad. Er besteht aus Techniken, durch die eine charakteristisch tiefe und langsame, kontrollierte Atmung erreicht wird. Langsames, volles Atmen, willentlich und bewußt ausgeführt, führt den Verstand des Praktizierenden, der sich auf die Meditation vorbereitet, in eine tiefe Entspannung.

Hatha-Yoga

Aus dem dritten und vierten Pfad von Patanjalis Ashtanga-Yoga ist die bekannte und hervorragende Lehre des Hatha-Yoga erwachsen, die mit ihren Körper- und Atemübungen zum Erhalt der Gesundheit von Körper und Geist beiträgt.

Hatha-Yoga wurde entwickelt, damit man das Prinzip »Geist beherrscht Materie« begreift. Durch Hatha-Yoga gewinnt das Bewußtsein die Herrschaft über den physischen Körper.

Pratyahara, der fünfte Pfad, erfordert den Rückzug der Sinne von den Stimulationen der Umwelt. Er wird als Vorbereitung für die Reise in den bei der Meditation erforschten mentalen Raum benutzt und kann begangen werden, indem man die Aufmerksamkeit so intensiv auf ein mentales Bild ausrichtet, daß das bewußte Erkennen von Impulsen der fünf Sinneswahrnehmungen ausgeschlossen oder verringert wird. Äußere Hilfen, wie das Zurückziehen in eine dunkle Höhle oder das Blockieren der Ohren mit Watte, können Pratyahara unterstützen und erleichtern.

Die letzten drei Pfade werden auch »Juwelen der Yoga-Meditation« genannt. Sie führen in ein Stadium, in dem der Geist befreit ist von den unzähligen Gedanken, die für das normale Bewußtsein so charakteristisch sind. Dieser Prozeß wird Samyama genannt. Er ist vergleichbar mit dem, was geschieht, wenn man einen Kiesel fallen läßt (Bild, auf das wir uns konzentrieren) und er in einem Schwarm kleiner Karpfenfische (Gedanken) auftritt. Die Fische fliehen sofort, was einen den am Boden liegenden Kiesel durch das klare, ruhige Wasser des Bewußtseins deutlich erkennen läßt.

Wenn das Bewußtsein ein bestimmtes mentales Bild ungefähr zwölf Sekunden lang ohne Unterbrechung aufrechterhalten kann, ist das sechste Stadium des Dharana erreicht. Dies ist schwieriger, als es erscheint, denn es kommt zu unterschwelligen Unterbrechungen, z.B. wenn Gedanken wie »ich mache das gut« oder »zwölf Sekunden müssen um sein« auftauchen.

Dhyana, der siebte Pfad, ist über zwei Minuten gehaltenes Dharana (oder Beständigkeit der Konzentration).

Samadhi: »Mit reinem Bewußtsein«

Der letzte Pfad, Samadhi, kann im Leben eines Schülers der Spiritualität in jedem Moment erreicht werden, ist aber auch der Gipfel, der durch disziplinierte Übung der vorherigen sieben Schritte gewonnen werden kann. Das Wort *Samadhi* selbst bedeutet »mit (*sam*) reinem Bewußtsein (*adhi*)«. Die Sanskrit-Wurzel *adhi* kann verglichen werden mit dem hebräischen *adonai* in der Bedeutung »Gott«, demzufolge läßt sich Samadhi als die Erfahrung kosmischen Bewußtseins, von Gott erfüllt zu sein, deuten.

In diesem Stadium wird der Yogi eins mit dem Objekt seiner Meditation und verliert das Gefühl der Getrenntheit zwischen dem Selbst, dem Objekt seiner Aufmerksamkeit und dem Subjekt, dem Ich. Samadhi ist die Rückkehr ins verlorene Paradies.

Ein intelligenter Engländer hat Patanjalis Ashtanga-Yoga einfach in folgender simplen Formel zusammengefaßt: »Still sitzen, Klappe halten, aufhören zu denken und weggehen.« Ausgezeichneter Rat!

Die Technik der Meditation an sich ist nicht schwer, aber wie bei allen erstrebenswerten Praktiken benötigt man zum Erlernen Ausdauer, Einsatz und Zeit. Die tägliche Meditation ist ein wesentlicher und notwendiger Bestandteil eines spirituellen Lebens, der uns im Westen völlig abgeht.

Jeden Tag verschwenden wir unsere geistigen Energien mit negativen Gefühlen, nutzlosen Tagträumereien und Klatsch. Selbst das Sprechen über unsere Pläne – der Intellektualismus – entzieht uns unsere Energie und hält uns davon ab, wirklich zu leben und etwas zu erreichen. Wer Philosophie studiert, erinnert sich: Das, was aus dem Mund herauskommt, ist wichtiger, als das, was in ihn hineingeht.

Innere Tiefen

Die Beherrschung der Gedanken durch Yoga bietet ein uns allen zugängliches Bewußtseinsstadium, in dem das endlose geistige Geschnatter endlich verstummt. Dort können wir in die inneren Tiefen unseres Geistes abtauchen, unser Nervensystem regenerieren und eine neue Lebenserkenntnis finden.

Meditation bringt uns auf die Reise in innere Bereiche, die so grenzenlos und unendlich sind wie das All. Die jeweilige Methode – z.B. Konzentration auf Laute oder Visualisation von bestimmten Dingen – variiert in den verschiedenen Traditionen, aber ganz gleich, welche Technik Sie wählen, sie kann als Navigationshilfe betrachtet werden, die uns zu den Ufern der meditativen Erfahrung führt.

Meditation ist keine einzelne Wahrnehmung, sondern die Kombination vieler. Glückseligkeit, kreatives Denken, bedeutungs-volle Emotionen und erhöhte Sinneswahrnehmungen sind einige der konkreten Ergebnisse der Meditation.

Ob es sich tatsächlich um übersinnliche oder transzendente Wahrnehmung handelt, läßt sich an den bereichernden und beruhigenden Auswirkungen auf alle Ebenen der Persönlichkeit ermessen.

Diejenigen, die Zustände tiefer Meditation erreichen, reden nur sehr ungern über ihre Erfahrungen, im Gegensatz zu denen, die ihre als »spirituelle Erfahrungen« interpretierten Persönlichkeitsstörungen kundtun müssen.

Wir beginnen mit einer besonders wirkungsvollen Form der Meditation. Sie ist bekannt als *Surya-Shabda* oder »den Sonnenströmungen lauschen«. Diese »Strömungen« sind unterschwellige, innere Geräusche, die in der rechten Hirnhälfte zu hören sind und dem Fluß der Energie in bestimmten Nervenkanälen zugeordnet werden, die ihren Ursprung im rechten Sympathikusganglion haben. Dieser bildet zusammen mit dem linken Sympathikusganglion entlang der jeweiligen Seite des Rückenmarks die in den »Himmel« führende »Jakobsleiter«.

In den klassischen Schriften wird die Konzentration auf innere Klänge mit einem Reh (der ruhelose Geist) verglichen, das durch eine Jägerflöte (nada oder innere Musik) angelockt, in eine Schlinge oder Falle getrieben und dann getötet wird (die Gedanken sterben).

Klang hat keine äußere Realität

Klang existiert nur in unserem Verstand und hat keine äußere Realität. Wenn ein Baum in einem Wald umfällt, ohne daß je-

mand in der Nähe ist, macht es ein Geräusch? Nein! Der Baum
fällt so leise wie eine Feder, da die Bewegung nur Luftschwin-
gungen produziert – keine Schallwellen.

Bis diese Stoßwellen durch die Luft reisen und vom Ohr aufgenommen werden, das sie in mechanische Vibrationen verwandelt, die dann in elektrische Impulse umgewandelt werden (im
Schläfen- oder Temporallappen des Großhirns) und das uns als
Ton bekannte Geräusch herstellen, ist nichts zu hören. Wenn
wir nach dem inneren Klang suchen, zwingen wir das Bewußtsein, die 27 Schichten des Verstandes zu passieren.

Um mit dem grundlegenden Aspekt der Surya-Shabda-Kriya
(oder -Technik) zu beginnen, setzen Sie sich bequem in einen
stillen, verdunkelten Raum, die Ellbogen auf einen Tisch oder
auf die Knie aufgestützt. Lecken Sie Ihre Daumen ab (machen
Sie sie richtig feucht), und drehen Sie sie fest in Ihre Ohren,
legen Sie dabei die Finger über die Augen, ohne auf die Augäpfel
zu drücken. Äußere Geräusche und Licht sollten nun nicht
mehr zu Ihnen vordringen.

Konzentrieren Sie sich auf Ihr rechtes Ohr, und lauschen Sie
auf innere Klänge. Analysieren Sie die Töne, die Sie hören,
nicht, akzeptieren Sie sie einfach. Suchen Sie unter jedem er-
lebten Klang nach einem noch zarteren Ton, und dringen Sie so
immer tiefer und tiefer in die Höhle des Unterbewußtseins vor.
Wie bei allen meditativen Kriyas benötigen Sie anfangs Geduld
und entschlossene Ausdauer. Üben Sie in der ersten Woche
täglich zehn Minuten, und steigern Sie dies jede Woche um fünf
Minuten, bis Sie bei dreißig Minuten täglich angelangt sind.

Zehn Milliarden Zellen

Das menschliche Gehirn enthält etwa zehn Milliarden Zellen, von denen nur zehn Prozent (oder eine Milliarde) im täglichen Leben genutzt werden. Vollständig ausgeübtes Surya-Shabda aktiviert die »übersinnlichen« (feinstofflichen) oder ruhenden Bereiche der rechten Großhirnrinde, hebt den Energiepegel im ganzen Körper-Geist-Labyrinth und macht zusätzliches intellektuelles und emotionales Potential verfügbar.

Eine persönliche Einweihung ins Surya-Shabda ist verbunden mit einem *Shakti*-Mantra (Shakti = Kraft), das dabei hilft, Neurosekrete, *Soma*, *Amrita* (»Säfte der Unsterblichkeit«) auszuschütten. Dadurch werden Spannungen sofort abgebaut, negative Emotionen zerstreut und der Blutdruck gesenkt.

Eingeweihte lernen während der Surya-Shabda-Übung die 27 Schichten des Bewußtseins und die Bedeutung jeder Art von Ton kennen. Wenn sich die Meditationserfahrung vertieft, kommt es zu Synästhesie (abnorme Mitempfindung, Zusammen-Fühlen) – die inneren Töne werden zu innerem Licht, bis man schließlich in Samadhi eintritt.

Yamas und Niyamas

Die Lehre der Yamas und Niyamas wurde im landläufigen Hinduismus und im westlichen Yoga so grob interpretiert, daß sie für bloße Moralvorstellungen und Dogmen gehalten wurden. Doch so einfach ist das nicht.

Wenn die Yamas und Niyamas als Regeln für moralisches Benehmen angesehen werden, stehen wir vor einem Problem. Es ist uns Menschen nicht möglich, im moralischen Sinne perfekt zu sein; das liegt nicht in unserer Natur. In jedem Menschen, ganz gleich wie intelligent er auch ist, sind unzivilisierte Grundinstinkte tief im Gehirn verankert, und solange sie dort sind, besteht die Möglichkeit bzw. die Gefahr, daß sie in einer Krisensituation freigesetzt werden.

Meine eigenen Erfahrungen ließen mich zwei Dinge hinsichtlich der Menschen erkennen: In jeder Person existieren zwei Seiten und darüber hinaus zwei Schalter. Einen dieser Schalter oder Knöpfe nenne ich den »Killer-Schalter«, den anderen »Judas-Knopf«.

Der Killer-Schalter ist eine emotionale Reaktion in einem bestimmten Bereich des Gehirns. Wenn dieser in einem Menschen aktiviert wurde (normalerweise durch Umlegen dieses Schalters mit Worten), kann selbst die harmloseste und passivste Person zum Mörder werden. Der Judas-Knopf steht im Zusammenhang mit einer bestimmten Schwachstelle in jedem von uns und bewegt uns – wenn gedrückt –dazu, Christus zu verraten, also das höhere Bewußtsein in uns.

Unterschwellige innere Prozesse

Die ganze Lehre der Yamas und Niyamas ist keine Anleitung für moralisches Benehmen. Sie ist ein Wegweiser durch die unbewußten inneren Prozesse, sie hilft, das Anschwellen und Abebben der seelischen Zufriedenheit im inneren Sein zu steuern. Wenn wir beginnen, diese Lehre zu analysieren, erkennen wir die tiefere Bedeutung hinter der landläufigen Meinung.

YAMAS

Ahimsa: Gewaltlosigkeit

Das erste Yama (Kontrolle) ist Ahimsa, das wörtlich Gewaltlosigkeit bedeutet. In der vereinfachten Betrachtung wird es dem Gebot »Du sollst nicht töten« gleichgestellt. Aber in jedem von uns gibt es einen Schalter, der uns befähigt zu töten – Yoga hin oder her.

Einer der Grundsätze des Buddhismus ist eine Form von Ahimsa: »Du sollst kein Lebewesen töten.« Aber wenn Sie Chinin einnehmen, um Malaria zu heilen, töten Sie die Parasiten in Ihrem Blutkreislauf. Wenn Sie ein Jaina sind (Angehörige der Jain-Religion) läuten kleine Glöckchen, um kleine Insekten zu verscheuchen, wenn Sie eine Wiese betreten). Brechen Sie Ihren Schwur der Gewaltlosigkeit, wenn sie die Mikroorganismen einer Lungenentzündung mit Penizillin bekämpfen? Wenn ein Mensch in eine Situation gerät, in der er töten muß, in der er das Töten als gerecht oder vertretbar empfindet, bricht er dann die Regel von Ahimsa? Ist Ahimsa wirklich wörtlich gemeint – geht es darum, kein Leben zu töten?

Wenn man ein wenig darüber nachdenkt, ist es offensichtlich, daß das ganze ein Witz wäre, wenn es nicht mehr bedeutete als das. Was an der Menschheit soll nicht zerstört werden? Was Gewaltlosigkeit, Ahimsa, bedeutet, ist eine grundsätzliche geistige Einstellung. Es ist diese Einstellung und nicht die Tat, die das Karma bestimmt.

Und was ist es, bei dem jeder Mensch dazu neigt, es zu töten? Es ist das höhere Bewußtsein. Was vernichtet das höhere Bewußtsein? Es sind die negativen Emotionen. Jemand, der ernsthaft Ahimsa praktiziert, läßt keine Gewalt gegen das höhere Bewußtsein zu und kämpft dagegen an, daß es durch den Mißbrauch der geistigen Fähigkeiten zerstört wird.

Satya: Wahrheit

Das zweite Yama ist Satya – Wahrheit. Es ist eine bekannte moralische Regel, daß man immer die Wahrheit sagen soll – nach außen hin. Nun verfügt die Menschheit aber über eine sonderbare Sache: Es ist als Unterbewußtsein bekannt. Während wir dies lesen, beschäftigen wir ungefähr ein zehntel unserer gesamten mentalen Kapazität, denn neun Zehntel sind – wie bei einem Eisberg – unterhalb der (Wasser-)oberfläche. Welcher Mensch kann behaupten, die Inhalte dieses unsichtbaren Teils des Geistes zu kennen? Wie können Sie beurteilen, wann Sie ehrlich sind?

Wenn Satya »nicht lügen« bedeutet, praktizieren Sie dann Satya, wenn Sie sich weigern, eine kleine Notlüge zu verwenden, um jemanden nicht zu verletzen? Auch hier ist Satya offensichtlich nicht die einfache Interpretation dessen, was die Wahrheit ausmacht. Innere spirituelle Wahrheit ist das Schwierigste, was jeder von uns erreichen kann – die Ehrlichkeit gegenüber dem Selbst, die Fähigkeit, Fehler zu erkennen, sie bei sich wahrzunehmen, und die Bereitschaft, hinzuschauen, sich dem, was man gesehen hat, ohne Angst zuzuwenden, in sich zu gehen, auch wenn es einen schier zerreißt.

Im Westen gibt es eine Yoga-Art die dies sehr erfolgreich unterstützt – ja, auch das ist Yoga –, sie wird Psychotherapie genannt. Ihre Erkenntnisse gehören zu dem Wertvollsten, was die westliche Zivilisation hervorgebracht hat.

Tatsächlich bin ich der Ansicht, daß niemand, der im Westen ernsthaft Yoga praktizieren möchte, an einer Psychotherapie vorbeikommt. Man geht dabei in sich, lernt, der Wahrheit gegenüber sich selbst in die Augen zu schauen und sie zu akzeptieren – und genau das ist Satya.

ASTEYA: NICHT STEHLEN

Das dritte Yama, Asteya, bedeutet wörtlich »nicht stehlen«. Im allgemeinen meinen wir mit stehlen, etwas zu nehmen, was wir nicht verdient haben oder was uns nicht gehört. Ich stimme zu, daß jeder von uns verdienen muß, was er besitzt, und, daß wir die Regel des Asteya, nicht zu stehlen, brechen, wenn wir etwas nehmen, was wir nicht verdient haben.

Doch Asteya geht noch viel weiter. Jeder Mensch, in seiner individuellen Existenz, ist ein entscheidendes Rädchen im Uhrwerk des Lebens. Jede Person ist ein Teil dieses Ganzen, das wir Leben nennen, erfüllt einen Auftrag (Dharma), hat eine Verpflichtung gegenüber dem Leben. Jemand, der stiehlt oder die Asteya-Regel des Nichtstehlens bricht, stiehlt die Zeit des Geistes, des höheren Bewußtseins, die dazu bestimmt ist, das höhere Sein zu entfalten.

Von Geburt bis zum Tod, vom Mutterleib bis ins Grab und jeden Moment unseres Lebens, in dem wir im Kampf gegen uns selbst versagen, stehlen wir unserem Geist die Zeit des Dharma, die uns gegeben wurde. Das ist die wahre Essenz der Regel des Asteya. Die Zeit totzuschlagen ist kein Mord – es ist spiritueller Freitod!

BRAHMACHARYA: GÖTTLICHE HANDLUNG

An vierter Stelle steht das Yama Brahmacharya. Es ist vielleicht das am meisten mißverstandene – dabei geht es um den Kernpunkt des Seins. Unwissende Narren behaupten, Brahmacharya bedeute Zölibat und daß es etwas zu tun habe mit dem Ansparen von sexuellen Kräften. Aber jeder, der sich etwas in der indischen Philosophie auskennt, sich mit buddhistischen und tantrischen Lehren auseinandergesetzt hat, weiß, daß es andere Richtungen in der indischen Philosophie gibt, neben der vereinfachten Bhakti-Vedanta, die das ganze Brahmacharya-Konzept als bloßes Zölibat widerlegen.

In den Upanischaden zeigt sich deutlich, daß das sexuelle Potential in jedem Menschen eine göttliche Kraft ist. Dort wird die Vulva als Altar, die Haare auf der Vulva als Flammen darauf betrachtet; der Körper ist ein Tempel und die sexuelle Vereinigung ein Akt der göttlichen Verehrung.

Und doch gibt es Narren, die Brahmacharya als Zölibat verstehen. Infolgedessen verkrampfen sich eine Vielzahl von Menschen in Indien und im Westen sexuell bei dem Versuch, dieser Regel zu folgen, in dem Glauben, Brahmacharya verlange sexuelle Enthaltsamkeit. Mit Brahmacharya ist nicht Zölibat gemeint, aber was ist damit gemeint?

Brahma heißt Gott, *Charya* bedeutet Handlung, also »Gott-Handlung« oder »göttliche Handlung«. Brahmacharya ist die Geisteshaltung der göttlichen Verehrung. Es hat nichts zu tun mit der körperlichen Handlung an sich. In den heiligen Schriften wird vom Körper als Tempel des Brahma gesprochen, und in diesem Tempel verehren wir einen inneren Instinkt als Aspekt des göttlichen Selbst.

Charya wird noch genauer als »wandern« übersetzt. Der Brahmachari wandert in der Ewigkeit, im Bewußtsein von Gott, sein Körper verzückt von der Betrachtung der unendlichen kosmischen Variationen von Geburt, Wachstum, Erhalt und Zerfall – ein Kaleidoskop der wechselnden Aspekte von Brahma, Vishnu und Shiva.

Freuds Entdeckung

Freud entdeckte für die westliche Welt, was die indischen Tantriker, die frühen Draviden und einige buddhistische Lehren schon vor Tausenden von Jahren wußten. Er fand heraus, daß der sexuelle Impuls die Hauptkraft in uns ist und daß die Grundlage des Seins in der sexuellen Kraft liegt.

Die Menschen haben ihn gründlich mißverstanden, als sie dachten, er sage, alles habe mit Sex zu tun. Was Freud meinte, war nicht, daß die sexuellen Energien das Wichtigste im Leben, sondern die Basis für unser Verhalten sind.

Ebenso wie der Strom durch die Kabel einer Fabrik fließt und Fehler in der Verkabelung dazu führen, daß nichts Vernünfti-

*ges hergestellt werden kann, so beeinflußt die sexuelle Ener-
gie, die durch fehlerhafte oder verdrehte Nervenbahnen fließt,
die Handlungen eines Menschen.*

*Das ist das ganze Konzept von Brahmacharya. Es ist etwas
ganz Besonderes. Was es für jeden einzelnen in seinem Leben bedeutet, kann ich Ihnen nicht sagen. In der Theorie ist
damit die Verehrung des Körpers gemeint. In der Praxis, auf
der persönlichen Ebene, muß das jeder für sich selbst herausfinden.*

*Theoretisch sollte dieser göttliche Akt des Ausdrucks von Liebe
frei sein, solange niemand verletzt wird und keine vernachläs-
sigten Kinder daraus entstehen. Das ist einfach gesunder Men-
schenverstand. Aber jeder muß die innere Bedeutung, die dies
für ihn hat, auf einer tiefen persönlichen Ebene ausarbeiten.*

APARIGRAHA: NICHTBESITZ

Nun kommen wir zum letzten Yama – Aparigraha, was soviel bedeutet wie »Nicht-Besitz«. Gemäß klassischer Vedan-
ta ist damit gemeint, daß ein Mensch, wenn er Sanyassin*
wird, allen weltlichen Gütern entsagt.

Nun, was ist der Kern der Idee von Aparigraha? Offensichtlich können wir als Bewohner der materialistischen, kom-
merziellen Welt des Westens ohne materielle Güter nicht
überleben. Was ist also mit »Nichtbesitz« gemeint?

Nur Unwissende nehmen die Yamas und Niyamas wörtlich.
Dieses Yama hat nichts mit dem Ablehnen von materiellen
Gütern zu tun; vielmehr geht es um die Einstellung dazu
oder die Bindung daran. Alle Dinge, alle materiellen Güter,
können von uns gebraucht oder mißbraucht werden.

Alle Güter, alle Früchte der Erde, alle Produkte des Verstandes im Sinne von erzeugten materiellen Gütern, dienen unserer Freude und unserem Genuß, solange der Erwerb die-

---

* offizieller Anhänger der Lehren Oshos

ser Dinge nicht zum Dreh- und Angelpunkt unseres Bewußtseins wird. Bei Aparigraha geht es nicht um die Handlung, sondern um die Gesinnung. Die Frage ist nicht: Besitzen wir zu viele Güter?, sondern: Besitzen die Güter uns?

NIYAMAS

SAUCHA: REINHEIT

Nun kommen wir zu den Niyamas. Sie verkörpern das positive Element im Sinne von Dingen, die man tun kann, Taten, die man umsetzen sollte, konkrete Realität. Das erste dieser Niyamas ist Saucha, was Reinheit bedeutet. Unwissende glauben, es gehe dabei um die Reinheit des Geistes. Wer kann sagen, er hätte einen reinen Geist? Nur bei einem Kind – und selbst das wird vom psychoanalytischen Standpunkt aus widerlegt – besteht die Möglichkeit zu einem reinen Geist, wenn damit der Verstand gemeint ist. Saucha bezieht sich nicht auf den Geist, sondern auf den Körper. Es bedeutet Reinheit des Körpers im physiologischen Sinne. Für die Reinheit des Körpers, der das Ausdrucksmittel des Bewußtseins ist, ist die Beseitigung von giftigen Ablagerungen, den Malas, von großer Wichtigkeit. Die Pflege dieser Reinheit des Tempels Körper hat etwas damit zu tun, wie jeder von uns zu sterben beginnt. Ich werde jetzt über drei Arten und später über eine vierte sprechen.

Zu sterben beginnen

Die erste Art, auf die jeder von uns körperlich und mental zu sterben beginnt, nennen wir den psychosomatischen Akt. Wir beginnen, uns durch den Mißbrauch der Körper-Geist-Verbindung selbst zu töten. Wie? Indem wir die Yamas mißverstehen und mißbrauchen, indem wir mentale Gewalttaten begehen, indem wir unser höheres Bewußtsein zum Schweigen bringen, indem wir uns weigern, die Wahrheit über uns selbst zu erkennen, indem wir uns die Zeit stehlen, die uns von unserer Geburt bis zu unserem Tod gegeben ist, indem wir das Nervensystem und seine sexuelle Funktion mißbrauchen und indem wir uns von weltlichen Gütern verlocken lassen und unter der Angst vor deren Verlust leiden. Ungefähr 60 bis 70 Prozent der Menschen, die zum Arzt gehen, leiden an psychosomatischen Krankheiten, einem Prozeß, der durch emotionale Anspannung ausgelöst wird.

Die zweite Art, auf die wir zu sterben beginnen, hängt mit der Fürsorge für den Kern unseres Seins zusammen, den Zellkern. Gegenwärtig herrscht in der westlichen Biologie die Ansicht vor, daß der individuelle Zellentod in den Chromosomen programmiert ist. Wir vermuten, daß es möglich ist, durch die Yoga-Übungen die Programmierung im Zellkern zu verändern und dadurch das körperliche Leben zu verlängern.

Die dritte Art, auf die wir zu sterben beginnen, ist besonders eng mit Saucha (Reinheit) verbunden. Es ist ganz einfach: Wir beginnen auf der zellulären Ebene zu sterben, weil wir in unseren eigenen Ausscheidungen ertrinken. Die semipermeable Membran der Zellenwand wird mit Ablagerungen verstopft und verliert ihre Fähigkeit, Nährstoffe aufzunehmen und Abfälle abzugeben.

Die Praktiken des Hatha-Yoga – das innere Reinigen, die innere Massage durch die Körperübungen, die Ernährung und das Fasten – erhalten die Gesundheit der Zellwände und beugen ihrem Verfall vor. Saucha bedeutet konsequente Beseitigung innerer Verschmutzungen des Körpers, so daß das Leben verlängert und das Nervensystem für höhere Ebenen gereinigt wird.

Santosha: Zufriedenheit

Das zweite Niyama, Santosha, bedeutet Zufriedenheit – das Praktizieren von Zufriedenseins. Wie gelingt das? Indem man in der Gegenwart lebt, die Vergangenheit vergißt, von den Tagträumen über die Zukunft abläßt und so die Energien des Körper-Geist-Komplexes für den Moment nutzt. Wir können die Zufriedenheit kultivieren, indem wir den Dämmerzustand zwischen Einschlafen und Schlaf sowie zwischen Schlaf und vollständigem Erwachen dazu nutzen, in unserem Unterbewußtsein positive Samen in Form von Suggestionen von Glück und Zufriedenheit zu säen.

Was ist Yoga?

Die älteste Definition aus Patanjalis Yoga-Sutras lautet: Yoga bedeutet, sich nicht länger mit den Fluktuationen zu identifizieren, die im Bewußtsein entstehen.

Jemand, der Yoga praktiziert, seine Gedanken im Griff hat und die Schwankungen in seinem Bewußtsein unterbinden kann; jemand der in sich gehen und seine Energien aktivieren kann, ganz gleich, was um ihn herum vorgeht; jemand, der geistig von Höllenhunden gejagt und zerrissen wird, aber dennoch sein Bewußtsein beherrscht – solch ein Mensch weiß, was Yoga ist.

Tapas: Gleichmütigkeit

Das dritte Niyama heißt Tapas und bedeutet Gleichmütigkeit. Tapas ist die Übung der Gleichmütigkeit gegenüber Unannehmlichkeiten, wenn kein nützlicher Zweck damit erfüllt wird, von der Unannehmlichkeit Notiz zu nehmen. Tapas ist die bis zum Extrem der »Nonchalance« kultivierte Geisteshaltung.

Swadhyaya: Selbststudium

Das vierte Niyama ist Swadhyaya – das Selbststudium. Im Kern befaßt es sich mit der vierten Art, auf die wir zu sterben beginnen. Dieses Selbststudium bedeutet, daß der Akt des Lebens ein kontinuierlicher Lernprozeß ist. Wenn Sie zu lernen aufhören, beginnen Sie zu sterben. Psychologen wissen, daß mindestens fünfzig Prozent der Senilität psychologisch ist – kein Interesse mehr am Leben, keine Bereitschaft mehr, durch die neuen Erfahrungen des Lebens zu lernen . . . In diesem Zusammenhang ist Yoga eine Art Umerziehung.

Ishwarapranidhana: Der Abschlußprozeß

Der Abschlußprozeß heißt Ishwarapranidhana und bedeutet Zuwendung und Hingabe an Gott. Im Sinne von Samkhyan ist damit die Hingabe an das Selbst als Essenz von Gott gemeint. Denn was ist Gott? Gott ist dieser gegenwärtige Lebensprozeß. Gott ist kein Wesen, keine Person, Gott ist der ganze Prozeß des Lebens. Jemand der Ishwarapranidhana praktiziert, gibt sich ganz dem gegenwärtigen Leben und der Entwicklung des Selbst hin.

Damit Yoga für interessierte Menschen im Westen auf vernünftige Weise bestehen kann, muß es eine Anpassung geben. Die klassischen Yoga-Texte sind Zeugnisse vom Höhepunkt der indischen Zivilisation auf ihrem Höhepunkt. Indien ist derzeit eine sehr zerfallene Zivilisation, aber es hat uns mit den klassischen Schriften ein Erbe hinterlassen, dessen kurze und bündige Aussagen zukünftige Geister erklären, erweitern und ausbauen können.

Manche Lehren haben Moral, Sitten und Dogmen von den klassischen Schriften abgeleitet. Lassen wir sie. Manche wollen grob vereinfachtes Yoga. Laßt auch sie. Jene jedoch, die herausfinden möchten, worum es wirklich geht, sind daran beteiligt, die Erbauer und Umgestalter dieser Sache namens Yoga zu werden.

Kapitel 13

Fortgeschrittene Techniken

Ajna ist direkt verbunden mit dem Muladhara-
Chakra.
Wenn etwas im Ajna-Chakra erwachen soll, muß
es zunächst im Muladhara-Chakra geschehen.
Und alles, was im Muladhara-Chakra geschieht,
muß ins Ajna-Chakra gehen.

PARAMAHANSA SATYANANDA SARASWATI

Wir haben uns mit dem Panch-Chakra-System befaßt (die fünf
Chakras unterhalb des Kopfes). Nun können wir beginnen, über
Ajna zu meditieren (»ag-nyah« gesprochen – mit einem G wie
in Agape), das sogenannte Dritte Auge, womit wir in den Bereich des Shat-Chakra- oder Sechs-Zentren-Systems gelangen (der klassische Tantra-Text ist *Shat Chakra Nirupana*).
Ajna, lokalisiert zwischen den Augen, wird üblicherweise mit
der Zirbeldrüse (Epiphyse) verglichen, und das aus folgenden
funktionellen Gründen:

1. Die Zirbeldrüse ist lichtempfindlich.
2. Die Zirbeldrüse hat einen bremsenden oder verstärkenden
   Einfluß auf die Pubertät (dies ist eine direkte Verbindung
   zum Swadhisthanana-Muladhara-Komplex).
3. Auf einer Skala der Phylogenetik* wird die Zirbeldrüse mit
   einem verkümmerten dritten Auge in Verbindung gebracht, das eine bestimmte australische Echsenart tatsächlich auf ihrem Kopf hat.
4. Einige der Zirbeldrüsensekrete lösen Schlaf-Wach-Zyklen
   aus und sind in die Erzeugung veränderter Bewußtseinszustände verwickelt.

* Stammesentwicklung der Lebewesen im Verlauf der Erdgeschichte

Auf der anderen Seite spricht folgendes für die Hirnanhangsdrüse (Hypophyse) als Sitz von Ajna:

1. Der anatomische Sitz an der Nasenwurzel, im »Türken-
   sattel« (Knochenvorsprung des Keilbeins an der inneren
   Schädelbasis), zwischen und hinter den Augen.
2. Sie wird auch »Haupt-« oder »Meisterdrüse« genannt, was
   sich auf die Steuerung der meisten darunterliegenden
   Drüsen/Chakras bezieht.
3. Sie beeinflußt funktionsgemäß die Reifung der Geschlechtsdrüsen und der wiederkehrenden Zyklen.
4. Anatomisch gesehen ähneln die beiden Lappen (anterior
   und posterior) den beiden Schwingen oder Blütenblättern
   (*Dalas*) des Ajna-Mandalas.

> Die Karte ist nicht der Ort
>
> ALFRED GRAF KORZYBSKI
>
> (POLN. INGENIEUR UND VERTRETER DER
>
> ANALYTISCHEN PHILOSOPHIE,
>
> 1880–1950)

Da ein Chakra nur ein Konzept ist, mit dem man die Aufmerksamkeit schult, ist es an sich nicht wirklich wichtig. Ich denke,
daß beide Drüsen damit zu tun haben; und jeder, der das aus-
diskutieren möchte, wird sich mit der chaotischen Hirn-
anatomie inklusive Hypothalamus und Thalamus beschäftigen
müssen.

In dem vollständigen Mandala eines Chakras – also einem, das
einen Gott oder eine Göttin, einen Elementegott (versteckt oder
gegenwärtig in der Implikation, so ist z.B. Agni, der Feuergott, in
Manipura präsent), eine tierische Gottheit, ein Yantra, ein
Bija-Mantra und Sanskritbuchstaben auf Blütenblättern (*Dala-
Mantra*) enthält – ist so viel Information gespeichert, daß ein
Eingeweihter stundenlang darin lesen kann. (Klassische Farb-

mandalas der Shat-Chakras mit spirituellen Tantra-Erläuterungen finden Sie in meinem Buch *Tantrische Sexualmagie*.) Konzentrieren wir uns darauf, daß Ajna ein Königsweg ins Unterbewußtsein ist, besonders wenn über die vorherigen Chakras meditiert wurde. Die Meditation wird in zwei Abschnitte geteilt:

1. Inneres Chakra-Dharana unter Verwendung von Tratak
2. Kupfermünzen-Chakra-Atmung

Was passiert, wenn über Ajna meditiert wird, kann nur der Meditierende selbst beantworten. Die Erfahrung ist der beste (und einzige?) Lehrer.

Einleitende Informationen

Das Sanskrit-Wort »Ajna« bedeutet »Befehlszentrum«, der Ort, an dem wir mit unserem Bewußtsein den Guru-Atman (oder das höhere Selbst) anbeten und von wo wir Anweisungen erhalten.

Das mit Ajna verbundene Element ist Manas, oder »der Verstand«, die Energie des Bewußtseins.

Das Bija-Mantra ist das »verlorene Wort« OM, und das Yantra, das Ajna symbolisiert, ist der geflügelte Globus, ein Sinnbild für die Vorstellungskraft, die überall hinfliegen kann, ohne Begrenzung von Zeit und Raum. Andere, traditionellere Yantras zeigen das Dreieck mit der Spitze nach unten (wie auch in den Chakra-Mandalas von Muladhara und Manipura zu finden) sowie das unbewußte Symbol des OM auf eine goldene Scheibe geprägt.

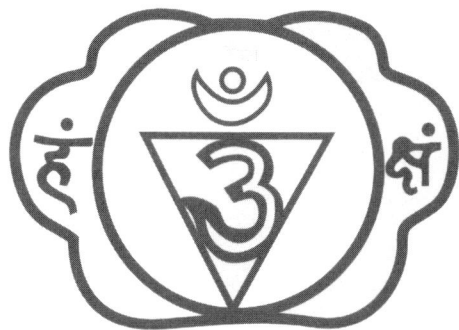

Beachten Sie, daß in der Ajna-Skizze die beiden Dalas oder Blätter (die zu den Flügeln werden) die Sanskrit-Wörter für *Ha* und *K'sha* aufweisen, die für Sonne und Mond, Geist und Körper, Ida und Pingala stehen und alle zusammengefaßt in Ajna, an der Nasenwurzel, zu finden sind.

Unser Symbol für das Tratak wird ein schwarzer geflügelter Globus sein (wie Hermes' Heroldstab), so daß das Gegenbild bei geschlossenen Augen ein weißer geflügelter Globus sein wird.

Ajna-Technik für inneres Chakra-Dharana

1. Nehmen Sie eine bequeme Meditationshaltung ein – auf dem Boden sitzend oder auf einem Stuhl – mit einer Schreibtischlampe oder anderen Lichtquelle in Griffweite.
2. Legen Sie das Ajna-Yantra für inneres Chakra-Dharana sichtbar in Ihren Schoß.
3. Blicken Sie starr und ohne zu blinzeln (Tratak), auf den Punkt in der Mitte des schwarzen geflügelten Globus, bis eine weiße Aura um die schwarze Begrenzung erscheint und das Schwarz selbst zu verblassen beginnt (das kann ein bis zwei Minuten dauern).
4. Während Sie Tratak ausüben, rezitieren Sie im stillen das Bija-Mantra OM, in Verbindung mit der natürlichen Atmung: beim Ein-

atmen (Oh) durch die Stirn und bei der natürlichen Ausatmung Mmmmm – das »Oh« fließt mit der Einatmung in das Ajna, und das »Mmmm« fließt mit der Ausatmung aus dem Ajna heraus (siehe Abbildung).

5. Wenn sich die Aura um den Rand gut manifestiert hat, schalten Sie das Licht aus und schließen die Augen. Fahren Sie mit der stillen Wiederholung des Bija-Mantras OM wie in Schritt 4 beschrieben fort, während Sie bei geschlossenen Augen durch Ihre Stirn hindurchsehen. Wenn Sie sich entspannen, wird ein weißer geflügelter Globus erscheinen, der im Dunkeln vor Ihnen schwebt. Beobachten Sie diesen geflügelten Globus, und richten Sie Ihre Aufmerksamkeit immer wieder auf das Nachbild, um es so lange wie möglich wahrzunehmen.

6. Wenn das Nachbild völlig verblaßt ist, erschaffen Sie es anhand Ihrer Vorstellungskraft neu und erhalten es zwischen Ihren physischen Augen aufrecht, während Sie mit der Bija-Mantra-Meditation fortfahren. Dies kann bis zu zwanzig Minuten durchgeführt werden.

Nach ein bis zwei Wochen kann die Konzentration auf das äußere Ajna-Darana-Tattwa wegfallen, und Sie können direkt zu der inneren Chakra-Dharana-Praxis übergehen, bei der Sie den geflügelten Globus hinter Ihrer Stirn visualisieren und sich auf das Synchronisieren des Bija-Mantras mit der Atmung konzentrieren.

Äußeres Chakra-Dharana erzeugt ein Nachbild, welches als – wie ich es nenne – psychologischer Aufmerksamkeitsfänger dient. Swami Satyananda brachte uns bei, den Ajna-Punkt, der ungefähr dort liegt, wo bei den Hindu-Frauen der Tilaka* sitzt, mit Speichel zu befeuchten – er hat genau die richtige zähe Konsistenz, um beim langsamen Verdunsten ein Gefühl zu hinterlassen, das die Konzentration auf das Marma vereinfacht. Na-

---

*gesprochen Tilak, umgangsprachlich: Tika = Segenszeichen

AJNA-BIJA-MANTRA UND ATEMBILD

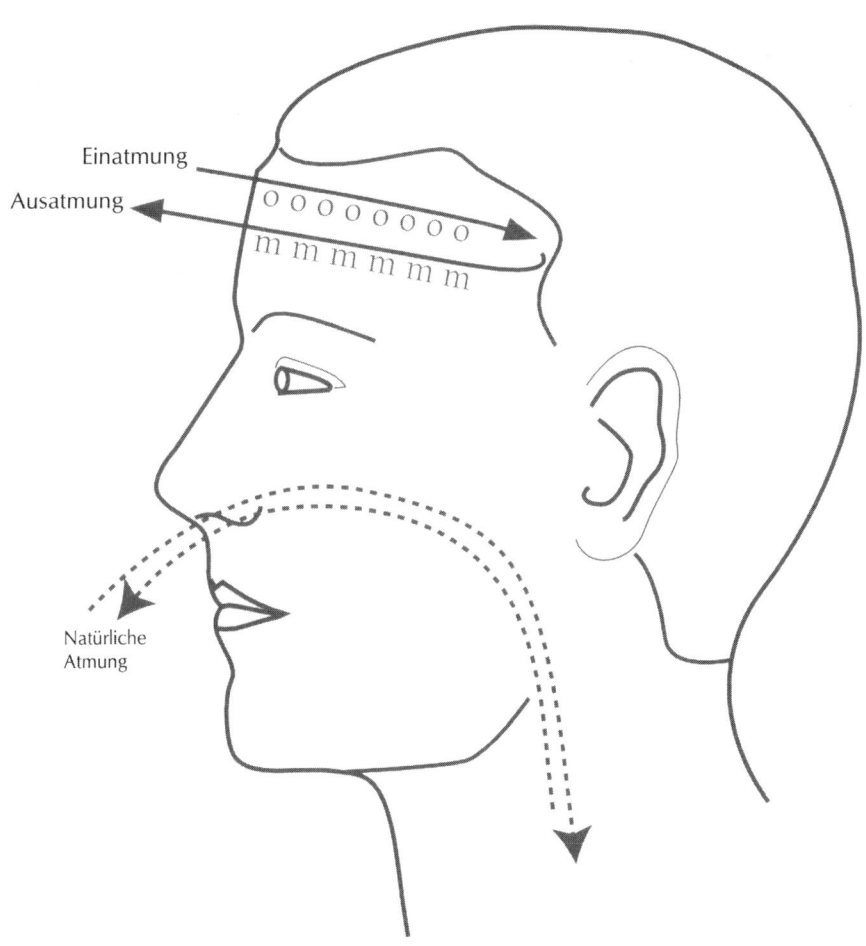

Einatmung

Ausatmung

o o o o o o o
m m m m m m

Natürliche
Atmung

türlich beschleunigt die Erschaffung der Tattwa-Nachbilder den Kontakt mit unterbewußten Archetypen.

Vorteile des inneren Ajna-Chakra-Dharana

Bis das äußere Tratak vervollständigt ist, hat sich eine gewisse Konditionierung eingestellt, die ein mobiles »Entstressen« durch die Meditationstechniken ermöglicht. Durch Konzentrieren auf das Yantra des geflügelten Globus und Koordinieren des Bija-Mantras OM mit dem ungehemmten, spontanen Atemrhythmus (ein: oh; aus: mm) kann fast überall und zu jeder Zeit ein veränderter Bewußtseinszustand herbeigeführt werden. Dieser veränderte Bewußtseinszustand wird begleitet von körperlichen Erkennungszeichen, die die jeweilige Stufe begleiten:

1. *entspanntes Wachsein:* subjektive Zufriedenheit mit gewärmten Händen und Füßen, verlangsamte Atmung, erhöhter galvanischer Hautreflex und gesenkter Blutdruck;
2. *träumen:* REM (rapid eye movement) und plötzliches Erschlaffen der Halsmuskulatur, dadurch Kopfnicken, subjektive Bilder, Traumszenen und psychedelische Farbmuster;
3. *tiefer traumloser Schlaf:* oft von Schnarchen begleitet. Es ist möglich, in diesem Stadium das Bewußtsein zu behalten – dieser Zustand wird Yoga »Turiya« genannt.

Manche nehmen Ajna wörtlich und gehen von einem realen dritten Auge aus, das zur Hellsichtigkeit geöffnet werden kann. Selbstverständlich kann es bei der Meditation über diesen Punkt zu ungewöhnlichen Erscheinungen kommen, und nach meiner Erfahrung gibt es zwei Formen dieser übersinnlichen Erfahrung:

1. Man sieht das Dritte Auge spontan; üblicherweise erscheint es als Auge, als blaue Perle oder als starker Lichtpunkt.
2. Man erlebt das Phänomen, tatsächlich *durch* das Dritte Auge zu sehen.

Hellsichtigkeit, im Französischen »Clairvoyance«, bedeutet klares Sehen und ist die Fähigkeit, die Dinge so zu sehen, wie sie wirklich sind!

> Der sechste Sinn ist die Intuition (die innere Stimme), die Folge von Yoga zwischen der rechten und linken Hirnhälfte. Die weibliche, empfängliche rechte Hälfte verarbeitet Informationen und schickt die Folgerungen zur maskulinen, logischen linken Hälfte, wodurch sich das Bewußtsein verändert, gleich einem plötzlichen Ausruf: »Ich hab's!«
>
> JONN MUMFORD, TRANTRISCHE SEXUALMAGIE

Yoga-Chakra-Atmung zur Integration der Gehirnhälften
VON PARAMHANSA SWAMI SATYANANDA SARASWATI

Um 1966 fing Swami Satyananda damit an, bis dahin unbekannte Tantra-Meditationstechniken in der westlichen Welt bekannt zu machen. Eine dieser Methoden beschäftigt sich mit der Vereinigung von Atem und Energie (Prana) durch reine mentale Konzentration auf eine einseitige und wechselnde Atmung durch die Nase. Diese Übung war ein spezielles Beispiel für die klassische Yoga-Zielsetzung der »Einheit von Manas und Prana (Lebensenergie)«. Die hervorragenden psychophysiologischen

DAS DRITTE AUGE

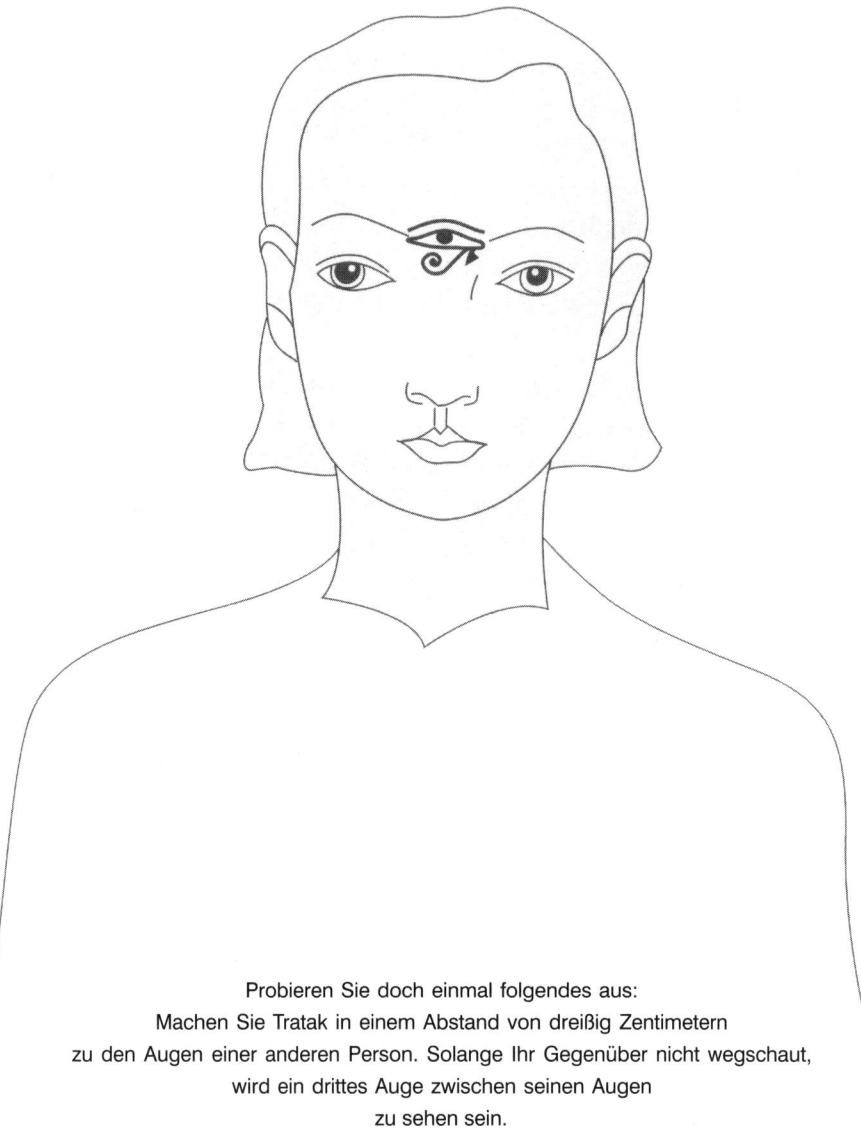

Probieren Sie doch einmal folgendes aus:
Machen Sie Tratak in einem Abstand von dreißig Zentimetern
zu den Augen einer anderen Person. Solange Ihr Gegenüber nicht wegschaut,
wird ein drittes Auge zwischen seinen Augen
zu sehen sein.

Auswirkungen dieser Methode wurden in den achtziger Jahren in zahlreichen Laboruntersuchungen bestätigt.

»Forscher haben eine Links-Rechts-Verlagerung der Hirnhälftentätigkeit durch Wechsel der Atemtätigkeit vom rechten zum linken Nasenloch nachgewiesen. Der nasale Zyklus kann sich als Schlüsselelement der Untersuchung erweisen. Es ist ein Bereich von zerebraler Hemisphärendominanz und kann gesteuert werden.« (Ernest Rossi: Brain Mind Bulletin, 1986)

»Aus nur einem Nasenloch auszuatmen stimuliert die Tätigkeit der jeweils gegenüberliegenden Hirnhälfte. Diese Entdeckung legt eine mögliche nichtinvasive Behandlung von Geistes- und Stimmungsstörungen nahe.« (Werntz: Neurosciences Department, UCLA, 1988)

Um das Genie von Swami Paramhansa Satyananda in vollem Ausmaß zu würdigen, berücksichtigen Sie auch eine Arbeit der zwei Harvard-Psychologen Richard Davidson und Gary Schwartz aus den späten siebziger Jahren. Sie untersuchten – das »Schafezählen« als klassisches Mittel gegen Schlaflosigkeit.

»Das Visualisieren der Schafe verhindert, daß die rechte Hirnhälfte beunruhigende Vorstellungen verarbeitet, während das Zählen an sich die linke Hirnhälfte davon abhält, in problematische Bereiche und Gedanken abzuschweifen.« (Harvard University papers 1979)

Ihre Schlußfolgerung war, daß die altbewährte Technik des Schafezählens beide Hirnhälften gleichzeitig beschäftigt und so die oft für Schlaflosigkeit verantwortliche Hirntätigkeit verhindert.

Nach dieser Einleitung sind wir nun bereit, die Anwendung von Swami Satyanandas Methode in einer dynamisierenden Technik zu erkunden, die ich »Kupfermeditation« getauft habe.

Die Kupfer-Meditation:
Eine Ajna-Chakra-Atemtechnik

Diese Meditation nutzt neben der Visualisierung des Atems und Rückwärtszählen einen ungewöhnlichen Aufmerksamkeitsfinder für das Ajna. Die Methode ist überaus effektiv, will man um die Hirnwellen Muster glätten, die Hirnhälften synchronisieren und dem Parasympathikusast des autonomen Nervensystems zur schnellen Dominanz verhelfen.

Denken Sie daran, daß das Konzentrieren auf ein Bild, eine Idee, ein Gefühl oder einen Ton noch nicht die Meditation ist, sondern nur die Methode (*Yukti*), mit der Sie das Stadium der Integration (Yoga) erreichen wollen. Mit anderen Worten: Das Gehirn ist – aus hinduistischer Sicht – nur das Vehikel, durch das sich das Bewußtsein auf eine materielle Ebene filtern muß. Indem wir den Zustand unseres Verstandes ändern, erfahren wir ursprüngliches Bewußtsein oder »Überbewußtsein«.

Allen Praktiken dieses Buches liegt die Erkenntnis zugrunde, daß für wahre Meditation die Integration beider Hirnhälften unerläßlich ist. Jede Technik enthält eine Methode, die das Gehirn ganzheitlich beschäftigt.

Die linke Gehirnhälfte kann mit Pingala, Shiva, der Sonne, rationalen und verbalen Prozessen in Verbindung gebracht werden, während die rechte Gehirnhälfte dazu die polaren Gegensätze Ida, Shakti, den Mond, intuitive und nichtverbale Prozesse verkörpert.

Mit dieser Meditation beschäftigen wir die linke Hirnhälfte, indem wir leise und synchron mit dem Atemrhythmus von 10 bis 1 rückwärts zählen. Beim Vorwärtszählen neigen wir dazu, automatisch zu zählen, beim Rückwärtszählen hingegen greifen die »Zahnräder« der linken Hälfte besser ineinander.

Die rechte Gehirnhälfte beschäftigt sich derweil mit dem Visualisieren eines weißen (oder blauen) Lichtstrahls, der in das Ajna fließt, was ebenfalls synchron mit dem Atmen durchgeführt wird.

Zum Schluß werden die entsprechenden Sensoren beider Gehirnhälften gleichzeitig mit einer gewöhnlichen Kupfermünze stimuliert, die mit leichtem Druck auf die Ajna-Region gepreßt wird. Die »Magie« der Münze liegt selbstverständlich im Kupfer und in dessen traditioneller Verbindung mit Venus oder Aphrodite; hinzu kommt die Tatsache, daß Kupfer als schmerzlinderndes und entzündungshemmendes Mittel bekannt ist (so sind z.B. Kupferarmbänder gegen Arthritis schon lange verbreitet) – um nur ein paar interessante Verbindungen zu nennen. Kupfer ist auch ein guter Wärme- und Elektrizitätsleiter, dessen magische Fähigkeiten der Volkskunde zufolge mit denen des Quarzkristalls vergleichbar sind.

Auf einem ernsthafteren Niveau wird die Münze zu einem hervorragenden und günstigen Biofeedback-Instrument zur Beobachtung der Stirnmuskulatur. Deren Verkrampfung kann Spannungskopfschmerzen hervorrufen, bei denen sich der Kopf anfühlt wie in einem Schraubstock, wobei ein konstant stechender oder drückender Schmerz vorherrscht.

Das Benutzen der Kupfermünze als Ajna-»Aufmerksamkeitsfänger«

Das Stirnbein ist die einzige Stelle des Körpers, an der durch Saugwirkung ein Vakuum hergestellt werden kann. Die anatomische Vertiefung liegt ungefähr in der Mitte der Stirn, in einem bestimmten Abschnitt des Ajna-Chakras, dem sogenannten Rudhra-Chakra. Wischen Sie mit einem Tuch alle fetthaltigen Rückstände von einer sauberen Münze (vor Kursen lege ich manchmal ein Dutzend Centstücke eine Stunde lang in Essig und poliere sie anschließend trocken).

Technik

(Beachten Sie das Bild auf der folgenden Seite.)

1. Legen Sie die Münze flach zwischen die Augenbrauen auf die Nasenwurzel, und halten Sie sie mit dem Zeigefinger dort fest.
2. Schieben Sie die Münze ungefähr in die Mitte der Stirn.
3. Drücken Sie die Münze mit dem Zeigefinger fest auf die Stirn, und nehmen Sie dann den Finger weg.
4. Solange Sie die Stirnmuskeln entspannt lassen, wird der Pfennig nun während der ganzen Meditation in seiner Position bleiben. Sobald Sie die Stirnmuskulatur willkürlich oder unwillkürlich anspannen, fällt der Pfennig herunter.

Verwendung der Münze als Biofeedback-Instrument bei Spannungskopfschmerz

Während Sie sanft entspannen und sich darauf konzentrieren, die Münze in Position zu halten, versuchen Sie die Muskeln im Stirnbereich zu lösen. Kopfschmerzen sind meist entweder vaskulär pochend (einschließlich Migräne) oder konstant stechend/drückend. Menschen mit Spannungskopfschmerzen reagieren sehr gut auf diese Biofeedback-Methode mit der Münze.

Nun sind wir bereit für das vertikale Atmen (beachten Sie die Schaubilder auf der übernächste Seite). Nachdem Sie die Münze plaziert haben, lenken Sie Ihre Aufmerksamkeit auf den natürlichen Rhythmus von Ein- und Ausatmen durch die Nase. Visualisieren Sie während der Einatmung Energie (weiß, blau oder goldfarben), die durch Ihr rechtes Nasenloch zum Dritten Auge strömt und die Sie nun durch die Münze spüren. Während Sie ausatmen, stellen Sie sich farbige Energie vor, die, vom Ajna-Punkt kom-

PLAZIEREN DER MÜNZE

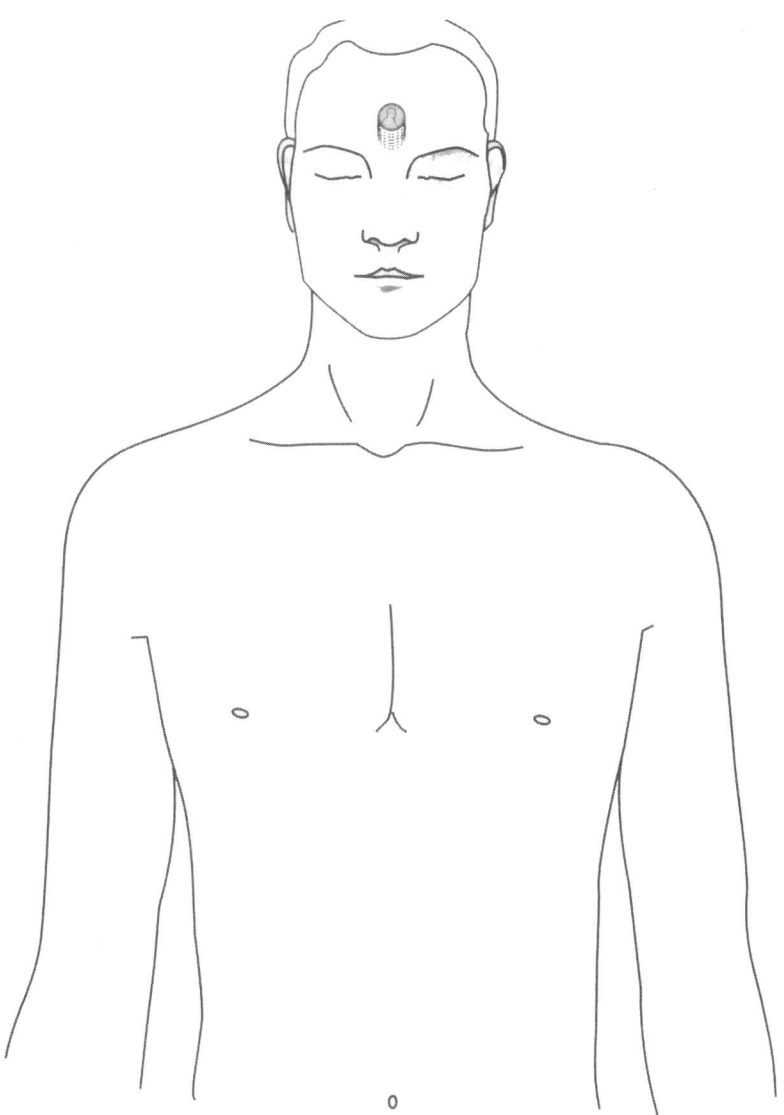

VERTIKALE ATMUNG

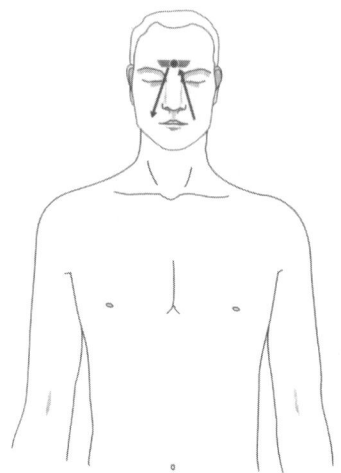

Ein in das rechte Nasenloch zum Ajna,
aus vom Ajna durch das linke Nasenloch.

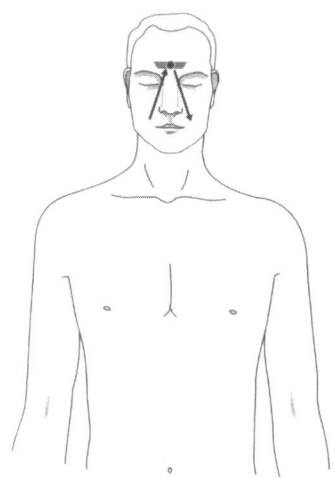

Ein in das linke Nasenloch zum Ajna,
aus vom Ajna durch das rechte Nasenloch.

mend, durch Ihr linkes Nasenloch hinausfließt. Nun kehren Sie dies um, so daß der einströmende Atem durch das linke Nasenloch hinauf zur Münze fließt und beim nächsten Ausatmen vom Ajna das rechte Nasenloch hinunter und hinaus. Sagen Sie sich »zehn«. Damit ist die erste Runde abgeschlossen. Wiederholen Sie den Ablauf, und zählen Sie im Geiste am Ende jeder Runde rückwärts, bis Sie bei »eins« anlangen. Dann beginnen Sie wieder mit »zehn.«

Ein in das rechte Nasenloch zum Ajna, aus vom Ajna durch das linke Nasenloch.
Ein in das linke Nasenloch zum Ajna, aus vom Ajna durch das rechte Nasenloch.
Sagen Sie »zehn«.

Ein in das rechte Nasenloch zum Ajna, aus vom Ajna durch das linke Nasenloch.
Ein in das linke Nasenloch zum Ajna, aus vom Ajna durch das rechte Nasenloch.
Sagen Sie »neun«.

Ein in das rechte Nasenloch zum Ajna, aus vom Ajna durch das linke Nasenloch.
Ein in das linke Nasenloch zum Ajna, aus vom Ajna durch das rechte Nasenloch.
Sagen Sie »acht«.

Ein in das rechte Nasenloch zum Ajna, aus vom Ajna durch das linke Nasenloch.
Ein in das linke Nasenloch zum Ajna, aus vom Ajna durch das rechte Nasenloch.
Sagen Sie »sieben«.

Ein in das rechte Nasenloch zum Ajna, aus vom Ajna durch das linke Nasenloch.

Ein in das linke Nasenloch zum Ajna, aus vom Ajna durch das rechte Nasenloch.

Sagen Sie »sechs«.

Ein in das rechte Nasenloch zum Ajna, aus vom Ajna durch das linke Nasenloch.

Ein in das linke Nasenloch zum Ajna, aus vom Ajna durch das rechte Nasenloch.

Sagen Sie »fünf«.

Ein in das rechte Nasenloch zum Ajna, aus vom Ajna durch das linke Nasenloch.

Ein in das linke Nasenloch zum Ajna, aus vom Ajna durch das rechte Nasenloch.

Sagen Sie »vier«.

Ein in das rechte Nasenloch zum Ajna, aus vom Ajna durch das linke Nasenloch.

Ein in das linke Nasenloch zum Ajna, aus vom Ajna durch das rechte Nasenloch.

Sagen Sie »drei«.

Ein in das rechte Nasenloch zum Ajna, aus vom Ajna durch das linke Nasenloch.

Ein in das linke Nasenloch zum Ajna, aus vom Ajna durch das rechte Nasenloch.

Sagen Sie »zwei«.

Ein in das rechte Nasenloch zum Ajna, aus vom Ajna durch das linke Nasenloch.

Ein in das linke Nasenloch zum Ajna, aus vom Ajna durch das rechte Nasenloch.

Sagen Sie »eins«.

Nun wiederholen Sie diese Sequenz. Der Countdown läuft während der ganzen Meditation (zwanzig bis dreißig Minuten), und es ist zu erwarten, daß Sie sich verzählen ... Das ist ein Anzeichen dafür, daß Sie in einen schlafartigen Zustand fallen. Wenn Sie bemerken, daß Sie sich verzählen, und Ihr Zustand sich ändert, machen Sie einfach da weiter, wo Sie zu denken aufgehört haben, oder fangen Sie von vorn an. Das Zählen ist das Mittel zum Abschalten der linken Hirnhälfte.

Zusammenfassung

1. Nehmen Sie, auf einem Stuhl oder auf dem Boden sitzend, eine meditative Haltung ein.
2. Plazieren Sie die Münze auf dem Ajna-Punkt. (Bemerkung: Sollte die Münze während der Meditation hinunterfallen, versuchen Sie nicht, sie wiederzufinden, sondern fahren Sie fort, im Rhythmus des Atems zu zählen.)
3. Während Sie den Druck des Pfennigs auf Ihrer Haut wahrnehmen, machen Sie sich den Atemfluß durch Ihre Nase bewußt.
4. Beginnen Sie, sich ausschließlich auf die Atembewegung zunächst nur im rechten Nasenloch und dann ausschließlich im linken Nasenloch zu konzentrieren. Verbinden Sie die Luftbewegung mit der Vorstellung einer fließenden Farbe, die sich beim Einatmen zu Ajna hin- und beim Ausatmen von Ajna wegbewegt.

Zählen Sie jedes Mal, wenn Sie wieder bei Ajna ankommen, eine Runde von zehn bis eins, und wiederholen Sie dann.

Stellen Sie sich den farbigen Atemfluß – zu und von Ajna – vor, während Sie gleichzeitig die Münze spüren und die Runden zählen, und wiederholen Sie dies.

ANMERKUNG ZUR KUPFER-MEDITATION

Nach mehreren Wochen werden Sie auf die Münze verzichten können und in der Lage sein, überall, ob in Bus, Zug oder Büro, ein verändertes Bewußtsein herbeizuführen.

Yoga-Nidra

Die besondere Form des Yoga-Nidra (yogischer Schlaf), die ich nun erläutern werde, wurde um 1965 von Paramahansa Satyananda Saraswati in der westlichen Welt eingeführt. Swami Satyananda war ein brillanter Körper-Geist-Technologe, und diese Methode enthält, wie so vieles im Tantra und Yoga, sehr kluge Mechanismen, an die die westliche Psychologie nicht heranreicht.

Bei dem Versuch, die Bedeutung von Yoga-Nidra zu übersetzen, entstanden Begriffe wie:

- Transzendenter Schlaf
- Schlafloser Schlaf
- Schlaf im Stadium der Bewußtheit
- Yoga-Beruhigungstechnik

> Swamiji drückte es oft so aus:
> »Der Körper schläft, aber der Geist nicht.«

Die Vorsilbe »Ni« ist die Sanskrit-Wurzel des englischen Worts »nether« wie in »netherworld«, »Unterwelt«, während die Silbe »dra« verwandt sein könnte mit dem englischen Wort für »schläfrig« (»drowsy«: halb eingeschlafen sein, inaktiv sein oder eine

Erscheinung des friedlichen Ruhens oder Entkoppelns; *Webster's Third International Dictionary*). Daher werde ich Yoga-Nidra im wesentlichen als ein Verfahren definieren, das einen veränderten Bewußtseinszustand erzeugt, der von einer gewissen körperlichen Schläfrigkeit gekennzeichnet ist, begleitet von einem mentalen Zugang zu »Unterwelten« der Wahrnehmung des normalen, wachen Bewußtseins.

Die Lehren der Upanischaden sowie mindestens drei weitere klassische Lehren der indischen Philosophie gehen von der Existenz von vier Bewußtseinsebenen aus. Diese sind:

1. Waches Bewußtsein
2. Schlafendes Bewußtsein
3. Traumloser Schlaf
4. Turiya (bewußter Schlaf)

Ohne ins Detail zu gehen, kann ich diese vier Ebenen nun den vier elementaren Mustern von Gehirnwellen der westlichen Psychophysiologie gleichstellen – allein schon in Anbetracht der Bereitwilligkeit, mit der der Westen die endokrinen Drüsen den Chakras zuteilt. Trotz dieser der Analogie innewohnenden Schwäche (Gemeinsamkeiten werden hervorgehoben, Unterschiede nicht) empfehle ich, die hilfreichen EEG-Muster zum Verstehen gewisser Aspekte von Yoga und Yoga-Nidra heranzuziehen.

Erinnern Sie sich an die älteste, geschriebene Definition des Yoga (etwa zwischen 300 v. Chr. und 200 n. Chr.):

> *Yogas Cittavritti Nirodhyah:*
> »Yoga heißt, sich nicht länger mit den
> Fluktuationen zu identifizieren, die im Bewußtsein
> entstehen.«
>
> PATANJALI, *YOGA-SUTRAS* I.1–2

Dieser fundamentale Grundsatz des Yoga schien mir der elektrischen Aktivität der Hirnrinde in der Psychophysiologie immer auffallend ähnlich zu sein.

> Yoga ist Gymnastik des autonomen
> Nervensystems.

Als weiteren Blickwinkel will ich hier ein theoretisches Konstrukt nur andenken:

> Yoga ist die willentliche Änderung und/oder
> Minderung der elektrischen Abgaberate der
> Hirnrindenneuronen (Nervenzellen).

Sicher ist dies eine enorme Vereinfachung, trotzdem hat eine solche Hypothese einen pragmatischen Wert, wie die Tabelle zeigt:

DIE VIER GEHIRNWELLENMUSTER

NAME	STADIUM	ZYKLEN PRO SEKUNDE *
Beta	wach sein, kognitive Prozesse, Alarmreaktionen, Vernunft, Logik, Ratio, sorgenbedingte Zustände	14/28
Alpha	entspanntes Wachsein, nicht durch Gedankeninhalte dominiertes Bewußtsein	8/13
Theta	Traum (REM); kreative Denkprozesse, spontane Bilder, Inspiration, kinästhetische Verzerrungen von Körperabbildungen	7/4
Delta	traumloser Schlaf; »Bewußtlosigkeit«	3/1

Die Übereinstimmungen zwischen Alpha- und Theta-EEG-Studien, die die Dominanz dieser Muster bei meditierenden Yogis und Zen-Mönchen zeigen, sind mittlerweile umfangreich. **

Eine kurze Anmerkung zu Hypnose und meditativen Stadien: Es ist nicht das gleiche, auch wenn gewisse Gemeinsamkeiten bestehen; die psychophysiologischen Übereinstimmungen der Meditation sind besonders beim EEG viel präziser. Ein gemeinsames Merkmal ist der Ausgangspunkt: Beide Phänomene beruhen auf Konzentration bis zum Monismus*** der Aufmerksamkeit, im Sanskrit Ekagrata (Einspitzigkeit).

Ausgehend von meiner ursprünglichen Vermutung bezüglich Patanjalis Sutra, verringert Meditation die Hirnwellenfrequenz. Entsprechend könnten wir davon ausgehen, daß z.B. ein Individuum, das in einem Betawellen-Zustand mit bis zu 28 Zyklen pro Sekunde zu meditieren beginnt, sich selbst bis zum Theta-Zustand von wenigstens 4 Zyklen pro Sekunde für eine Phase der Erholung und Energierückgewinnung fallen lassen kann oder, wie die TM****-Leute sagen, »für den *Rest* deines Lebens«.

> Yoga führt zur Veränderung der Schwankungen
> im Bewußtsein (Verstand).

Die Anwendung von Yoga-Nidra neigt dazu, Ihren Bewußtseinsgrad zu verändern, so daß Sie ein »Rein- und Rausgleiten« in die verschiedenen Ebenen erfahren.

---

*Die Zyklen pro Sekunde variieren dabei leicht, je nach Meßparametern.
** Siehe auch *Altered States of Consciousness,* herausgegeben von Charles T. Tart (John Wiley and Sons, 1969); ein über zwanzig Jahre alter Klassiker; ausführliche Untersuchungen in der Zwischenzeit haben die darin veröffentlichten Daten nur präzisiert und bewiesen.
*** Gegenposition zum Dualismus, wonach sich alle Vorgänge und Phänomene der Welt auf ein einziges Grundprinzip zurückführen lassen
**** TM = Transzendentale Meditation, wird schwerpunktmäßig von Osho-Anhängern praktiziert

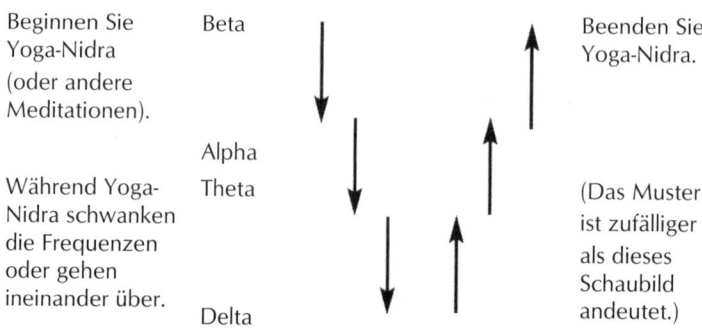

Beginnen Sie Yoga-Nidra (oder andere Meditationen).	Beta			Beenden Sie Yoga-Nidra.
	Alpha			
Während Yoga-Nidra schwanken die Frequenzen oder gehen ineinander über.	Theta			(Das Muster ist zufälliger als dieses Schaubild andeutet.)
	Delta			

Die Struktur, die ich hier andeute, ist auf die meisten Techniken in diesem Buch gleichermaßen anwendbar.

Charakteristische Merkmale von Swami Satyanandas Yoga-Nidra

1. Schneller Wechsel des Bewußtseins durch die multiplen Marmasthananis:

   Die Ruhelosigkeit des Betawellenstadiums wird durch rapide, einspitzige (Ekagrata) und kinästhetische Rotation der Aufmerksamkeit durch die vielen Segmente des Körpers unter Kontrolle gebracht. Es besteht im wahrsten Sinne des Wortes keine Zeit, sich zu langweilen, vorausgesetzt, Sie verhalten sich wie angewiesen.

   Spüren Sie es! Sehen Sie es! Sagen Sie es!

   Beachten Sie das Schaubild auf der übernächsten Seite mit dem Beispiel der Aufteilung der rechten Hand. Weitere fortgeschrittene Formen haben eine noch feinere Aufteilung, z.B. in Gelenkknochen der Finger und Handfläche. *

---

* Jasmine Riddle und ich haben 1977 zusammengearbeitet, um ein erweitertes Yoga-Nidra-Buch zu verfassen. Dieses ist über Llewellyn Publications zu beziehen.

2. **Wahrnehmen der Druckpunkte:** Die Schrift lenkt Ihre Aufmerksamkeit auf die Punkte, wo der Körper den Boden berührt. Dies sind die klassischen medizinischen Druckpunkte, die bei chronisch Kranken (bettlägerigen Patienten) durch das Eigengewicht zu wundgelegenen Stellen und Geschwüren oder Eiterungen führen: Hinterkopf, Schulterblätter, Steiß, Waden und Fersen.

3. **Wiederherstellung der fühlbaren Empfindungen durch die Vorstellungskraft:**

Schwere	Freude
Leichtigkeit	Wärme

4. **Visualisieren der Chakras in auf- und absteigender Reihenfolge:** In dieser Yoga-Nidra-Übung, einer modifizierten Version von vielen solcher durch die Swamis der Bihar-Schulen des Yoga entwickelten und auf Satyanandas Arbeiten basierenden Übungen, verwenden wir die fünf dreidimensionalen Tattwa-Elemente zur visuellen Stimulation der Chakras. Ajna (Drittes Auge) wird als weiße geflügelte Kugel (oder Globus) gesehen, während Sahasrana ein unbewußtes Tantra-Symbol, den roten Lotus, benutzt. Dadurch werden die feinstofflichen Zentren kraftvoll überprüft, aktualisiert und integriert.

5. **Aufleuchten von willkürlichen Bildern zur Stimulation des Unterbewußtseins:** Es bietet sich eine Auswahl an Bildern an, die Sie in Ihrer Vorstellung schnell aufblitzen lassen und deren Farbe, Größe und Bewegung Sie zur Belehrung und Anregung nutzbar machen können. Dies aktiviert den Zugang zum Unbewußten und steigert die Kreativität.

BEISPIEL FÜR
YOGA-NIDRA-MARMASTHANANI
Spüren – Sehen – Sagen

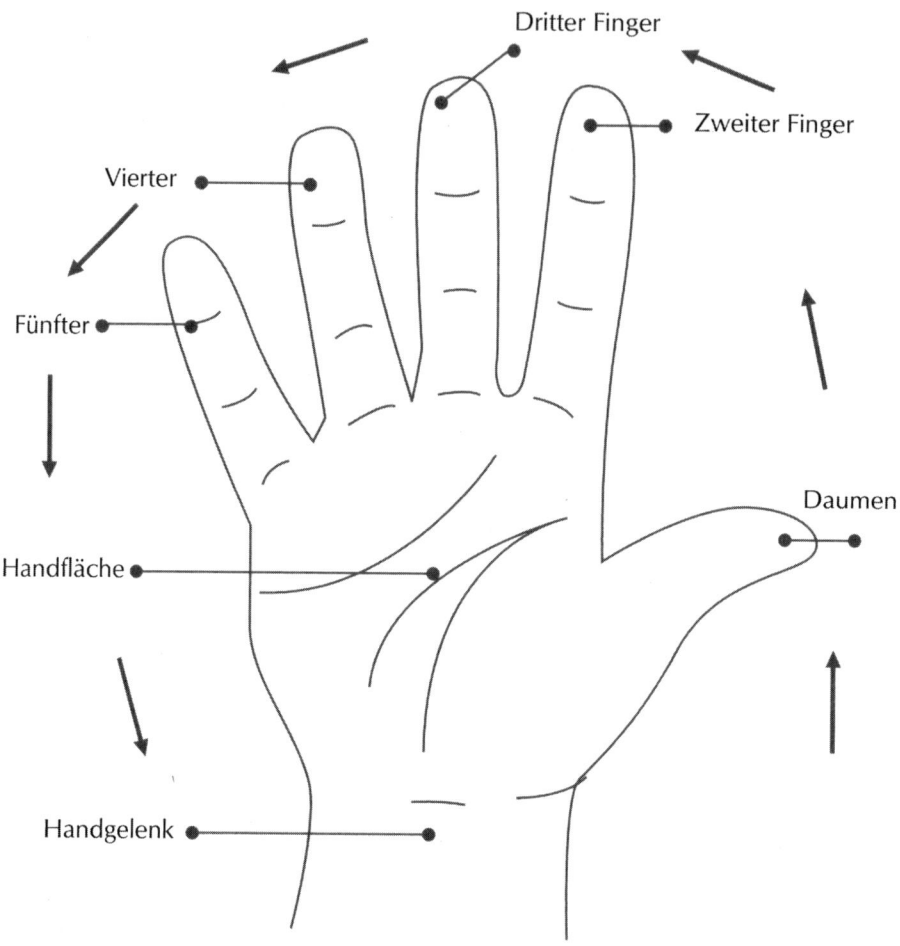

Es gibt noch andere Besonderheiten des Yoga-Nidra, wie es von Swami Satyananda gelehrt wird, doch diese sollten am besten bei jenen erlernt werden, die es direkt bei ihm studiert haben.

Vorbereitungen für die Erstellung einer Yoga-Nidra-Meditation

Der Text auf den folgenden Seiten sollte z.B. auf eine Kassette aufgenommen werden. Es ist meist am besten, die eigene Stimme für eine Audioaufzeichnung zu verwenden. Nehmen Sie sich Zeit für die Aufnahme; Sie benötigen dreißig bis fünfundvierzig Minuten. Der Text sollte gut lesbar vor Ihnen liegen, und Sie sollten den Pauseknopf Ihres Aufnahmegeräts gut erreichen können. Die Bewegungen dauern nur kurz, räumen Sie jedoch ein paar Extrasekunden ein für Bilder und Gefühle.

Wenn Sie die Aufnahme gemacht haben, verfügen Sie über ein kraftvolles Hilfsmittel zur persönlichen Entwicklung.

Wenn Sie mit der Aufnahme arbeiten, bereiten Sie sich wie zum Shavasana vor, und schaffen Sie eine friedliche, dunkle und ungestörte Umgebung. Falls Sie einschlafen (traumloser Deltaschlaf), werden Sie am Ende der Aufnahme plötzlich erwachen. Satyananda empfiehlt seinen Schülern, einen gewissen Grad an Aufmerksamkeit zu wahren oder gar die ganze Zeit bewußt zu bleiben. Aller Wahrscheinlichkeit nach werden Sie jedoch immer wieder kurz einschlafen und die Übung in jedem Falle erholt abschließen.

Text für die Yoga-Nidra-Aufnahme

Vorbereitung

Legen Sie sich wie zum Shavasana: den Körper ausgestreckt, die Füße auseinander, die Handflächen nach oben. Schließen Sie die Augen. *(Pause)* Treffen Sie alle nötigen Vorbereitungen, damit Sie so angenehm wie möglich liegen – ab jetzt sollten Sie sich nicht mehr bewegen, weder bewußt noch unbewußt. *(Pause)* Vergegenwärtigen Sie sich, daß Sie dabei sind, Yoga-Nidra zu praktizieren, Seelenschlaf, und nur die Wahrnehmung von Hören und Fühlen aufrechterhalten müssen. *(Pause)* Der Körper schläft, aber der Geist bleibt wach … So bleiben Sie aufmerksam und schlafen nicht ein. *(Pause)* Atmen Sie tief ein, und fühlen Sie, wie sich Stille in Ihrem Körper ausbreitet … Wenn Sie ausatmen, spüren Sie, wie Ihre Sorgen und Bedenken aus Ihrem Körper hinausfließen.

Entspannung

Werden Sie sich Ihres Körpers bewußt und entspannen Sie sich vollkommen. Machen Sie sich körperlich ruhig. *(Pause)* Fühlen Sie, wie entspannt Ihre Beine sind, Ihr Körper, Ihr Kopf, Ihre Arme, Ihre Knochen. *(Pause)* Werden Sie sich Ihres physischen Körpers vom Kopf bis zu den Zehenspitzen bewußt, und sagen Sie in Gedanken: *O-o-o-m-m-m.* *(Pause)* Halten Sie dieses Bewußtsein Ihres Körpers, und denken Sie sich noch einmal *O-o-o-m-m-m* – und noch einmal *O-o-o-m-m-m.* *(Pause)* Entspannen Sie Ihren ganzen Körper; entspannen Sie sich mental; entspannen Sie sich, indem Sie den Atem frei fließen lassen und sich der Bewegung Ihres Atems zwischen Bauchnabel und Hals bewußt werden. *(Pause)* Halten Sie dieses Bewußtseins Ihres natürlichen Atems; erzwingen Sie es nicht. *(Pause)* Atmen Sie vom Bauchnabel zum Hals, und fühlen Sie, wie Sie sich langsam immer weiter entspannen. *(Lange Pause)* Nun vergessen Sie das Atmen,

und vergegenwärtigen Sie sich, daß Sie nun Yoga-Nidra praktizieren werden.

Jetzt beginnt Yoga-Nidra.

Lassen Sie im folgenden Ihren Geist frei von einem Bereich des
Körpers zum nächsten springen. *(Pause)*

RECHTE SEITE: rechter Daumen, zweiter, dritter, vierter, fünfter Fin-
ger, Handfläche, Handgelenk, Ellbogen, Schulter, Achsel,
Taille, Hüfte, rechter Oberschenkel, Knie, Wadenmuskel, Fuß-
knöchel, Ferse, Fußsohle, rechter Zeh: eins, zwei, drei, vier,
fünf ...
LINKE SEITE: linker Daumen, zweiter, dritter, vierter, fünfter Finger,
Handfläche, Handgelenk, Ellbogen, Schulter, Achsel, Taille,
Hüfte, linker Oberschenkel, Knie, Wadenmuskel, Fußknöchel,
Ferse, Fußsohle, linker Zeh: eins, zwei, drei, vier, fünf ...
RECHTE SEITE, UMGEKEHRTE REIHENFOLGE: Gehen Sie zum rechten Zeh,
und beginnen Sie von unten; rechter großer Zeh, zweiter, dritter, vierter, fünfter Zeh, Fußsohle, Ferse, Knöchel, Unterschenkel, Knie, Oberschenkel, Hüfte, Taille, Achsel, Schulter, Ellbogen, Handgelenk, Handfläche, rechter Daumen, zweiter,
dritter, vierter, fünfter Finger ...
LINKE SEITE, UMGEKEHRTE REIHENFOLGE: Gehen Sie zum linken Zeh,
und beginnen Sie von unten; linker großer Zeh, zweiter, dritter, vierter, fünfter Zeh, Fußsohle, Ferse, Knöchel, Unterschenkel, Knie, Oberschenkel, Hüfte, Taille, Achsel, Schulter, Ellbogen, Handgelenk, Handfläche, linker Daumen, zweiter, dritter,
vierter, fünfter Finger ...
GESAMTE RÜCKSEITE ABWÄRTS: Gehen Sie auf die Rückseite des Körpers, wo der Hinterkopf den Boden berührt, und gleiten Sie
nach unten, Hinterkopf, rechtes Schulterblatt, linkes Schulterblatt, Wirbelsäule, rechte Hüfte, linke Hüfte, rechte Pobacke,

linke Pobacke, Rückseite des rechten Oberschenkels, Rückseite des linken Oberschenkels, rechte Kniekehle, linke Kniekehle, rechte Wade, linke Wade, rechter Knöchel, linker Knöchel, rechte Ferse, linke Ferse ...

GESAMTE VORDERSEITE ABWÄRTS: Gehen Sie zur Vorderseite des Körpers, und gleiten Sie nach unten; Kopfkrone, Stirn, rechte Augenbraue, linke Augenbraue, Punkt zwischen den Augenbrauen, rechtes Auge, linkes Auge, rechtes Ohr, linkes Ohr, rechtes Nasenloch, linkes Nasenloch, rechte Wange, linke Wange, Oberlippe, Unterlippe, Kinn, Kehle, rechtes Schlüsselbein, linkes Schlüsselbein, Brust, Bauchnabel, Oberbauch, Unterbauch, rechte Leiste, linke Leiste, rechter Oberschenkel, linker Oberschenkel, rechtes Knie, linkes Knie, rechte Zehen, linke Zehen ...

GESAMTE VORDERSEITE AUFWÄRTS: rechte Zehen, linke Zehen, rechtes Knie, linkes Knie, rechter Oberschenkel, linker Oberschenkel, rechte Leiste, linke Leiste, Unterbauch, Oberbauch, Bauchnabel, Brust, rechtes Schlüsselbein, linkes Schlüsselbein, Kehle, Kinn, Unterlippe, Oberlippe, rechte Wange, linke Wange, rechtes Nasenloch, linkes Nasenloch, rechtes Ohr, linkes Ohr, rechtes Auge, linkes Auge, rechte Augenbraue, linke Augenbraue, Punkt zwischen den Augenbrauen, Stirn, Kopfkrone ...

HAUPTTEILE: Nun machen Sie das gleiche mit größeren Teilen des Körpers. Das ganze rechte Bein, das ganze linke Bein, beide Beine zusammen. Der ganze rechte Arm, der ganze linke Arm, beide Arme zusammen; die ganze Rückseite; die ganze Vorderseite; der ganze Kopf; der ganze Körper, ganze Körper, ganze Körper. Stellen Sie sich den ganzen Körper vor ... Sagen Sie innerlich »ganzer Körper«, und visualisieren Sie Ihren ganzen Körper. *(Pause)* Verstärken Sie Ihre Wahrnehmung ... der ganze Körper, der ganze Körper, der ganze Körper. *(Lange Pause)*

Körperbewußtsein

Werden Sie sich der Stellen bewußt, an denen Ihr Körper auf dem Boden aufliegt. *(Pause)* Fühlen Sie diese Druckpunkte zwischen Körper und Boden ... starke Druckpunkte ... Körper und Boden. *(Pause)* Fühlen Sie, wie der Boden Sie wie ein Baby in seinen Armen hält. *(Pause)* Konzentrieren Sie sich darauf, Ihren Körper von außen zu visualisieren, blicken Sie auf Ihren Körper wie auf eine Sache. *(Pause)* Sehen Sie Ihren Kopf, Ihre Kleidung, Ihren ganzen Körper von Kopf bis Fuß, im Shavasana auf dem Boden dieses Raums liegend. *(Pause)* Sehen Sie Ihren Körper als ein Objekt, eine Reflexion in einem imaginären Spiegel. *(Pause)* Sie betrachten Ihr eigenes Abbild in dem Spiegel und sehen sich selbst auf dem Boden liegen ... Ihre Füße, Beine, Bauch, Brust, Arme, Hände, Kleidung, Nase, geschlossene Augen, Stirn, Haar, alles gespiegelt in dem Spiegel. *(Pause)* Halten Sie das Bewußtsein von Ihrem Körper als Objekt. *(Pause)* Vergewissern Sie sich, daß Sie nicht schlafen. *(Lange Pause)*

Atmung

Lenken Sie Ihre Aufmerksamkeit auf den natürlich fließenden Atem; werden Sie sich des Atems in Ihren Nasenlöchern bewußt. *(Pause)* Der natürliche Atem fließt durch beide Nasenlöcher, und beide Ströme treffen sich an der Nasenwurzel, wo sie in einem Dreieck zusammenlaufen. *(Pause)* Der spontane Atem dringt in die Nasenlöcher, bewegt sich aufwärts und zieht sich zu einem Dreieck zusammen, dessen Spitze in der Mitte der Augenbrauen liegt. *(Pause)* Nehmen Sie den Atem wahr, wie er durch beide Nasenlöcher strömt ... Nehmen Sie beide Atemströme wahr, einzeln ... und gleichzeitig. *(Pause)* Stellen Sie sich diese Atemzüge vor, wie sie getrennt voneinander in einiger Entfernung beginnen, näher kommen und sich in der Mitte der Augenbrauen treffen und vereinen. *(Pause)* Nun konzentrieren Sie sich auf jeden Atemzug einzeln und versuchen jeweils, die Temperatur zu bestimmen ...

Wandern Sie zwischen den beiden Atemströmen hin und her, und vergleichen Sie ihre Temperaturen. *(Pause)* Im Yoga sagen wir, daß der Atem des linken Nasenlochs Ida ist, Mond, während der des rechten Pingala, Sonne, ist. *(Pause)* Ida, der linke Atemzug, ist kühler; Pingala, der rechte Atemzug, ist wärmer. *(Pause)* Halten Sie dieses Bewußtsein des Atmens, aber stellen Sie sich jetzt vor, Sie atmeten nun abwechselnd durch das linke und rechte Nasenloch ... ein durch das eine und aus durch das andere; die Seiten des Dreiecks hinauf und hinab und wieder zurück. *(Pause)* Halten Sie dieses Bewusstsein, und beginnen Sie jeden Atemzug mit voller Aufmerksamkeit zu zählen: einatmen links ... 54, ausatmen rechts ... 54, einatmen rechts ... 53, ausatmen links ... 53, einatmen links ... 52, ausatmen rechts ... 52, einatmen rechts ... 51 ausatmen links ... 51, und so weiter ... fahren Sie fort bis null. *(Lange Pause)* Konzentrieren Sie sich auf das Zählen und Atmen; wenn Sie einen Fehler machen oder null erreichen, beginnen Sie erneut mit 54. *(Lange Pause)* Beenden Sie das Zählen und bleiben Sie sich des Atmens bewußt ... Atmen Sie gleichmäßig durch beide Nasenlöcher ein und aus; Sie verfügen nun über volle Aufmerksamkeit ... kein Schlaf ... kein Schlaf. *(1–2 Minuten Pause)*

Gefühle

SCHWERE: Erwecken Sie das Gefühl der Schwere im ganzen Körper. *(Pause)* Werden Sie sich der Schwere in jedem Körperteil bewußt, wenn Sie visualisieren: Zehen, Fersen, Knöchel, Waden, Knie, Oberschenkel, Gesäß, Rücken, Bauch, Brust, Schultern, Arme, Handflächen, Kopf, Augenlider, der ganze Körper ... schwer, der ganze Körper ... schwer. *(Pause)* Spüren Sie dieses Gefühl der Schwere im ganzen Körper. *(Pause)*

LEICHTIGKEIT: Manifestieren Sie das Gefühl der Leichtigkeit im Körper. *(Pause)* Spüren Sie das Gefühl der Leichtigkeit von oben ... vom Scheitel des Kopfes, über den ganzen Kopf, die Schultern, Handflächen, Rücken, Brust, Bauch, Oberschenkel, Knie,

Waden, Fersen, Sohlen, Zehen … Schaffen Sie ein Gefühl der Leichtigkeit im ganzen Körper, vom Kopf bis zu den Zehen. *(Pause)* Durch das bewußte Wahrnehmen der Druckpunkte zwischen Boden und Körper läßt sich die Leichtigkeit des Körpers entfalten … Punkt für Punkt oder als Ganzes; die gesamte Berührungsfläche des Körpers auf dem Boden. *(Pause)* Konzentrieren Sie sich auf diese Berührungspunkte, und spüren Sie, wie Leichtigkeit Sie allmählich erfaßt. *(Pause)* Fühlen Sie, wie Sie vom Boden abheben … Sie sind so leicht, daß Sie bis zur Decke schweben, hin und her treibend. *(Pause)* Halten Sie diese Empfindung, bis sich die Leichtigkeit manifestiert hat, dann fahren Sie fort. *(Pause)*

FREUDE: Versuchen Sie das Gefühl der Freude zu empfinden, beliebige Freude. *(Pause)* Konzentrieren Sie sich, und erinnern Sie sich an das Gefühl der Freude … Es kann verknüpft sein mit Tastsinn, Geruch, Geschmack, Gehör, Sehvermögen oder irgendeiner anderen Form von mentaler Freude. *(Pause)* Rufen Sie sich diese Freude ins Gedächtnis, und entwickeln Sie sie zu einer intensiven, ekstatischen Empfindung … Tauchen Sie tief ein in den Genuß der Freude, erleben Sie sie erneut, machen Sie sie lebendig. *Lange Pause)*

Sie werden nun Ihr Bewußtsein verändern, indem Sie die Kette der Chakras auf und ab gehen, SPÜREND, SEHEND, SAGEND. (Verweilen Sie nicht zu lange bei einem Chakra, halten Sie das Bewußtsein in Bewegung.)

Aufsteigend:
MULADHARA: gelber Würfel im unteren Becken
SWADHISTHANA: silberner Halbmond unter dem Bauchnabel
MANIPURA: rubinrote umgekehrte Pyramide zwischen Bauchnabel und Brustbein

ANAHATA: saphirblauer sechsspitziger Stern hinter dem Brustbein, auf Höhe der Brustwarzen

VISHUDDHA: schwarzes ovales Ei in der Kehle

AJNA: weißer geflügelter Globus hinter der Stirn, zwischen den Augen

SAHASRARA: roter Lotus im Gehirn oder der Schädelhöhle

Absteigend:

SAHASRARA: roter Lotus im Gehirn

AJNA: weißer geflügelter Globus hinter der Stirn, zwischen den Augen

VISHUDDHA: schwarzes, ovales Ei in der Kehle

ANAHATA: saphirblauer, sechsspitziger Stern hinter dem Brustbein, auf Höhe der Brustwarzen

MANIPURA: rubinrote, umgekehrte Pyramide zwischen Bauchnabel und Brustbein

SWADHISTHANA: silberner Halbmond unter dem Bauchnabel

MULADHARA: gelber Würfel auf dem Beckenboden

Wieder aufsteigend:

MULADHARA: gelber Würfel im unteren Becken *(sehen ... spüren ... sagen)*

SWADHISTHANA: silberner Halbmond unter dem Bauchnabel

MANIPURA: rubinrote umgekehrte Pyramide zwischen Bauchnabel und Brustbein

ANAHATA: saphirblauer sechsspitziger Stern hinter dem Brustbein, auf Höhe der Brustwarzen

VISHUDDHA: schwarzes ovales Ei in der Kehle

AJNA: weißer, geflügelter Globus hinter der Stirn, zwischen den Augen

SAHASRARA: roter Lotus im Gehirn oder der Schädelhöhle

Schnelle Bilder

Bringen Sie Ihr Bewußtsein in die Gegenwart, und stellen Sie sicher, daß Sie nicht schlafen: Jetzt bitte nicht schlafen. Ich werde jetzt ein paar Objekte nennen, und Sie sollten versuchen, sie auf der Ebene des Fühlens, Gewahrwerdens, der Emotionen und der Vorstellungskraft so gut wie möglich zu visualisieren. *(Pause)* Folgen Sie in der von mir vorgegebenen Geschwindigkeit, ... in Gedanken von Bild zu Bild springend; verschwenden Sie nicht Ihre Zeit damit, sich auf ein Bild zu konzentrieren, sondern bleiben Sie in Bewegung.

Shiva-Lingam ... stehender Christus ... flackernde Kerze ... Trauerweide ... hohe Palme ... auf der Straße fahrendes Auto ... Ansammlung farbiger Wolken ... gelbe Wolken ... blaue Wolken ... sternenklare Nacht ... mondhelle Nacht ... Vollmond ... stehender Hund ... schlafende Katze ... sich bewegender Elefant ... Rennpferd ... aufgehende Sonne ... untergehende Sonne ... Ozean mit Wellen ... Shiva-Lingam ... stehender Christus ... großer Teich mit klarem Wasser ... blaue Lotusblume ... weißer Lotus ... rosafarbener Lotus ... goldene Spinnweben ... Sandufer eines breiten Flusses ... segelndes Boot auf dem Wasser ... kleine Wellen ... sich selbst, ohne Kleidung auf dem Boden liegend, mit einer goldenen Schnur vom Nabel in den Himmel ... Kreuz über einer Kirche ... betender Priester in der Kirche ... kniende Kirchgänger ... rauchender Schornstein auf einem alten Haus ... kalter Winter ... brennendes Feuer im Kamin ... Morgendämmerung ... läutende Tempelglocke ... Mönch mit geschorenem Kopf ... sitzender Yogi in tiefer Meditation ... ruhender Buddha ... Mitgefühl zeigender Christus *(Pause)*

Ozean/Dschungel

Verstärken Sie Ihre Wahrnehmung ... verstärken Sie Ihre Wahrnehmung ... gehen Sie zu einem unendlichen Ozean, sanft und ruhig

liegt er vor Ihnen ... versuchen Sie, dort ein Geräusch zu entdek-
ken. *(Pause)* Da ist ein Geräusch, ein unendlicher Ozean; ein
dunkler, grüner Dschungel an einer Küste; Schlangen, Löwen und
Ziegen, die in Frieden miteinander leben. *(Pause)* Von der Küste
führt ein Pfad zu einer einsamen Hütte im Dschungel und einem in
der Lotusposition sitzenden Yogi. *(Pause)* Da ist ein kleines Feuer und ein Geruch von Räucherwerk, der Duft von Blumen und
eine Atmosphäre der Ruhe und Gelassenheit. *(Pause)* Über allem
vernimmt man den Klang des OM, den Gesang des OM über
dem unendlichen Ozean. *(lange Pause)*

Goldenes Ei

Werden Sie Zeuge Ihres Bewußtseins ... nicht des Körpers, nicht
der Sinne, nicht des Verstandes. *(Pause)* Machen Sie sich bewußt,
daß Sie sich selbst wahrnehmen. *(Pause)* Sehen Sie in sich, und
versuchen Sie, wahrzunehmen, wie Sie sich sehen, sich dessen
bewußt werden, was Sie bisher getan haben. *(Pause)* Gehen Sie
ins *Chidakash* ... gehen Sie in die Höhle, die Sie in Ihrem Inneren
finden. *(Pause)* In dieser Höhle ist es dunkel, sehr, sehr dunkel ...
In dieser Höhle brennt ein Feuer ... Finden Sie dieses Licht. *(Pause)* Finden Sie dieses Licht, und finden Sie ein kleines, goldenes
Ei in der Mitte des Lichts ... ein kleines, goldenes Ei, sehr hell,
leuchtend. *(Lange Pause)*

Abschluß

Der ganze Körper ... der ganze Körper ... der ganze Körper. *Lange Pause)* Lassen Sie alle Bemühungen los, und wenden Sie Ihre
Aufmerksamkeit dem natürlichen Atmen zu, dem natürlichen Fluß
des Atems in die und aus den Nasenlöchern. *(Lange Pause)* Nehmen Sie bewußt Ihren Atem wahr, und spüren Sie gleichzeitig die
Entspanntheit Ihres Körpers. *(Pause)* Entwickeln Sie die Wahrnehmung der Entspannung ... und die Wahrnehmung Ihrer körperlichen Existenz; werden Sie sich der stofflichen Existenz Ihres Kör-

pers bewußt. *(Lange Pause)* Nehmen Sie Ihren Körper wahr, und visualisieren Sie Ihren Körper auf dem Boden liegend. *(Pause)* Nehmen Sie Ihren Geist aus dem Körper, und visualisieren Sie den umgebenden Raum; lassen Sie Ihren Geist völlig los ... Öffnen Sie nicht die Augen. *(Pause)* Sie praktizieren Yoga-Nidra, werden Sie sich dessen bewußt. *(Pause)* Liegen Sie still, bis sich Ihre Aufmerksamkeit wieder vollständig dem Außen zugewandt hat. Fangen Sie an, sich zu bewegen, bewegen Sie Ihren Körper, und strecken Sie sich ... Nehmen Sie sich bitte Zeit, es besteht kein Grund zur Eile. *(Pause)* Wenn Sie sich sicher sind, daß Sie hellwach sind, setzen Sie sich auf und öffnen langsam die Augen. Die Übung des Yoga-Nidra ist nun vollendet. *Hari om tat sat.*

TEIL SECHS

TANgibles und TRAnszendentes Yoga

für ein Leben auf höherer Ebene

Kundalini (Cinderella: von der schlafenden Glut)
ruht im Palast des Beckens von Homo sapiens.
Sie ist Braut, Jungfrau, Weib, Geschiedene und
Witwe.

Dies ist der himmlische Tanz der Liebenden, und
wo »nirgendwo« auf die Grundmauern der
Templer Tempel gemeißelt wird,
vereint sich in deren Mitte der Dorn mit der Rose
im »Immerdar«,
den Tau der Unsterblichkeit verströmend.

Tantra, wie die Liebe, fördert weder das Rationale
noch das Irrationale,
sondern vielmehr das Überrationale.

SWAMI ANANDAKAPILA SARASWATI, INDONESIEN 1989

Prolog

Magische Sexualität

Unsere Kultur hat Körper und Geist geschieden (cartesianischer Dualismus), ebenso Gehirn und Rückenmark, Hirnrinde und limbisches System; die Intuition (den inneren Führer) der Logik geopfert und die Emotionen um des Denkens willen beschnitten. Dieses Ritual ist Yoga, das die linke und die rechte Hemisphäre vereint: Intellekt mit Gefühl und Adam (Geist) mit Eva (Körper). Dies ist das Yoga des Sex: »Sex« leitet sich von der lateinischen Wurzel *secare* mit der Bedeutung »getrennt« ab, und doch kann dieses Schisma durch magische Sexualität wieder geheilt werden.

Laßt den Mann-Gott und die Frau-Göttin gewahr sein, daß ihre magischen Instrumente absolut rein sein müssen, bevor sie mit der »Quadratur des Kreises« beginnen. Shiva wird in diesen mit dem Stab eintreten und Shakti mit der Rose, beide die »weise Schlange« und die »sanfte Taube«, denn es steht geschrieben:

> Darum seid weise wie die Schlange und einfältig
> wie die Taube ...
>
> MATTHÄUS 10:16

Während der Kommunion von Schlange und Taube, Stab und Rose laßt das Herz, das den roten Wein des Blutes enthält, weich werden und den Kelch des Schädels leer, denn nur das leere Gefäß kann empfangen.

> Das Herz hat Beweggründe, denen
> Begründungen nicht bekannt sind.
> Lieben Sie begründet?
>
> BLAISE PASCAL

Kapitel 14

Tantra-Yoga für das Leben zu zweit

Bei der Auswahl des Stoffes, den ich im folgenden vorstelle, bin ich sehr achtsam vorgegangen. Ich möchte nicht, daß die Anleitungen als sexueller Leitfaden oder Handbuch für Sexualtherapie mißgedeutet werden; zu beiden Themen sind bereits im Überfluß ausgezeichnete Werke im Umlauf.

Dem Tantra sollte man sich von einem Standpunkt aus nähern, der von Einfühlsamkeit und Erfahrung geprägt ist. Sexuelles Tantra kann von seiner traditionellen indischen Herkunft nicht getrennt oder gar verstanden werden. Seien Sie sich also im klaren darüber, daß das, was ich hier aufzeige, nicht mehr als ein Bruchstück der tantrischen Lehre ist.

Individuelle Unterschiede bestimmen unzählige, einzigartige Reaktionen auf die Übungen. Jeder Praktizierende wird seine Lieblingsübung entdecken, aber alle Methoden erfordern Übung und Geduld, um gebührend geschätzt werden zu können.

Die daraus folgenden gesteigerten Empfindungen können zu ausgedehnten Orgasmen und einem sicherlich stark veränderten Bewußtseinszustand führen.

Tantra: Was ist das?

Tantra ist ein Sanskrit-Wort, das mit einer uralten, indischen Philosophie verbunden ist, die man auch »die Lehre des überirdischen Sex« nennt. Von Tantra lassen sich zwei englische Wörter ableiten: »tender« und »tendon«.

»tender« (zart, weich, empfindlich) erinnert uns daran, daß die

Essenz der Liebe – sexueller Beziehungen – voller Sanftheit, Güte und Freundlichkeit sowie umsorgende Liebkosung und Zärtlichkeit ist. Berührungen ohne Gefühle sind mechanisch und erzeugen keine tiefen Erfahrungen. »tender« steht für emotionales Engagement: Aufmerksamkeit gegenüber dem Partner und Unterordnung unter die Beziehung.

»tendon« (die Sehne), ein Muskelanhang, deutet ein »Ausstrekken« oder »Abschwächen« an. Der praktische Wert des Tantra ist, daß die Erregungsphase so lange wie möglich ausgedehnt wird und so den tiefsten Orgasmus sichert.

Was kann mit Tantra erreicht werden?

Tantrische Methoden sind westlichen Sexualtechniken, wie der »sensorischen Fokussierung« (nach Masters und Johnson) oder den »Kegelübungen« (Beckenkontraktionen von Harnröhre, Vagina und Anus) um Tausende von Jahren voraus. Der ursprüngliche tantrische Ansatz erzeugt eine Intensität des Höhepunktes, die weit über bloße Ejakulation und krampfhafte Muskelkontraktionen hinausgeht.

> Wenn der Orgasmus ein »Beckenniesen« ist
> und Niesen ein »kranialer Orgasmus«,
> dann führt Tantra zu beidem gleichzeitig.

Die Bemerkung »Niesen ist ein kranialer Orgasmus« ist kein Scherz: Die Nase ist mit den gleichen Schwellkörpern ausgestattet wie die Genitalien. »Flitterwochen«-Rhinitis (nasale Verstopfung durch sexuelle Erregung) ist eine Realität, und das Ergebnis eines Niesens, die physiologische, nasale Abschwellung ist der pelvinen/penilen Abschwellung durch einen Orgasmus gleichwertig.

Was braucht man für Tantra?

- Entspannung
- Kooperation
- Fürsorge
- Zärtlichkeit
- Konzentration

Die obige Formel kann auf autoerotische Mystik oder magische Sexualität zwischen Sexualpartnern angewandt werden.

Einleitende tantrische Vollmondmeditation

Der Zweck dieser optionalen Meditation ist es, durch ein Ritual (Sanskrit *rita*, dt. fließen) die Insel des Bewußtseins im kosmischen Ozean des Unterbewußtseins versinken zu lassen. Das ermöglicht es, daß im Tantra die Archetypen in Erscheinung treten. Das nachfolgend beschriebene Ritual sollte drei Nächte vor Vollmond durchgeführt werden und das letzte sein, was Sie tun, bevor Sie einschlafen.

Schreiben Sie jeden Abend bei Kerzenlicht die folgenden Aussagen dreimal auf drei einzelne Blätter Papier:

> Tantra* ist das Yoga** von Lingam und Yoni,
> Stab und Becher, Rückenmark und Schädel, Pfeil und Herz,
> Oblate und Wein, Licht und Glocke, Schwert und Blut, Kerze und Flamme.

---

*Sanskrit *Tantra*, dt. *Webstuhl*; die Vorsilbe *tan* bedeutet *weben* oder *ausdehnen;* eine engl. Ableitung ist *tender*, dt. *weich, zart, empfindlich.*
**Der Sanskrit-Wurzel *Yug* entspricht im Deutschen das *Joch. Yoga* bedeutet *Union, Verbindung.*

Legen Sie die drei Blätter Papier unter den Kerzenständer, und gehen Sie zu Bett. Während Sie einschlafen, visualisieren Sie so viele der obigen Bilderpaare, wie Sie können. Es ist nicht notwendig, die Aussagen bewußt zu verstehen, da die sinnträchtigen Bilder das Unterbewußtsein ansprechen.

Wiederholen Sie dieses Ritual am zweiten und dritten Abend, und legen Sie die Bilder zu den anderen unter dem Kerzenständer. In der Vollmondnacht selbst verbrennen Sie dann jedes der neun Blätter in der Flamme der Kerze, während Sie die obige Beschwörung rezitieren.

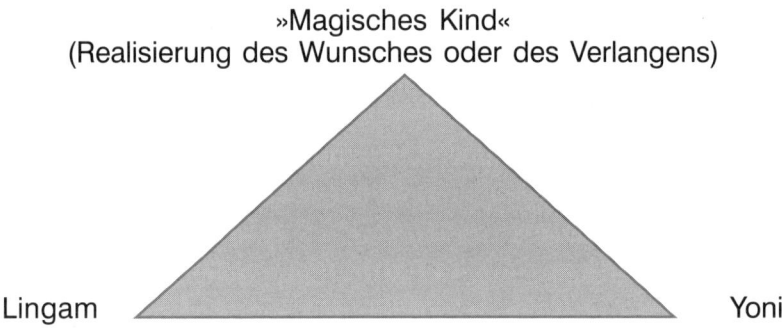

»Magisches Kind«
(Realisierung des Wunsches oder des Verlangens)

Lingam · Yoni

Die Zahl Drei steht für die drei Eckpunkte eines gleichseitigen Dreiecks, dessen Basis auf der Erdebene liegt. Das Dreieck steht sinnbildlich für Aktion, Reaktion und Ergebnis oder für Lingam, Yoni und das »Magische Kind«.

Die Zahl Neun ist: »Dreimal dein und dreimal mein, und dreimal noch, so macht es neun!« (Shakespeare, Macbeth), oder die »dreifache Dreiheit«, die absolute Erfüllung bedeutet.

Der Zweck

Diese Zeremonie macht den Praktizierenden mit der mentalen Ebene der tantrischen Tradition bekannt, wie sie seit Jahrhunderten existiert.

_____ ÜBUNG EINS
Visualisierung und Konzentration auf die primären erogenen Zonen in Verbindung mit den feinstofflichen Zentren

Ein feinstoffliches Zentrum (Sanskrit »Chakra«) wird definiert als wirbelnder Strudel transzendenter Energie an einem Verbindungspunkt von Körper und Geist, also einem psychosomatischen Punkt oder Umwandler, wo die Vorstellung – geistige Bilder – körperliche Reaktionen hervorruft.

Diesen sieben primären Chakras entsprechen ...
  1. die endokrinen Drüsen,
  2. die Nervenganglien (Nervenzellenknoten),
  3. die Angriffspunkte der Kampfkünste,
  4. die Akupunkturpunkte entlang der Konzeptions- und Lenkergefäße (Gouverneurs- und Konzeptionsgefäß).

Das erste Chakra (Muladhara) wird mit der Tumeszenz oder Schwellung der Genitalien, Brustwarzen und Nasenschleimhäute in Verbindung gebracht. Die Daumen spiegeln dieses Chakra.
Das zweite Chakra (Swadhisthana) kontrolliert alle sexuellen Sekrete einschließlich vaginaler Feuchte, Samen, Prostataflüssigkeit, Urin, sexuellen Blutflusses und Ejakulat bei Männern und manchen Frauen. Der Zeigefinger spiegelt dieses Chakra.

PSYCHOSOMATISCHE ZENTREN

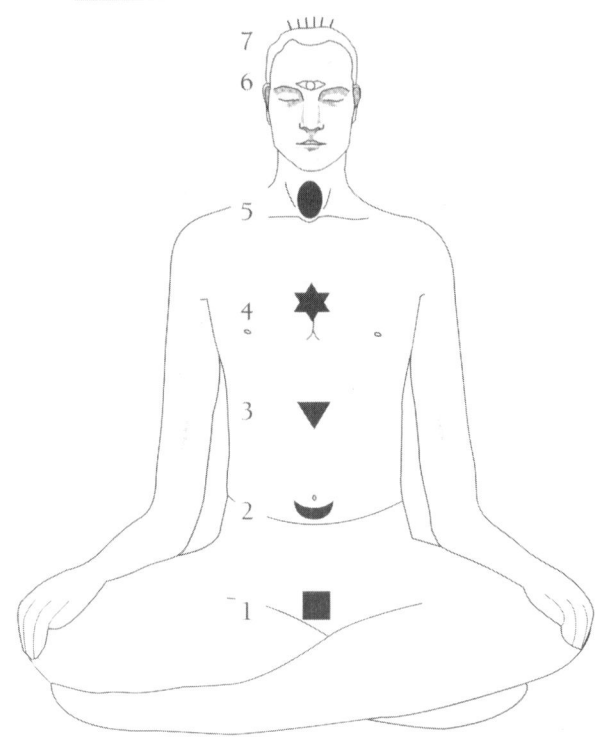

NR.	DRÜSE	ORGAN	AKUPUNKTUR	KAMPFKUNST
7	Zirbeldrüse	Gehirn	Gouverneursgefäß 21	Bregma (Vorderkopf)
6	Hypophyse	Optik-Chiasma	Gouverneursgefäß 24	Nase
5	Schilddrüse, Schilddrüsen-knorpel	Kehlkopf	Konzeptionsgefäß 22	Nebenschild-drüse
4	Thymusdrüse	Herz	Konzeptionsgefäß 17	Herz-Lungen-Geflecht
3	Bauchspei-cheldrüse	Leber	Konzeptionsgefäß 8	Solarplexus
2	Nebennieren	Nieren	Konzeptionsgefäß 4	Beckengeflecht
1	Hoden/Eier-stöcke	Genitalien	Konzeptionsgefäß 1	Keimdrüsen

DIE LAGE UND VERBINDUNG
DER PRIMÄREN CHAKRAS

SAHASRARA
(vordere Fontanelle des
Schädels)

rote Rose – glückselige Vereinigung

AJNA
(Verbindung des Nasen-
knochens mit dem Stirn-
knochen)

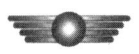

geflügelter Globus (Auge) – Geist

VISHUDDHA
(kleiner Finger, Kerbe über
dem Brustbein und unter
dem Adamsapfel)

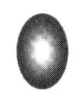

schwarzes Oval – Äther

ANAHATA
(Ringfinger, Mitte des Brustbeins auf Höhe der Brust-
warzen)

blaues Hexagramm – Luft

MANIPURA
(Mittelfinger, Bauchnabel
bis Spitze des Brustbeins)

rotes Dreieck – Feuer

SWADHISTHANA
(Zeigefinger, Mitte zwi-
schen Nabel und Scham-
bein)

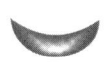

silberner Halbmond – Wasser

MULADHARA
(Daumen, After, Vulva,
Harnröhre)

gelbes Quadrat – Erde

Tantrische erotische Rosenmeditation

Dies ist die Ursprungsform einer geheimen Kriya-Praktik, Chakra-Nu-Sadhana genannt. Sie stimuliert die Chakras von unten nach oben stark und erhöht so die psychosexuelle Energie. Sie kann zusammen mit dem Partner oder allein durchgeführt werden und ist vergleichbar mit einer feinstofflichen Akupunktur durch Visualisation einer Rosenknospe. Wenn sie aufmerksam durchgeführt wird, ist sie sehr sinnlich und wird zudem Anspannung in anderen Körperregionen abbauen.

* MÄNNER: Visualisieren Sie eine rote Rose mit Stiel.
* FRAUEN: Visualisieren Sie eine weiße Rose mit Stiel.

Stellen Sie sich vor, mit der Rose in die geheimen, intimen Stellen Ihres Körpers einzudringen und sie dann ein halbes dutzendmal im Uhrzeigersinn und ein halbes dutzendmal gegen den Uhrzeigersinn zu drehen.

Stimulationsreihenfolge für den Mann

Muladhara: After, Harnröhre, von der Penisspitze nach innen
Swadhisthana: Mitte zwischen Schambein und Bauchnabel
Manipura: Bauchnabel
Anahata: Brustbein auf Höhe der Brustwarzen
Vishuddha: unterhalb des Adams Apfels
Ajna: zwischen den Augenbrauen, Bregma
Sahasrara: Kopfkrone

Stimulationsreihenfolge für die Frau

Muladhara: After, Vulva, Vagina (tief), Klitoris
vom Swadhisthana an weiter wie beim Mann

Anmerkung:

Frauen und Männer können, wenn gewünscht, auch auf feinstofflicher Ebene in beide Brüste durch die Brustwarzen eindringen.

SEHEN … SPÜREN …

Spüren Sie, wie die samtige Knospe langsam und sinnlich eindringt, während Sie sich gleichzeitig vorstellen, wie sie durch Haut und Knochen schmilzt und die Lücken füllt. Genießen Sie die Drehungen, und spüren Sie den langsamen, übersinnlichen Rückzug, der erotische Schauer durch Sie sendet, während Sie sich auf die nächste Penetration vorbereiten.

Männliche Visualisierung: Praktizieren Sie Tratak mit der roten Rose; schließen Sie die Augen, und sehen Sie die rote Rose vor sich schweben. Verfahren Sie mit der Rose wie in der Übung beschrieben.

Weibliche Visualisierung: Praktizieren Sie Tratak mit der weißen Rose; schließen Sie die Augen, und sehen Sie die weiße Rose vor sich schweben. Verfahren Sie mit der Rose wie in der Übung beschrieben.

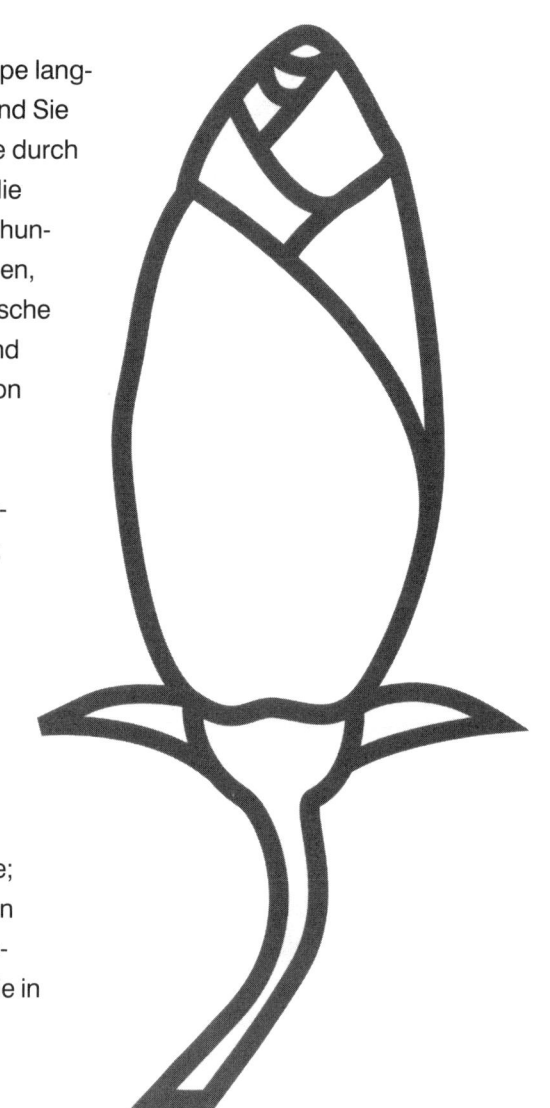

Tantrischer Schwerpunkt der Empfindungen

Kann allein oder mit Partner ausgeführt werden.

1. Mann und Frau baden und setzen sich dann, nur mit einer Robe (Bademantel) bekleidet, im Schneidersitz einander gegenüber.
2. Der Mann benetzt seinen rechten Daumen mit Speichel und reibt damit die Klitoris der Frau ein. Die Frau reibt nun die Spitze des Lingam ihres Partners mit ihrem befeuchteten linken Daumen.
3. Konzentrieren Sie Ihre Aufmerksamkeit mit geschlossenen Augen auf die Empfindungen, die durch den über der Genitalmitte evaporierenden Speichel ausgelöst werden. Visualisieren und spüren Sie in diesem Bereich einen goldglühenden Ring, der im Durchmesser schrumpft, bis nicht einmal mehr ein Punkt, oder Bindu, vorhanden ist, wenn der Speichel vollständig verdunstet ist.
4. Jeder der Partner visualisiert nun erotischen Kontakt mit dem anderen, bis der Lingam des Mannes erigiert und die Yoni der Frau feucht ist. Spüren und fühlen Sie des anderen Gegenwart, und sehen Sie sich durch die geschlossenen Augenlider an, als ob Sie hindurchsehen könnten, bis Sie das Gefühl haben, eins zu sein. Vermeiden Sie jeden Kontakt miteinander.

Phase für Fortgeschrittene

Fahren Sie mit dieser Übung fort, bis beide Partner den Höhepunkt erreichen. Das kann durch folgende Maßnahmen beschleunigt werden:

1. Rasche anale Kontraktionen abwechselnd mit kurzen Kontraktionen des Blasenschließmuskels (als ob Sie wiederholt das Urinieren unterbrechen).
2. Intensive, erotische Phantasien der mentalen Vereinigung mit dem Partner.

Zweck der Übung zwei, des tantrischen Schwerpunkts der Empfindung, ist:

1. die Erregungsphase so lange wie möglich auszudehnen
   und somit einen intensiven Orgasmus zu bewirken, oder
   eine U3-Erfahrung. U3 steht für den Moment der univer-
   salen, ultimativen Union, wobei man einen völligen Verlust des Ego und die Verschmelzung mit dem Partner erfährt;

2. die Konzentrationsfähigkeit mit der Verwendung eines
   psychophysiologischen Aufmerksamkeitsfängers zu trainie-
   ren, der in diesem Fall der Speichel ist, weil er für die langsame Verdunstung genau die richtige Zähflüssigkeit besitzt;

3. die primären Zentren oder Chakras der Libido zu wecken
   und mentale Kontrolle über die sexuelle Energie zu erlernen;

4. die sexuelle Erregung zu erhöhen, so daß die elektroma-
   gnetischen Felder, oder »Auras«, des tantrischen Paares
   sich vereinen können;

5. eine mentale Synchronisation im Grade von »Telepathie« zu
   entwickeln; die Hirnwellenmuster der beiden Liebenden
   werden sich verbinden.

Wie beurteile ich Erfolg im Tantra?

Sie urteilen überhaupt nicht. Betrachten Sie jede der Techniken als emotionales Experiment – manche werden die eine oder
andere Technik als schwierig empfinden, anderen fällt gerade
diese leicht. Denken Sie an das Sprichwort: »Übung macht den
Meister.«

Übung ohne Theorie ist blind

Tantra beschreibt psychosexuelle Energie, die links und rechts vom Rückenmark in feinstofflichen Bahnen fließt. Vollkommene geschlechtliche Vereinigung erfolgt, wenn die Energien dieser Bahnen verschmelzen und den zentralen Kanal (das Rückenmark) hinaufströmen. Anders gesagt: Wenn das Feuer der Leidenschaft im Becken entzündet wird und die Mittelsäule hinauflodert, um die Gedanken im Kelch des Schädels zu verbrennen.

> Yoga (Vereinigung) ist das Ende der
> Geistesschwankungen.
> PANANJALI (CA. 200 V. CHR.)

Yoga lehrt, daß sich Ida und Pingala im Dritten Auge (der Erkenntnis) vereinigen.
Sexuelles Tantra enthüllt, daß die entsprechenden Kontaktpunkte zum Aktivieren von Ida und Pingala das linke und rechte Ohrläppchen sind.

Theorie ohne Praxis ist steril.

Shiva	= männlicher Partner = Bewußtsein = Adam
	= Phallus = Lingam
Shakti	= weiblicher Partner = Körper = Eva = Vulva = Yoni

FEINSTOFFLICHE BAHNEN

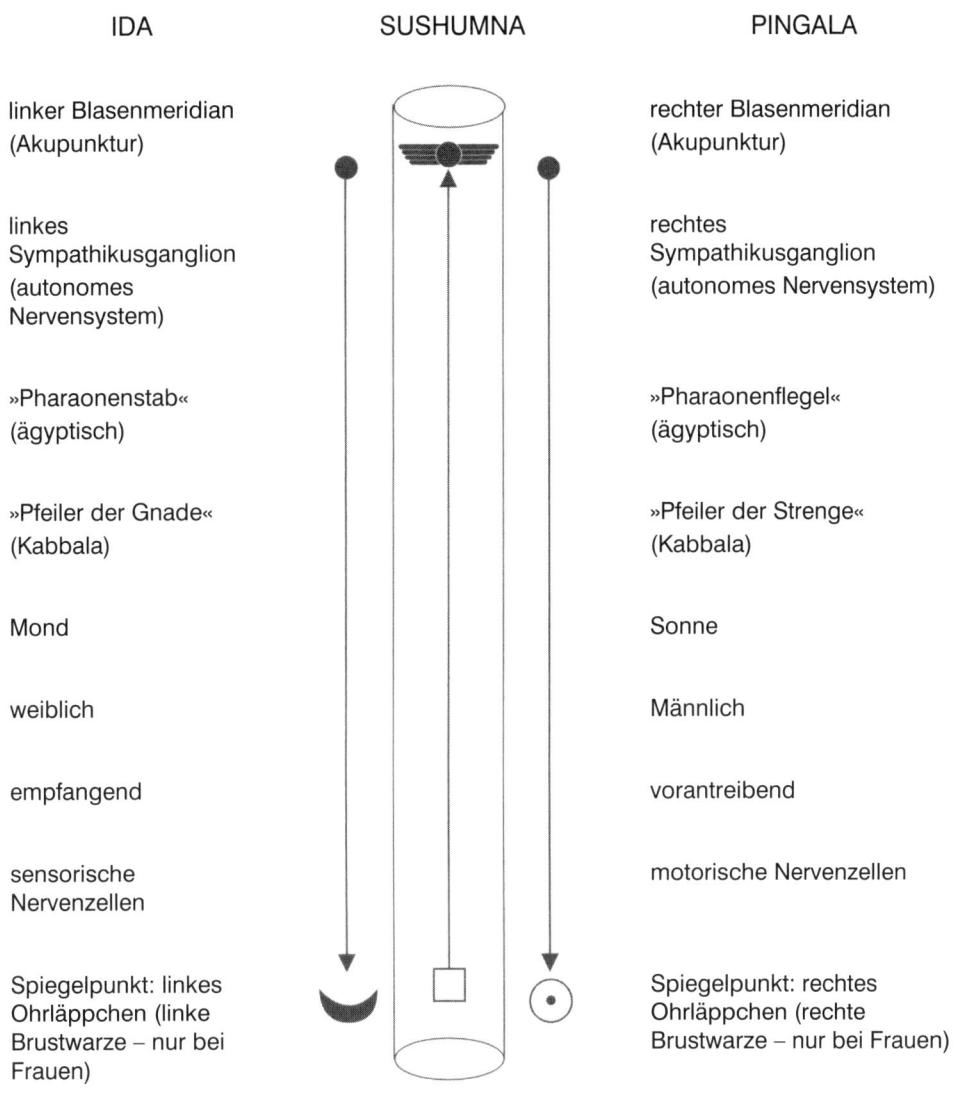

IDA	SUSHUMNA	PINGALA
linker Blasenmeridian (Akupunktur)		rechter Blasenmeridian (Akupunktur)
linkes Sympathikusganglion (autonomes Nervensystem)		rechtes Sympathikusganglion (autonomes Nervensystem)
»Pharaonenstab« (ägyptisch)		»Pharaonenflegel« (ägyptisch)
»Pfeiler der Gnade« (Kabbala)		»Pfeiler der Strenge« (Kabbala)
Mond		Sonne
weiblich		Männlich
empfangend		vorantreibend
sensorische Nervenzellen		motorische Nervenzellen
Spiegelpunkt: linkes Ohrläppchen (linke Brustwarze – nur bei Frauen)		Spiegelpunkt: rechtes Ohrläppchen (rechte Brustwarze – nur bei Frauen)

Das Rückenmark
»Die Mittelsäule«
Verbindung von Mars und Venus

DER FLUSS IN IDA UND PINGALA

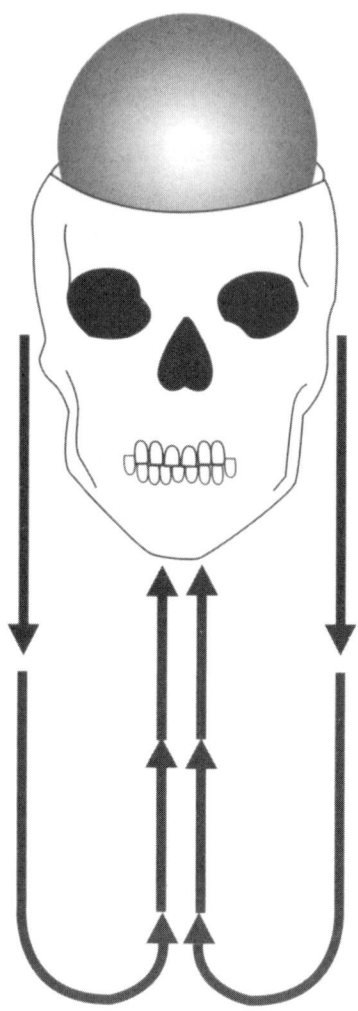

Die Energie fließt in Ida und Pingala zur Basis hinab,
wo sich die beiden Ströme vereinen, dann fließt sie durch Sushumna hinauf und
bildet einen leuchtenden Lichtball,
der im Schädel ruht.

Körperliche Stimulation einer sekundären erogenen Zone, um die Grenze zum ekstatischen »U3«-Moment zu überschreiten

1. Lassen Sie Shiva und Shakti bei Kerzenlicht ein Bad nehmen, wobei dem Wasser parfümiertes Badeöl zugesetzt wird. Shiva und Shakti können dabei gelegentlich Zärtlichkeiten austauschen.

2. Lassen Sie sie einander abtrocknen und in Roben (Bademäntel) schlüpfen, während sie voll freudiger Erwartung der bevorstehenden Vereinigung harren.

3. Lassen Sie sie sich zurückziehen in den Tempel – Schlafzimmer –, der erleuchtet ist von nur einer Kerze (die Kerze entspricht Lingam, die Flamme Yoni).

4. Lassen Sie sie sich im Schneidersitz auf dem Bett einander gegenübersetzen, die Knie berühren sich; sie lockern einander die Roben, wobei sie die gegenseitige Erregung spüren und sich auf das erwartete Yoga (die Vereinigung) von Lingam und Yoni konzentrieren.

5. Lassen Sie Shiva Shakti auf seinen Schoß nehmen und ihre Verehrung damit beginnen, daß er sanft an ihrem linken Ohrläppchen saugt und dazwischen mit dem Lingam seiner Zunge tief und schnell in ihre Ohrmuschel eindringt. Am Anfang kann Shiva den Prozeß noch verstärken, indem er von Shaktis linker Schulter, die linke Seite ihrer Wirbelsäule entlang, bis hinunter zu der heiligen Kreuzbeingegend am Ende ihres Rückgrats Streichbewegungen ausführt.

6. Shiva fährt damit fort, bis schier unerträgliche Erregung Shakti fast zum unfreiwilligen Höhepunkt bringt. Kurz bevor sie den Höhepunkt erreicht, führt sie, um sich selbst über die Schwelle zu treiben, Shivas Lingam in ihre Yoni und bewegt sich nach ihrem Gefallen. Mit etwas Übung werden beide gleichzeitig zum Orgasmus

kommen. Es kann zu frühzeitiger Ejakulation kommen, was aber nicht als Fehlschlag oder Energieverlust gewertet werden sollte (eine veraltete Meinung, die immer noch oft vertreten wird).

Variation

Diese Technik kann auch ausgeführt werden, wenn beide Partner nebeneinander liegen. Der Mann liegt auf seiner linken Seite, wiegt den Kopf der Frau in seinem linken Arm und hat seinen rechten Arm frei, um die linke Seite ihrer Wirbelsäule entlangzustreichen bis zu ihrem Gesäß, während er ihr Ohr stimuliert. Sie liegt mit dem Gesicht zu ihm, auf ihrer rechten Seite.

Diese Position hat folgenden Vorteil: Wenn die Shakti feucht ist, kann Shiva seine rechte Hand so plazieren, daß sein Daumen ihren After (Muladhara) verschließt, sein Zeigefinger in ihre Yoni (Swadhisthana) eingeführt ist, sein Mittelfinger entlang ihrer Klitoris liegt und er sie so zusätzlich stimuliert.

Rollentausch

Wenn die Partner die Rollen tauschen, stimuliert die Frau das rechte Ohr (Pingala) des Mannes, bringt ihn so zur Erektion und führt seinen Lingam für den Höhepunkt in ihre Yoni ein.

Erwägungen

1. Die meisten Menschen sind sehr empfänglich für die Stimulation der Ohren, da dort, wie bei vielen Säugetieren, eine wichtige Nervenbahn verläuft – denken Sie nur an einen Hund, den man am Ohr kratzt und dessen Hinterbein automatisch zu zucken beginnt. Da individuelle Unterschiede bestehen, muß mit Gefühl an die Ohrstimulation herangegangen werden. Ganz ähnlich ist es bei der

SHAKTI-KRAFT-FLUSS

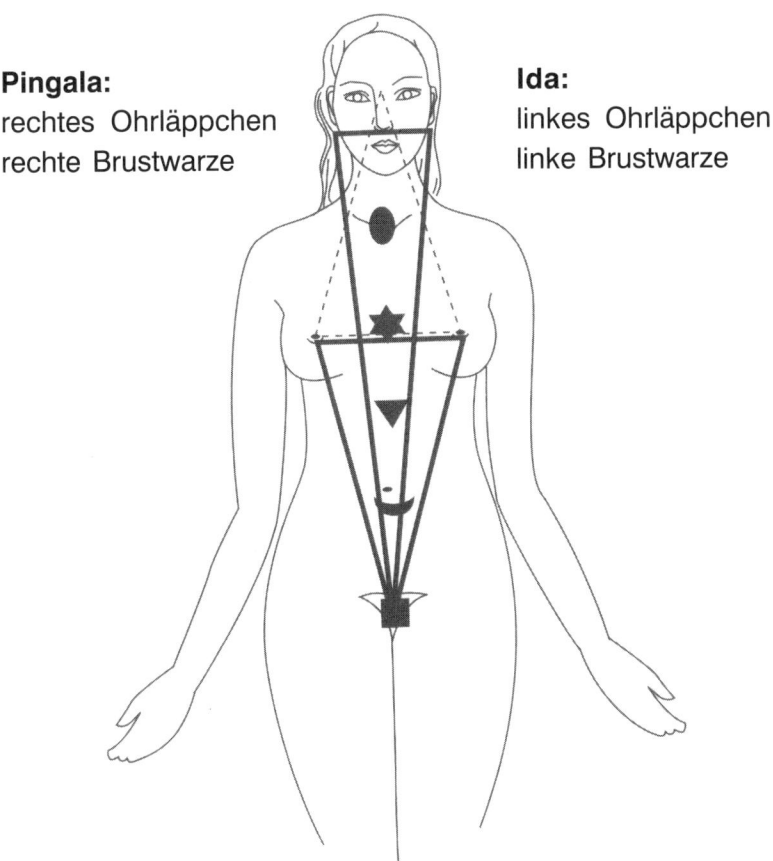

Pingala:
rechtes Ohrläppchen
rechte Brustwarze

Ida:
linkes Ohrläppchen
linke Brustwarze

Die beiden Dreiecke der Shakti-Yoni zeigen mit der Spitze nach unten,
um Muladhara (Genitalzentrum) zu erwecken, während Shivas Dreieck mit der
Spitze nach oben zum Dritten Auge zeigt. Dies verweist auf den neuro-
physiologischen Kanal, der von den Brustwarzen der Frau zur Hirnanhangsdrüse
(Hypophyse) verläuft, die dann ein Hormon produziert, das die Kontraktion der
Gebärmutter stimuliert. Folglich steigert sich ihre visuelle Wahrnehmung mit
zunehmender Erregung.

Empfindsamkeit der Brustwarzen, die bei den meisten Männern latent vorhanden ist und bewußt entwickelt werden kann.

2. Viele Frauen können mit dieser Technik multiple Orgasmen erfahren, sollten diese aber nicht zum Ziel nehmen, genausowenig wie gleichzeitige Orgasmen oder weibliche Ejakulation. Solche Erfahrungen sind ein Bonus und keine Zeichen für Erfolg!

3. Diese Methode kann auch mit der Brustwarze durchgeführt werden, wenn die Frau an der Brust sehr empfindlich ist.

4. Eine verlängerte Erregungsphase, die nicht im Orgasmus endet, kann unangenehmen Blutstau im Becken der Frau zur Folge haben. Wenn dies geschieht, sollte irgendeine Methode (oraler Sex, manuelle Befriedigung, Vibrator usw.) zur Entspannung eingesetzt werden.

5. Der männliche Partner sollte die Erektion aufrechterhalten und seine Erregungsphase so lange wie möglich ausdehnen, bevor er ejakuliert. Wie bereits angesprochen, sind unfreiwillige Ejakulationen zu erwarten, die dann nicht als Fehlschlag oder Verlust an Energie gewertet werden sollen. Dies ist eine veraltete Ansicht, die noch immer oft vertreten wird, und zwar nicht nur von Yogis und westlichen Sexualpraktikern, sondern auch von Ärzten, Sporttrainern und anderen, die es besser wissen müßten.

Verzögerung der Ejakulation durch tantrische Atemkraft

Westliche Sexualforscher haben verschiedene Techniken zur Verzögerung der Ejakulation entwickelt, einschließlich der »Drucktechnik« von Masters und Johnson und einer »Hoden-

Zug-Methode«. Gemessen an tantrischem Standard sind sie mühsam und beschwerlich.

Der Schlüssel (meines Wissens nach noch nie schriftlich offenbart) liegt in einer sanften Hyperventilation, wenn sich die Erregungsphase der Ejakulation nähert. Sie basiert auf einer Variation der Bhastrika-Atemtechnik (»Blasebalgatmung«).

Um die Erregung zu mindern, pressen Sie einfach Luft aus, wobei Sie die Wangen blähen und den Bauch wie einen Kolben nutzen: Ziehen Sie den Bauch etwas ein, und pusten Sie gleichzeitig durch Ihren geöffneten Mund. Entspannen Sie Ihren Bauch, und lassen Sie die Luft für den nächsten Atemzug von selbst in Ihre Lungen fließen. Wiederholen Sie dies zehn Minuten, und die Erregung, mit dem Gefühl der bevorstehenden Ejakulation, wird nachlassen.

Durch diese Technik wird die arterielle Blutzufuhr zum Penis vorübergehend unterdrückt, wodurch die Anspannung nachläßt.

TIP: Üben Sie diese Technik, indem Sie ein Papiertaschentuch zerknüllen und aus Ihrer Handfläche pusten. Mit etwas Übung werden Sie dazu in der Lage sein, das Niveau Ihrer Erregung zu kontrollieren.

Ein letztes Geheimnis

Im Moment des Höhepunktes können Shiva und Shakti ihre
gemeinsame Erfahrung intensivieren, indem sie ihren Atem für
die Dauer des orgasmischen Nachhalls einhalten.

Dieses Pranayama verbindet das Leben (Prana) und den Tod
(Yama); es überschwemmt die feinstofflichen Körper mit Lebensenergie (Prana), während es den Körper-Geist-Komplex (Yama)
überwacht.

> Ihr Schoß ist eine Opferstätte;
> ihre Haare das Opfergras;
> ihre Haut der Rauschtrank.
> Die beiden Lippen der Vulva
> sind das Feuer in der Mitte der Yoni . . .
> So großartig ist die Welt dessen,
> der sexuelle Vereinigung mit diesem Wissen
> ausübt.
>
> BRHADARANYAKA-UPANISCHADE, VI, 4,3.

CHAKRAS

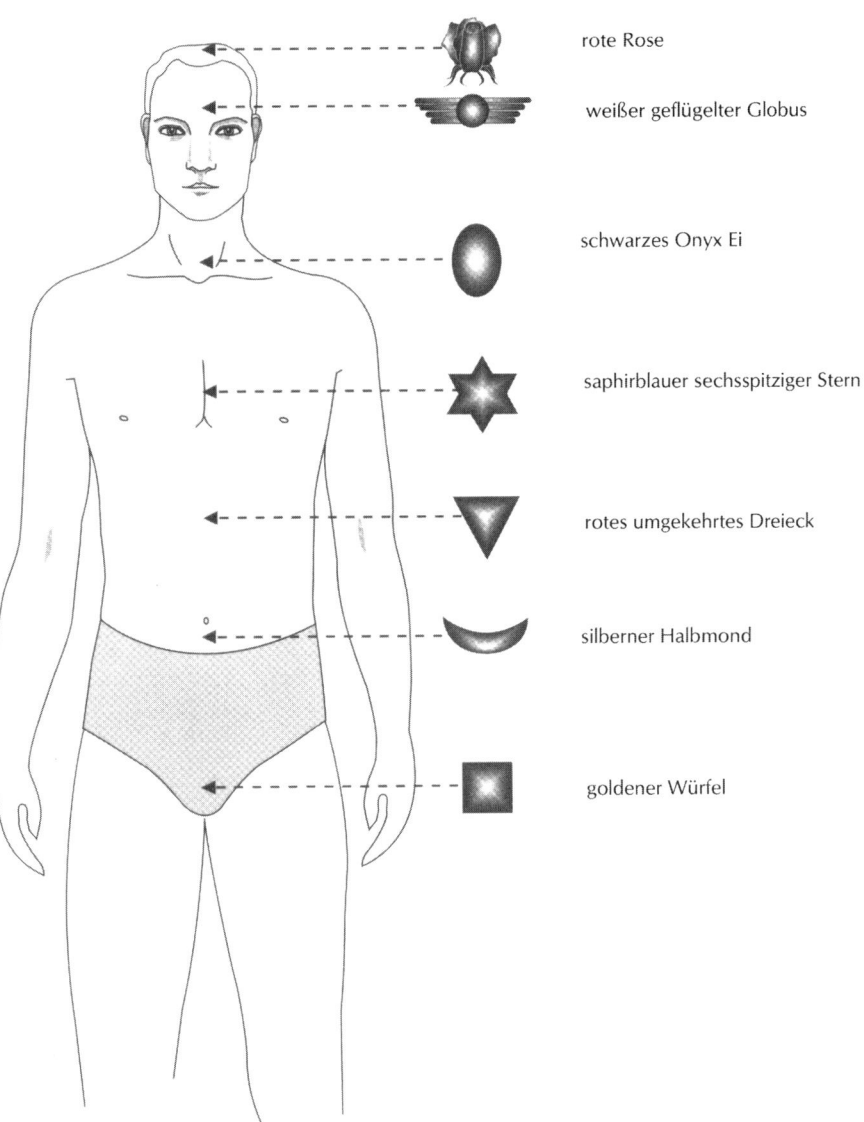

rote Rose

weißer geflügelter Globus

schwarzes Onyx Ei

saphirblauer sechsspitziger Stern

rotes umgekehrtes Dreieck

silberner Halbmond

goldener Würfel

Epilog

Das ultimative Ritual

Küssen erweckt die schlafende Prinzessin der Schönheit (Dornröschen), und damit beginnt das ultimative Ritual* des Tantra,
das im Yoga von Lingam und Yoni, Stab und Becher, Rückenmark und Schädel, Pfeil und Herz, Oblate und Wein, Licht und
Glocke, Schwert und Blut, Kerze und Flamme, Dorn und Rose
mündet.

Wo »nirgendwo« in die Grundmauern der Templer gemeißelt
wird, vereint sich in dessen Mitte der Dorn mit der Rose im
»Immerdar«, den Tau der Unsterblichkeit verströmend.

Die sich daraus ergebende Vereinigung von Mars und Venus,
Ares und Aphrodite, gebiert die göttliche Herm-Aphrodite und
das existentielle Stadium der Androgynie.

Es ist der himmlische Tanz der Liebenden, denen das aphrodi-
sische Gift der Tarantel injiziert wurde. Gepaart vollführen sie
die Tarantella**, um sich aus dem wirren tantrischen Netz der
Spinnenfrau zu befreien.

Die Zeremonie – Sanskrit *Karma-mony* – ist nicht für die Welt,
die den Samen von sich weist oder die Intensität der Geschwindigkeit opfert.***

Kundalini (Cinderella: »Herrin der schlafenden Glut«) ruht im
Becken des *Homo sapiens* (der Weise). Sie ist Jungfrau, Braut,
Weib, Geschiedene und Witwe.

Shiva, ihr Gatte, Bräutigam, Geschiedener und Witwer, schläft
im Kelch des Schädels.

---

*»Rita« (Sanskrit) bedeutet »fließen«.
**ein wilder Volkstanz aus Süditalien
*** Die Notwendigkeit einer verlängerten sexuellen Reaktion ignorierend zum Orgasmus hastend (oft nur bloße Ejakulation) und die Erfahrung der tantrischen U3 (ultimativen, universellen Union) verpassend

Lord Shiva, der Ritter auf dem weißen Pferd unter den Schlangen, wartet auf den Moment, in dem er das von Dornensträuchern (Schamhaar) umgebene Tor des Schlosses betreten kann. Seine Göttin, die Kundalini, lodert mit göttlichem Feuer, reiche Seligkeit verheißend.

Die Erscheinung des vollen Muladhara-Chakras (Zentrum der Libido im Menschen), das als Mandala Tiere und göttliches Sein sowie Buchstaben des Sanskrit-Alphabets enthält, entwickelt sich aus dem tantrischen Basis-Yantra. Ein Yantra besteht nur aus geometrischen Linien und Kurven.

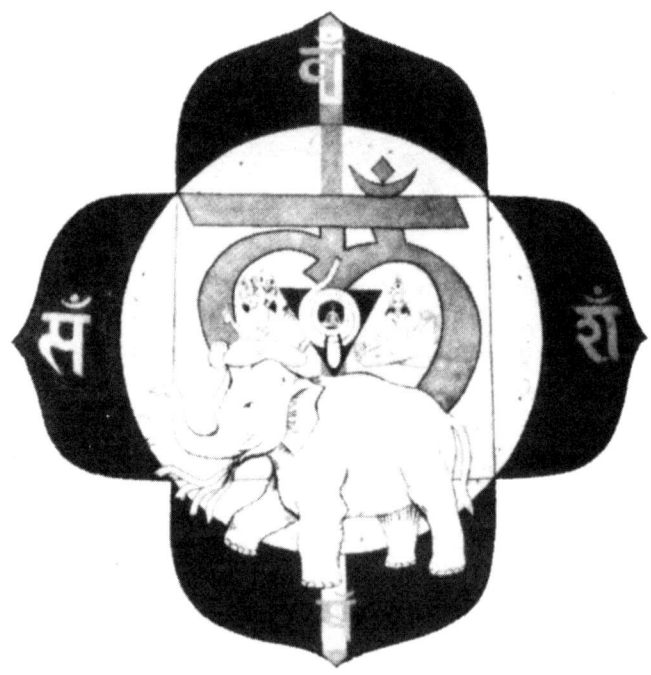

(Aus *Trantrische Sexualmagie*)

Die quadratischen Grundmauern der klassischen Hindu-Tempel orientieren sich von Ost nach West am tantrischen Basis-Yantra. Es wird von zwei Männern, die mit Seil und Pflöcken die Umrisse in die Erde kratzen, auf heiligen Boden gezeichnet. Das Quadrat wird zuletzt geformt, indem die Schnittlinien des V*esica pisces* (Fischblase, -gefäß) verbunden werden. In dieses Quadrat werden die Steine gelegt, die den Unterbau bilden für den dreidimensionalen Bau der hinduistischen Architekten. Nach dieser Methode wird seit Tausenden von Jahren in Indien vorgegangen, sie folgt den Befehlen der klassischen S*hipla*-Schriften.

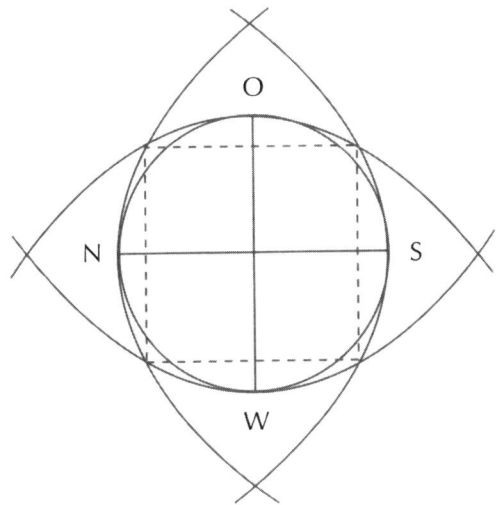

Vorbereitende Reinigung (Läuterung)

In einem sauberen Raum seiner Wahl soll das Paar, das sich auf die tantrische Vereinigung vorbereitet, die Lage von Norden, Osten, Westen und Süden ermitteln.

Rosenweihrauch kann im Osten (weiblich) verbrannt werden und Sandelholz im Westen (männlich), während der metaphysische Kreis auf den Boden gezeichnet wird.

Anleitung

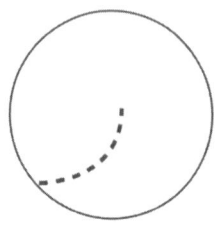

Der Mann stellt sich in die Mitte des ausgewählten Platzes, ein Seil in der Länge der Körpergröße der Frau in der Hand (falls nicht genug Platz ist, genügt eines in der Länge, die dem Abstand von ihrem Bauchnabel zu ihren Fußsohlen entspricht); der Radius des Kreises wird mit der halben Länge gezogen. Die Frau hält das andere Ende und beschreibt mit weißer Kreide einen Kreis auf den Boden, indem sie um ihren Partner herumgeht.

Symbolik

Der Kreis ist grenzüberschreitend beides, Lingam und Brust, die weiße Kreide ist sowohl Samen als auch Milch – sie verkörpern jeweils die Nährstoffe für das Ungeborene und die Nahrungsmittel für das Neugeborene sowie das kosmische Heilmittel (»Milchstraße«). Die Kreismitte ist Brustwarze, Lingam-Phallus, Klitoris, Omphalos (Zentrum der mikrokosmischen Welt) und Axis mundi (Achse des Mikrokosmos oder Universums).

Der Mann geht nun zum Osten des Kreises und reicht das Seil der Frau, die gegenüber im Westen steht. Sie zieht mit roter Kreide einen Halbkreis von Norden nach Süden. Sie wechseln die Positionen und wiederholen die Prozedur, wobei sie im Uhrzeigersinn die Peripherie abschreiten. Auf dieselbe Art und Weise zeichnen sie eine zweite Vesica pisces im rechten Winkel zur ersten.

Die Vesica pisces ist wesentlich für heilige Architektur auf der ganzen Welt. Die Hauptstadt von Australien, Canberra, wurde

ANLEITUNG DER INDISCHEN BAUMEISTER ZUM VER- MESSEN EINES HINDUISTISCHEN TEMPELS

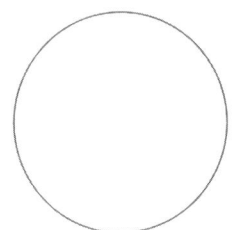

(Schüler machen diese Übung mit Lineal, Zirkel und Kompaß)

Malen Sie einen Kreis mit Hilfe des Zirkels.

Markieren Sie den inneren Kreisdurchmesser im rechten Winkel, indem Sie sich an Osten, Westen, Norden und Süden orientieren.

Stellen Sie den Zirkel vom Radius auf den Durchmesser ein.

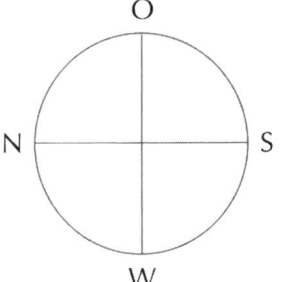

Stechen Sie in den Osten, und markieren Sie einen Kreisbogen über den Westen (dies ergibt die Hälfte der Vesica pisces.) Markieren Sie einen zweiten Kreisbogen vom Westen über den Osten, und vervollständigen Sie so die erste Vesica pisces oder »Yoni.« Wiederholen Sie das Ganze mit Nord–Süd und Süd–Nord, und zeichnen Sie die zweite Yoni.

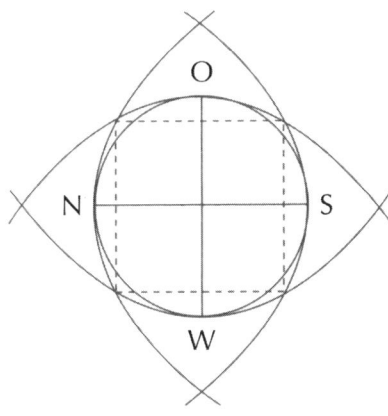

Verbinden Sie die Schnittpunkte der beiden Yonis zu einem Quadrat.

Das errichtete göttliche Haus wird auf diesem Quadrat ruhen.

nach alter römischer Tradition wie Stonehenge auf Weideland-
linien ausgerichtet, die eine Vesica pisces kreuzen.

Der ebenso exzentrische wie brillante amerikanische Architekt
Walter Burley Griffin verband Anfang des neunzehnten Jahrhunderts diese heilige Geometrie mit seinem Entwurf für die
Stadt. *(The Secret Plan of Canberra*, Professor Peter Proudfoot,
veröffentlicht 1993 von der Universität von New South Wales)

Eine Vesica pisces ist ein gewölbtes Oval, das zwischen den
Schnittpunkten zweier Kreisbögen liegt. In mittelalterlichen
Gemälden wurde sie zur Darstellung des Heiligenscheins verwendet. Sie wird auch als Fischblase oder als Fischgefäß bezeichnet. Im Tantra und im Hinduismus erkennt man darin die
vollkommene Yoni, die (von Blüten eingefaßte) Vulva, die Vagina, den Geburtskanal (die Scheide). Sie ist ein Symbol der Einweihung zwischen den Säulen der Schenkel, das den Menschen
auf seiner Reise vom Mutterleib ins Grab begleitet.

Die zwei Yonis im rechten Winkel zueinander formen die
vier *Dalas* oder Blütenblätter des Muladhara-Chakras.
Jede Yoni steht für ein anderes »magisches Kind«:
Das eine ist die physische Zeugung oder
Geburt des Körpers, während das andere
die Geburt der Gedanken, z.B. von
geistigen Kindern (wahre tantrische
Nachkommen), repräsentiert.
Der Umriß aus roter Kreide ist ein
Symbol für die Mondgöttin in jeder
Frau. Die magische Geometrie wird
vervollständigt durch das Straffen des
Seiles zwischen den Punkten, an denen die
eine Vesica pisces die andere schneidet, und
dem Zeichnen von geraden Linien in gelber Kreide,
die ein Quadrat formen.

Symbolik

Das gelbe Quadrat symbolisiert das Element Erde und soll Verbundenheit, Stabilität, Erdung und materielles Dasein verdeutlichen. Das Quadrat kann auch mit gelben Wolldecken ausgefüllt werden, ideal wäre es, gelbe Seide zum Abdecken zu verwenden.

Dies wird gesegneter Boden, auf dem eine übersinnliche Brücke zwischen diesseitig und jenseitig geschlagen werden kann, eine Brücke zwischen den körperlichen und den spirituellen Bereichen.

Die in diesem gesegneten Gebiet erfolgende tantrische Verbindung verwandelt die Beteiligten in göttliche Wesen *(Devas)*, erfüllt von Weisheit *(Veda)*. Wenn in diesem »quadratischen Kreis« implosive, sexuelle Magie stattfindet, wird sich darin gemeinsames Begehren herauskristallisieren, verwirklichen und manifestieren.

Die gefesselte, in sich verschlossene Kraft des Quadrats wird anhand der heiligen Geometrie deutlich, aus der hervorgeht, daß innerhalb des Grundquadrates unendlich viele, immer kleinere perfekte Quadrate konstruiert werden können.

Die Darstellung rechts befindet sich in allen hinduistischen Tempeln an der Decke des »Mittelhauses« (auch »Sanctum sanctorum«, das Allerheiligste).

Beachten Sie auch, daß sich der zweidimensionale Umriß des Quadrats auch ins Astrale verlängern läßt und zu einem dreidimensionalen Würfel oder »perfekten Quader« werden kann. Der sechsseitige Würfel

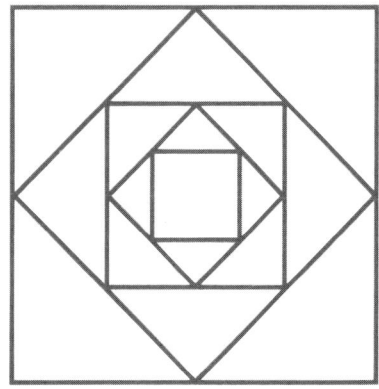

wird zum lateinischen Kreuz aufgefaltet, das aus sechs gleichen Quadraten besteht.

Nun legt sich der Mann wie ein Kreuz in die Mitte des Quadrats: den Kopf nach Osten, die Füße nach Westen, die Arme im rechten Winkel ausgestreckt, den rechten nach Norden, den linken nach Süden. Die Frau plaziert sich in Kali-Asana (rittlings) auf ihm, ihre Yoni gegen sein Brustbein gepreßt (über dem Herz-Chakra). Dort wird die Shakti zur »Rose«, feucht mit Tau, auf dem Kreuz von Shivas Körper auf den vereinigenden Moment wartend. Beide sind ganz Erwartung und Vorfreude, erfüllt von einer Spannung zwischen dem Immanenten und dem Transzendenten, der Erscheinung und dem Ding an sich, das Immaterielle durchbohrt vom Kruzifix des Stofflichen, aufgelöst in der orgasmischen Verwandlung.

> Der hohe Himmel dort
> wird umgegossen und verwandelt.
>
> LORD BYRON
> (BRIT. DICHTER, 1788–1824)

SPIRITUELLES »NETZ« DES PLATONISCHEN HEXAEDERS

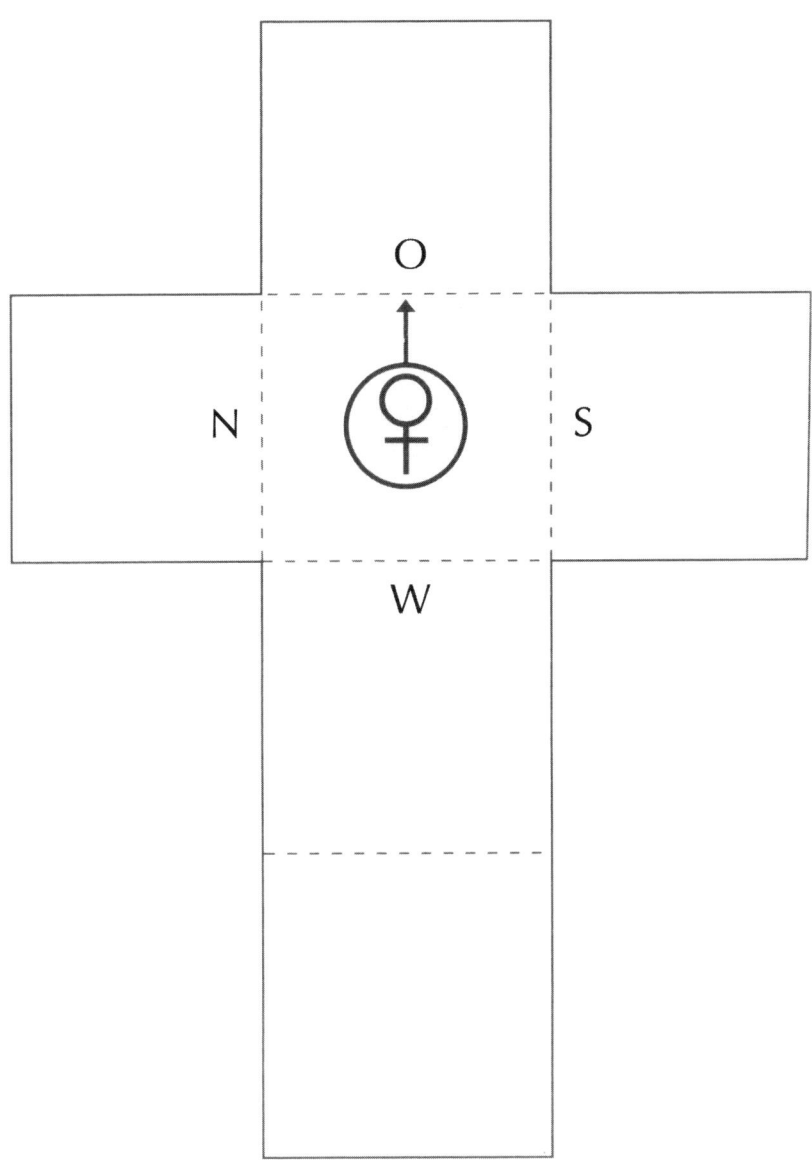

Das gelbe Quadrat des Erdchakras »erhoben«
in die dritte Dimension, wird zum
perfekten Quader oder freimaurerischen Würfel.

Der aufgefaltete Würfel enthüllt das Kreuz der
Rosenkreuzer
oder die Rose Croix.

Denken Sie nach über die unterschwellige
Bedeutung von Redewendungen wie
»auf Rosen betten« … »eine rosa Brille tragen« …
»om mani padme hum« … »das Juwel im Lotus«
… »der Tau im Herzen der Rose«.

Rosa Crux (Latein): »Rosenkreuz«
Ros Crux (Latein): »Taukreuz«
Ras (Arabisch): »Weisheit«
Rus (Arabisch): »Verborgenheit«

Das tantrische Rosenkreuz (Lotuskreuz) ist »das
verborgene Wissen der weiblichen Transsudate*
auf den Lingam«.

BREWER DICTIONARY OF PHRASE AND FABLE

Das nun vollständige, mystische Bild auf der folgenden Seite
zeigt einen »galaktischen« Raum, ein heiliges Gebiet, in dem
jeder sein Karma bzw. kam abarbeiten kann. Durch *kama* (Liebe) wird das Karma, abhängig von der Reinheit des beteiligten
männlichen oder weiblichen Kandidaten, erlöst (*candida* = die
Weiße; z.B. die Summe des gesamten Solarspektrums).

---

* Flüssigkeitsabsonderung

Das Quadrat verkörpert die erdhaften, materiellen Körper der beiden Beteiligten in sexueller Vereinigung. Der Kreis symbolisiert die ewige Wiedergeburt der Arten und Geburt auf Geburt von Gedankenmustern. Die rote und weiße Vesica pisces (vier *Dalas* oder Blütenblätter des Muladhara-Chakras bildend) werden zum Symbol der Geburt – körperlich wie spirituell.

QUADRAT:
Erde – Materie, physischer Körper, manifestierte Erschaffung; der Raum, in den Adam und Eva inkarnieren, um die geschlechtliche Verbindung einzugehen

KREIS:
Ewigkeit – Zurückkehren, Bewußtsein, Geist

HORIZONTALE YONI
(Norden nach Süden):
kreative Empfängnis – Erkenntnis

VERTIKALE YONI
(Osten nach Westen):
körperliche Empfängnis – Verdrängung

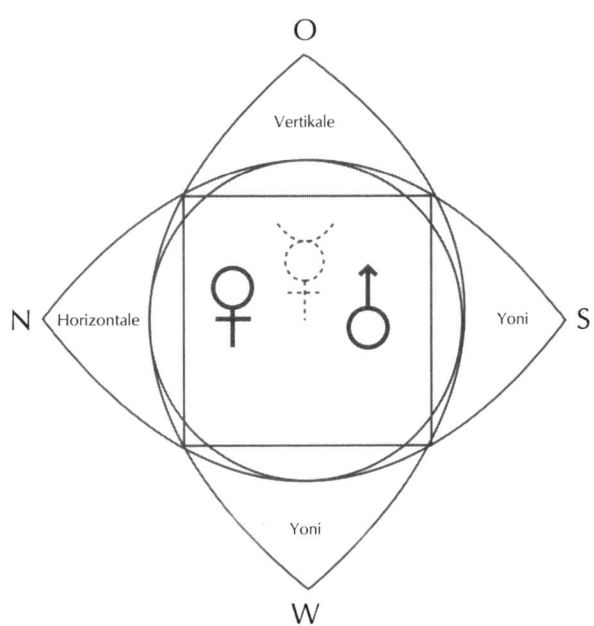

Rituelle Ausstattung

DIE GEWÄNDER

Nach einem gemeinsamen, warmen Bad mit Ölen (Amber oder Rose) sollte Shiva eine weiße (*shukra* @ Samen) Robe aus Baumwolle oder Seide anziehen und Shakti eine rote (*rajas* @ Menses). Unter diesen Gewändern sollten beide nackt sein.

RITUELLES PLAZIEREN DER TANTRISCHEN, LITURGISCHEN INSTRUMENTE

Positionieren Sie die nachfolgend aufgeführten Gegenstände in der angegebenen Reihenfolge an den den Himmelsrichtungen zugeordneten Stellen:

1. im zentralen Quadrat: Bedecken Sie es mit der gelben Decke, und plazieren Sie Räucherkerzen oder Weihrauch mit Amber oder einer Kombination aus Rose und Sandelholz an der Ostseite des Quadrates;

2. im östlichen Blütenblatt *(Dala)*: ein Kelch mit einer Mischung aus zwei Teilen Champagner, einem Teil weißen Rum, je einem Teil Gin und Limettensaft nach Geschmack, eisgekühlt (die Mischung sollte insgesamt etwa der Menge einer Flasche Champagner entsprechen), sowie ein paar Kardamomsamen;

3. im südlichen Blütenblatt *(Dala)*: eine große, nicht tropfende Kerze, eine weiße (*sukhra* → männlich) und eine rote Rose (*rajas* → weiblich) oder eine Hibiskusblüte (ein Lingam innerhalb einer Yoni);

4. im westlichen Blütenblatt *(Dala)*: zwei Stücke dunkel-
blauer Seide, jeweils in Form eines gleichschenkligen
Dreiecks zugeschnitten und zu einem Hexagramm
(Shatkona) oder sechsspitzigen Stern gefügt;

5. im nördlichen Blütenblatt *(Dala)*: eine große Glocke mit
Griff und Klöppel (Griff und Klöppel verkörpern den
Lingam; die Glocke symbolisiert die Yoni; Anmerkung:
Die ursprüngliche Bedeutung des germanischen Wor-
tes *ficken* bedeutet schlagen, stoßen oder anstoßen).

Nun betritt das Paar den heiligen Platz, ein Reich der selbst-
erschaffenen heiligen Geometrie, im Wissen der TANgiblen (körperlichen) TRAnszendenz (Erhabenheit).
Sie werden eine außergewöhnliche, unwiederholbare Reise an-
treten, die so einmalig ist wie das Dasein selbst.

> Von einem bestimmten Punkt an gibt es kein
> Zurück mehr. Das ist der zu erreichende Punkt.
>
> FRANZ KAFKA
> (FRZ.-ÖSTERR. SCHRIFTSTELLER,
> 1883–1924)

Das vorletzte Ritual hat Struktur;
das ultimative Ritual ist ein individuelles Labyrinth
– jenseits aller Worte!

RITUELLE ANORDNUNG
ZU BEGINN DER ZEREMONIE

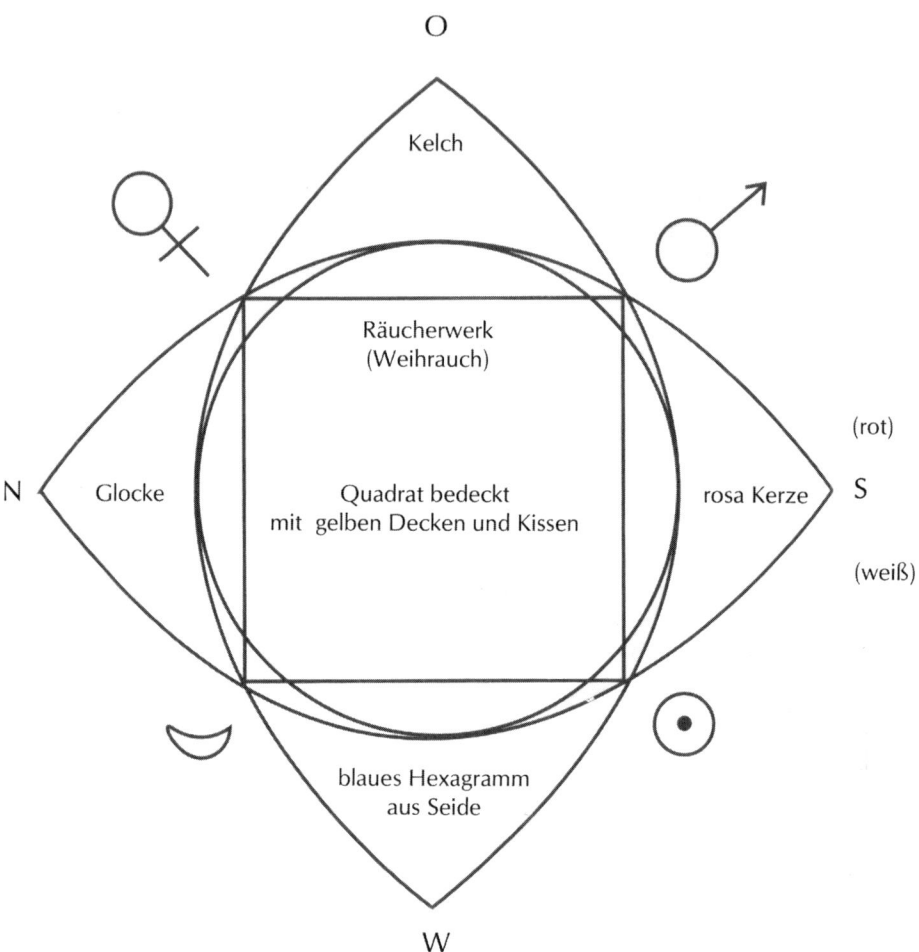

O

Kelch

Räucherwerk
(Weihrauch)

(rot)

N   Glocke   Quadrat bedeckt   rosa Kerze   S
          mit gelben Decken und Kissen

(weiß)

blaues Hexagramm
aus Seide

W

Das Ewig-Weibliche zieht uns hinan.

JOHANN WOLFGANG VON GOETHE

(DT. DICHTER, 1749–1832)

IN »FAUST«

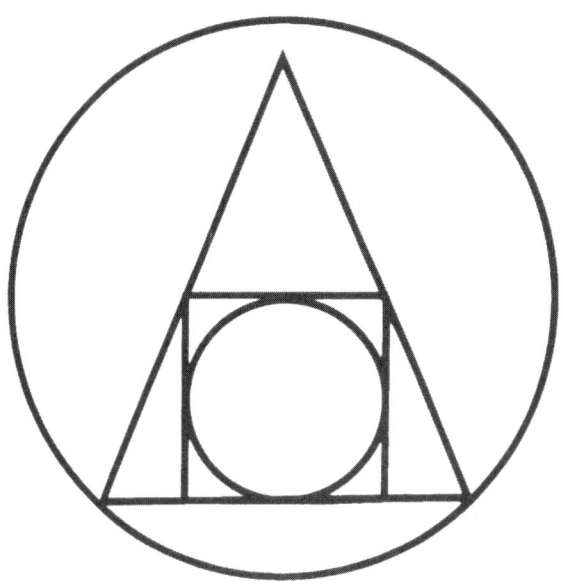

Mit Beginn von Maithuna,
immer konzentriert auf die Flamme,
verharrend in Dharana,
die Asche und das Ende meiden.

SUTRA 43, MALINI-VAJAYA-TANTRA (CA. 2000 V. CHR.)

IN DER ÜBERSETZUNG VON

SWAMI ANANDAKAPILA SIVANANDA

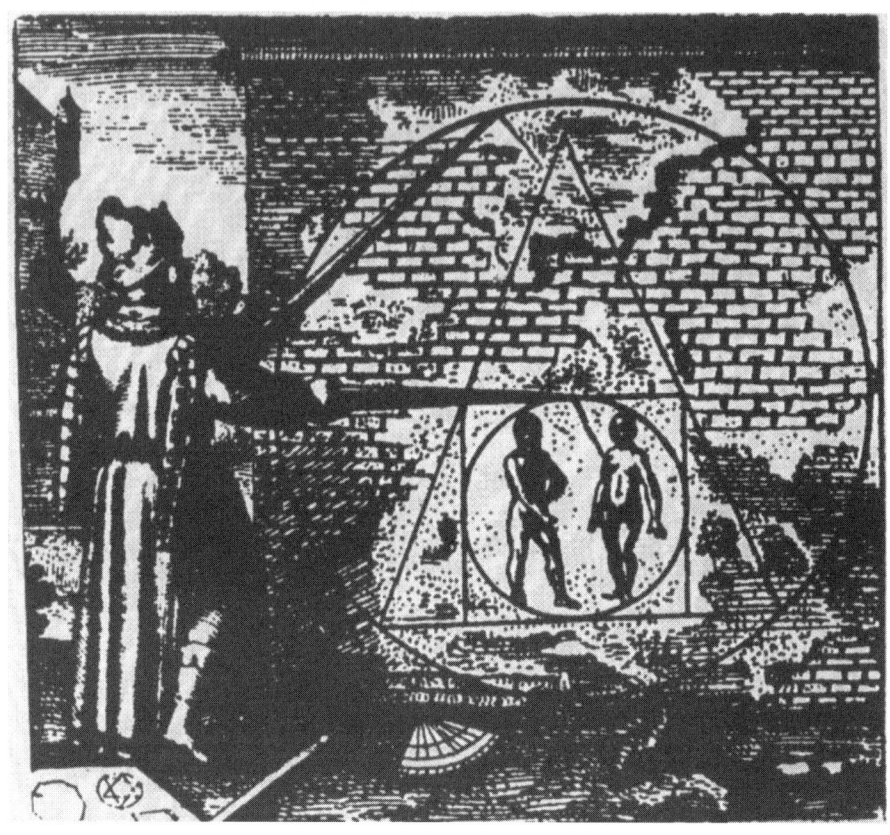

Mann und Frau bilden einen mikrokosmischen Kreis,
aus dem Kreis wird ein Quadrat,
daraus entwickelt sich ein Dreieck,
um das erneut ein Kreis erscheint,
und sie sollen den Stein der Weisen besitzen.
Denn ein Philosoph ist kein Liebhaber der Weisheit,
sondern einer, der die Weisheit der Liebe kennt.

SYMBOL DES HERZ-CHAKRA (ANAHATA)

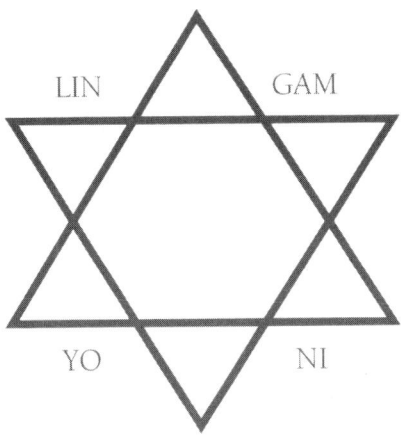

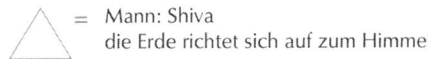 = Mann: Shiva
die Erde richtet sich auf zum Himmel

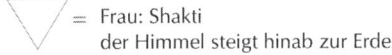 = Frau: Shakti
der Himmel steigt hinab zur Erde

In Gedenken an

Yogarishi Dr. Swami Gitananda Giri
Yoga-Samadhi 2.20 Uhr, 29. Dezember 1993

Guruji, wo wäre ich heute, wärest du nicht gewesen?
Du sagtest mir einmal, daß »ich meinen Wagen an einen Stern
gehängt habe«, und nun bist du bei den Sternen.

Ram Nam Satya Hai
Om Namah Shiva.

Jonn Mumford am 4. Januar 1994

ANHANG

Der 12-Wochen-Übungsplan

Dieses Programm wurde von mir entwickelt, damit Sie anhand dessen die Grundtechniken aus den ersten neun Kapiteln dieses Buches sicher beherrschen lernen.

Erste Woche (Kapitel 1)
- Sukhasana: täglich morgens und abends, zwanzig Minuten

Zweite Woche (Kapitel 2)
- Sukhasana: täglich morgens, zwanzig Minuten
- Savasana, Grundtechnik: täglich abends, zwanzig Minuten

Dritte Woche
- Sukhasana: täglich morgens, zwanzig Minuten
- Savasana, fortgeschrittene Technik: täglich abends, dreißig Minuten

Vierte Woche (Kapitel 3)
- Sukhasana: täglich morgens, zehn Minuten
- Yoni-Mudra, Grundtechnik: täglich morgens, fünfzehn Minuten
- Savasana, fortgeschritten: täglich abends, dreißig Minuten

Fünfte Woche
- Sukhasana: täglich morgens, zehn Minuten
- Yoni-Mudra, fortgeschritten: täglich morgens, fünfzehn Minuten
- Savasana, fortgeschritten: täglich abends, dreißig Minuten

Sechste Woche (Kapitel 4)
- Yoni-Mudra, fortgeschritten: täglich morgens, fünfzehn Minuten
- Polarisation: täglich abends, fünfzehn Minuten *oder*
- Savasana, geistig: täglich abends, dreißig Minuten

Siebte Woche (Kapitel 5)
- Yoni-Mudra, fortgeschritten: täglich morgens, fünfzehn Minuten
- Polarisation: täglich abends, fünfzehn Minuten

- Äußeres Chakra-Dharana: täglich abends, fünfzehn Minuten
- Savasana, geistig: täglich abends, dreißig Minuten

Achte Woche
- Yoni-Mudra, fortgeschritten: täglich morgens, fünfzehn Minuten
- Polarisation: täglich abends, fünfzehn Minuten
- Inneres Chakra-Dharana: täglich abends, fünfzehn Minuten
- Savasana, geistig: täglich abends, dreißig Minuten

Neunte Woche (Kapitel 6)
- Yoni-Mudra, fortgeschritten: täglich morgens, fünfzehn Minuten
- Revitalisierung: täglich abends, fünfzehn Minuten
- Inneres Chakra-Dharana: täglich abends, fünfzehn Minuten
- Savasana, geistig: täglich abends, dreißig Minuten

Zehnte Woche (Kapitel 7)
- Yoni-Mudra, fortgeschritten: täglich morgens, fünfzehn Minuten
- Revitalisierung: täglich abends, fünfzehn Minuten
- Inneres Dharana: täglich abends, fünfzehn Minuten
- Savasana, geistig: täglich abends, fünfzehn Minuten

Elfte Woche (Kapitel 8)
- Yoni-Mudra, fortgeschritten: täglich morgens, fünfzehn Minuten
- Revitalisierung: täglich morgens, fünfzehn Minuten
- Inneres Chakra-Dharana: täglich abends, zwanzig Minuten
- Savasana, geistig: täglich abends, dreißig Minuten

Zwölfte Woche (Kapitel 9)
- Yoni-Mudra, fortgeschritten: täglich morgens, fünfzehn Minuten
- Revitalisierung: täglich abends, fünfzehn Minuten
- Inneres Chakra-Dharana: täglich abends, zwanzig Minuten
- Laden des Solarplexus: täglich abends, zwanzig Minuten

Verlust des Bewußtseins während der Yogastunde
Eine Anleitung für Yoga-Lehrer

(Dieser Artikel wurde 1973 geschrieben, während ich in Monghr, im indischen Staat Bihar, bei Parahamsa Satyananda Saraswati studierte.)

Der Umgang mit Notfallsituationen

Ihre Fähigkeit als Yoga-Lehrer mag danach beurteilt werden, wie effizient Sie mit einer Notfallsituation während der Stunde umgehen. Bei einem Vorfall isolieren Sie den betroffenen Schüler sofort und übergeben die Klasse der Aufsicht eines erfahrenen Schülers.

Ohnmacht: wenn eine Person bewußtlos auf dem Boden zusammensackt oder hinfällt, sich aber schnell wieder erholt.

Anfall (Krampf): wenn eine Person, die kollabiert, auf den Boden fällt und dann krampfartig zuckt (meist Epilepsie).

Sturz: Ein Schüler rutscht aus oder stolpert und landet auf dem Boden, häufig während Balance-Übungen.

In diesen Fällen sollten Sie die Möglichkeit einer Kopfverletzung nicht ausschließen, insbesondere wenn der Schüler benommen wirkt oder nicht aufsteht. Auch wenn Sie denken, daß er nur das Gleichgewicht verloren hat, fragen Sie immer, warum er gestürzt ist und ob er sich komisch, schwach oder schwindlig fühlt.

Schüler, die mit leerem Magen oder nach einem Arbeitstag am Yoga-Unterricht teilnehmen, neigen oft zu Schwindelgefühlen und Ohnmacht. Jeder gesunde Mensch kann, unter den entsprechenden Umständen, das Bewußtsein verlieren. Dazu bedarf es nur der kurzfristigen Behinderung des Blutflusses zum Gehirn (z.B. wenn ein Schüler mit niedrigem Blutdruck zu schnell aus einer Umkehrposition aufsteht), eines Mangels an Sauerstoff (ein blutarmer Schüler in einer vollen Klasse atmet zu flach) oder eines zu niedrigen Blutzuckerspiegels (ein Schüler mit Diabetes oder ein erschöpfter Schüler mit leerem Magen verliert das Bewußtsein im Zuge von Surya Namaskar, nachdem sich durch die muskuläre Anspannung der Blutzuckerspiegel plötzlich senkt).

Verschiedene Umstände, die zu einer Ohnmacht führen können

Zu einer Ohnmacht kann es unter einer Vielzahl von Umständen kommen: durch hohe Temperaturen (kühlen oder belüften Sie nach Möglichkeit den Übungsraum), Gedränge (idealerweise haben Sie nie mehr als zwölf Schüler pro Stunde) oder durch emotionale Schocks, wie z.B. durch einen Schreck, den Anblick eines Unfalls oder von Blut. Die Anfälligkeit für eine Ohnmacht variiert; manche Leute haben eine hohe Toleranzschwelle und ertragen mehr Reize. Aber unter den entsprechenden Umständen kann jeder – fit oder nicht – ohnmächtig werden. Ist ein Mensch krank, dann wird eine Ohnmacht von denselben Reizen ausgelöst, wie wenn er gesund ist, die Toleranzgrenze kann jedoch um einiges niedriger liegen. Daher sollten kranke Yoga-Schüler der Übungsstunde lieber fernbleiben.

Ohnmacht durch zuwenig Blut im Gehirn: Dadurch ist der natürliche Weg, nämlich das Bewußtsein zu verlieren und dadurch zu Boden zu fallen, sozusagen selbstregulierend, denn in der liegenden Position fließt das Blut schneller wieder zum Gehirn, und der Betroffene erholt sich wieder.

Wenn das Bewußtsein nicht schnell wiederkehrt, liegt dem eventuell eine ernstere Ursache zugrunde. Treten zum Beispiel anhaltende Benommenheit, komatöse Zustände, Übelkeit und Erbrechen oder geweitete Pupillen auf, kann es sich um eine Gehirnerschütterung oder gar eine Beschädigung der Schädelknochen handeln. Jedem, der in Ohnmacht oder auf den Kopf fällt, sollte unbedingt zu einer ärztlichen Untersuchung geraten werden. Andere Schüler sollten diese Empfehlung auf jeden Fall bezeugen können.

Stupor (Benommenheit): ein halb bewußtloser Zustand, bei dem die Person bewußtlos wirkt, aber auf Schmerzen, wenn man sie in die Haut zwickt, oder auf Laute, z.B. das Rufen ihres Namens, reagiert (beim Varami verändern wir den psychischen und emotionalen Zustand, indem wir stark in das Ohr des Schülers blasen, insbesondere um ihn aus der Trance oder der tiefen Meditation zu holen).

Koma: eine tiefe Bewußtlosigkeit, oft aufgrund einer Überdosis Drogen oder massiver Hirnschädigung. Die japanische Polizei wendet einen schnellen und sicheren Trick an, um zwischen einem Stupor und einem Koma zu unterscheiden: Man drückt dem Bewußtlosen eine Münze, einen Schlüssel oder einen anderen dünnen, stumpfen Gegenstand unter den Daumennagel. Da die schmerzleitenden Nervenenden unter den Fingernägeln sehr empfindlich sind, wird der Bewußtlose augenblicklich aus dem Stupor erwachen. (Haben Sie schon mal von Bambussplittern unter den Fingernägeln gehört? Die Chinesen haben herausgefunden, daß sie das Erinnerungsvermögen unglaublich unterstützen, wenn Leute Probleme haben, Fragen zu beantworten.)

Häufig kündigt sich eine bevorstehende Ohnmacht durch Warnzeichen an, wie z.B. das Gefühl, daß die Dinge sich entfernen oder die Welt ungewöhnlich still wird. Der Betroffene wird blaß, gähnt oder beginnt plötzlich zu schwitzen (insbesondere bei Hypoglykämie oder niedrigem Blutzuckerspiegel), wobei Schweißperlen oder Tropfen auf der Stirn auftauchen. Versuchen Sie, dem Betroffenen sofort Zucker, Bonbons, Honig oder ähnliches zu verabreichen. Mitschüler können die genannten Zeichen vielleicht erkennen.

Lassen Sie den Schüler die Hasenposition einnehmen – bäuchlings mit dem Kopf nach unten, Hüften und Gesäß nach oben –, oder legen Sie ihn auf den Rücken, die Füße angewinkelt an eine Wand hochgestellt, um die Blutzirkulation wieder in Gang zu bringen.

Bei voller Bewußtlosigkeit kontrollieren Sie schnell folgende Punkte:

1. Ist der Hals eingeschnürt durch zu enge Kleidung?
2. Sind falsche Zähne (oder andere Blockaden) lose im Mund oder gar nach hinten in dem Hals gerutscht?
3. Liegt der Schüler in einer ihn selbst gefährdenden Position, beispielsweise mit einem ungewöhnlich angewinkelten Arm oder Bein unter dem Körper?

Südindische Varma-Kalai-Methode zur Wiederbelebung (Siddha-Tradition)

Legen Sie den Schüler auf den Rücken, greifen Sie schnell seine Fersen, und heben Sie seine Beine abrupt in einem rechten Winkel vom Boden, dann schlagen Sie die Fußsohlen mit den Fingern einer Hand, während Sie beide Füße mit der anderen Hand oben halten. Sie stimulieren dabei einen Punkt, den wir »Talahridaya« nennen (ein mit Muladhara verwandtes Unterchakra) und der bei indischen und chinesischen Heilern zur Wiederbelebung Ertrinkender oder als Herz-Kreislauf- und Atemstimulation bei Bewußtlosigkeit genutzt wird.

In der westlichen Medizin haben Ärzte aufgehört, Neugeborenen auf das Gesäß zu klapsen, um die Atmung zu stimulieren. Sie haben entdeckt, daß dabei durch unvorsichtiges Vorgehen das Rückenmark oder die Wirbelsäule verletzt werden kann. Die nun bevorzugte Methode ist, den Säugling mit dem Kopf nach unten an den Knöcheln zu halten und auf die Fußsohlen zu klopfen.

Die Beine plötzlich im rechten Winkel anzuheben kehrt den venösen Stillstand in den unteren Gliedmaßen um und drängt das Blut aus den Gliedern durch den Bauchraum und die Brust zum Gehirn.

Wenn sich der Betroffene langsam erholt, überzeugen Sie ihn davon, daß es besser ist, noch einen Moment länger liegenzubleiben, da eine erneute Ohnmacht naheliegt, wenn er zu schnell in die aufrechte Position zurückkehrt. (Anmerkung: Eine Person aufzurichten, die bewußtlos ist, kann bei ihr zu epileptischen Anfällen führen, weil die Blutzufuhr zum Gehirn so weit unterbunden wird, daß es zu unregelmäßigen Entladungen der Hirnrindenzellen kommt).

Eine simple Ohnmacht hat keine Nachwirkungen, es sei denn, der Betroffene wurde während der Bewußtlosigkeit unsachgemäß aufgerichtet. Gelegentlich geschieht dies, wenn eine Person in einer Menge nicht umfallen kann oder beispielsweise in einem Zahnarztstuhl ohnmächtig wird.

Im Falle eines epileptischen Anfalles benutzen Sie ein Kissen, um den Betroffenen davor zu schützen, daß er sich seinen Kopf auf dem Boden aufschlägt, und unterlassen alle Versuche, den Krampfenden zurückzuhalten. Die Erholung erfolgt üblicherweise spontan, und ihr folgt meist das Verlangen, zu schlafen. Eine medizinische Untersuchung ist trotzdem anzuraten.

Im Yoga gibt es eine Geheimlehre der Ohnmacht, Murcha genannt. Diese erzeugt Ekstase und ein egoloses Stadium jenseits Nama-Rupa. Es gibt 44 Murchas, die die Blutzusammensetzung und den Blutfluß zum Gehirn ändern sowie das autonome Nervensystem beeinflussen. Der Meister, der mich 1960 im Birla-Mundi-Tempel in Neu-Delhi in dieser verborgenen Wissenschaft einweihte, war Swami Shantananda.

Indische Yoga-Schulen

In Indien gibt es Ashrams und Yoga-Schulen im Überfluß. Mir persönlich sind die folgenden Institute bekannt, weil ich bei dreien der vier jeweiligen Gründer studiert habe.

Bihar School of Yoga
Monghr, Staat Bihar
Nordostindien

Parahamsa Swami Satyananda Saraswati gründete die Bihar School of Yoga im Jahre 1964. Sie ist mittlerweile ein großer und sehr moderner Komplex mit Forschungseinrichtungen und ausgezeichneten Unterkünften für sechsmonatige Kurse.
Eine erstaunliche Anzahl von Büchern steht dort zur Verfügung – von Ashram-Schriften zu Themen wie Yoga oder Medizin bis zu Swami Satyanandas einzigartiger Yoga-Tantra-Technik. Die Bihar School of Yoga ist auch das zentrale Trainingslager für Swamis des Saraswati Ordens. Ein spezieller Vorteil für westliche Schüler ist die tiefe Verwurzelung im Hinduismus, die als Teil des Grundkurses vermittelt wird.
Paramahamsa Satyananda ist mittlerweile im Ruhestand und Leiter des Ordens, der neue Direktor ist Paramahamsa Swami Niranjananda Saraswati, ein wahrhaft würdiger Nachfolger. Unter seiner Leitung etablierte sich die erste Yoga-Universität der Welt, sie ist angeschlossen an die Universität von Neu-Delhi und bietet nun in den verschiedensten Aspekten des Yoga Seminare und Studiumsabschlüsse an. Informationen erhalten Sie schriftlich bei:

The Registrar
Bihar Yoga Bharati;
Institute for Advanced Studies in Yogic Sciences
Ganga Dardhan, Munghr, Bihar 811201, India

Als nächste Institution empfehle ich das

International Centre for Yoga Education and Research (ICYER)
16/a 16/b Mettu Street
Chinnamudaliarchavady
Kottakuppam 605104 (via Pondicherry) Tamil Nadu
South India
(zu Händen: The director, Meenakshi Devi Bhavanani)

Yogarishi Dr. Swami Gitananda Giri gründete die Schule 1969. Ausgezeichnete Wohnanlagen für drei- oder sechsmonatige Lehrerkurse, Aufnahmevoraussetzung ist die vorherige Teilnahme an einem entsprechenden Fernstudium.
Mein Swami gründetet das Ananda-Ashram auf den soliden Grundlagen des Ashtanga-Yoga sowie der einzigartigen Kriya- und Yoga-Therapie (Yoga-Chikitsa).
Dr. Swami Gitananda hatte seine Mahasamadhi (letzte Stufe des Samadhi) am 29. Dezember 1993, und sein Sohn und Nachfolger, Dr. Ananda, führt nun sein medizinisches Erbe fort.
Die Kultur im Süden Indiens ist etwas völlig Eigenständiges, und westliche Schüler haben die Möglichkeit, Bharat-Natyam und Carnatic-Musik in einem integrierten Yoga-Kurs zu erlernen.
Swami Gitananda war der kreativste Geist, den ich je kennenlernen durfte, sie nannten ihn nicht umsonst »den Löwen von Pondicherry«. Die Ergebnisse seiner Arbeiten mit Dorfkindern sind spektakulär.

Als nächste Adresse wäre zu nennen:

Kaivalyadhama Yoga Research Institution
Lonavala: 410403, India

Sie wurde 1924 von Swami Kuvalayananda gegründet, und dort geben ansässige Yoga-Lehrer Trainingskurse. Ich habe nicht selbst in

Kaivalyadhama studiert, besitze aber einen vollständigen Satz ihrer »Yoga-Mimamsa«- Journale (Yoga-Recherchen) aus dem Zeitraum von 1928 bis 1982.

Die Menge der von ihnen durchgeführten wissenschaftlichen Untersuchungen im Yoga ist überwältigend. Abonnements der »Yoga-Mimamsa« sind auf schriftliche Nachfrage noch möglich, Kopien sind oft in Universitätsbibliotheken vorhanden. Eine schnelle Übersicht gewinnen Sie, wenn Sie *Abstracts and Bibliography of Articles on Yoga from Kaivalyadhama up to December 1982* lesen (veröffentlicht 1983 von Kuvalayananda Birth Centenary Publication).

> The Yoga Institute
> Santa Cruz
> Bombay 25
> India

Diese Schule wurde 1918 von Sri Yogandra gegründet und kann sich stolz die älteste internationale Yoga-Stiftung Indiens nennen, die »die wissenschaftliche Renaissance des Yoga vorbereitete«.

Swami Gitananda (der Löwe von Pondicherry) schickte mich 1961 zum Studium an das Yoga-Institut. Sri Yogendra stellte sich als »Löwe von Bombay« – ich war sozusagen von einem Löwenmaul ins andere geraten – heraus und lehrte mich Methodik und gesunden Verstand.

Das Yoga-Institut wird mittlerweile von seinem ältesten Sohn, Dr. Jayadeva, geführt. Dr. Jayadevas Doktorarbeit über Samkhya war die umfangreichste, die jemals eingereicht wurde, und wurde besonders ausgezeichnet.

Die Unterkünfte für dort lebende Teilnehmer an Lehrerkursen waren 1961 legendär und können nur besser geworden sein. Wenn Sie in Bombay sind (mittlerweile Mumbai, auch bekannt als Bollywood), schauen Sie unbedingt rein; an Sonntagen sind Besucher besonders willkommen.

Informationsmaterial können Sie auch über Geoff Whitefield anfordern:

> Spiral Concepts
> P.O. Box K474
> Haymarket NSW 1240
> Australia

Sanskrit-Glossar

AHIMSA: »Nicht töten«. Hinduistische Lehre der Gewaltlosigkeit. Das Yama der ersten Phase des Ashtanga-Yoga. »Himsa« bedeutet »verletzen«, »schaden«, »schlachten«. Die Vorsilbe »A« (Verneinung) = A-himsa – d.h. nicht weh tun, harmlos sein, Verletzung vermeiden. Philosophisch gesehen betrifft die Anwendung nicht nur Handlungen (Willenskraft), sondern auch Sprache (Affekt) und Denkweise (Erkenntnis). Ahimsa verkörpert ein 3000 Jahre altes Ideal der Überwindung der dem Menschen angeborenen biologischen Vorgaben.

AJNA: »Kommandozentrale«. Das sechste feinstoffliche Zentrum (Drittes Auge, Stirn-Chakra) wird anatomisch der Hypophyse (Hirnanhangsdrüse) und aus psychophysiologischer Sicht der Zirbeldrüse zugeordnet. Ajna wird als zwei-blütenblättriger Lotus zwischen den Augenbrauen (am Nasenwurzelpunkt) beschrieben – die zwei Blütenblätter entsprechen den Vorder- und Hinterlappen der Hypophyse. Umgekehrt verkörpert das Ajna-Mandala den »geflügelten« Hermes Caduceus (Vorstellungsgabe), dessen farbige Iris (Globus) eingerahmt wird von den beiden weißen Wimpeln des sklerotischen Mantels der Augäpfel.

AKASHA: Das fünfte Element, Äther (vergleichbar mit der »Quintessenz« der europäischen Alchimisten), wird symbolisiert von einem schwarzen Oval oder einer Spirale. Akasha ist das Tattwa (Eigenschaft), das mit dem Vishuddha-Chakra in Verbindung gebracht wird. Seine Manifestation sind solide Vibrationen *(Sabda)*, aber nicht Klang. Allerdings weder Äther noch Quintessenz entsprechen wirklich Akasha. Akasha ist eine Form der Realität, die als dimensionslos, alles durchdringend beschrieben wird. Die Wurzel von Akasha ist »kas« mit der Bedeutung »erscheinen«. Vyasa Bhasyam nennt Auswirkungen wie Unendlichkeit und Unteilbarkeit als Eigenschaften von Akasha. Das philosophische Akasha-Konzept der Hindus ist älter als die atomistische Physik der griechischen Epikureer; es ist überzeugend und der heutigen astronomischen Kosmologie vergleichbar. Lucretius (ca. 94–55 v. Chr.), der größte römische Apologet der Epikureer, macht in seinem Hexametergedicht »Über das Wesen der Dinge« zwei Aussagen, die der indischen Auffassung von Akasha nahekommen:

1. »Wohin ich auch gehe, ich bin in der Mitte des Universums.« (impliziert Unendlichkeit)
2. »Nichts kommt aus nichts.« (impliziert Ewigkeit)

ANAHATA: »Unangeschlagener Ton (Herz-Chakra)«. Das vierte feinstoffliche Zentrum, körperlich dem Herz, der Thymusdrüse und dem Herz-Lungen-Geflecht zugeordnet. Die spirituelle Essenz dieses Chakras läßt sich wie folgt auf den Punkt bringen: »Wo das Herz liegt, laßt auch das Gehirn liegen.« (Robert Browning, brit. Schriftsteller, 1812–1889)

ANTAR-ANGA: »Innere Verzweigungen«. Die vier höheren Phasen des Ashtanga-Yoga, bestehend aus Pratyahara, Dharana, Dhyana und Samadhi.

APAS: Das zweite Element, Wasser, symbolisiert von einem silbernen Halbmond. Das Tattwa von Swadhisthana. Im Körper herrscht Apas von den Knien bis zur Hüfte. Die Wurzel »ap« bedeutet »Wasser«, das als Prinzip Flüssigkeit zu verstehen ist, d.h. als flüssige Manifestation der Dinge. Schrumpfung (Verdunstung) und Geschmack (Rasa) sind untrennbare Eigenschaften von ap. Sehen Sie sich die Zunge an, ihre Geschmacksrezeptoren funktionieren nicht ohne Speichel bzw. Flüssigkeit im Mund.

ASANA: »Sitz«. Auch benutzt für die 48 klassischen Körperhaltungen oder Übungen des Hatha-Yoga. Leider weiß niemand, welches die 48 klassischen Asanas sind, da die Hatha-Schriften bis in die Hunderte aufzählt. Die wörtliche Bedeutung von Asana ist: »sitzen«, »sich hinsetzen«, »sitzende Position«, »anhalten«, »lagernd«, »bleibend«, »Sitz«, »Thron«. Asanas sind das dritte Stadium des Ashtanga-Yoga, und Patanjali nennt nur vier sitzende Haltungen. In diesem Zusammenhang ist Asana jede Position, in der der Körper eine stabile Basis hat, in der Körperwahrnehmungen (Bewegungen und Empfindungen) möglich sind und die die Konzentration nicht stören.

ASHTANGA-YOGA: Achtgliedriger Pfad. Eine Bezeichnung für das in Patanjalis Yoga-Sutras dargelegte System, in dem Yoga in acht Schritte oder Stufen eingeteilt wird: Yama (Beherrschung), Niyama (Beachtung), Asana (Haltung), Pranayama (Atemsteuerung), Pratyahara (Sinnesentzug), Dharana (Konzentration), Dhyana (Meditation) und Samadhi (universelles Bewußtsein, Zustand des Einssein mit dem Göttlichen). Anmerkung: Im Yoga ist die Erfahrung wichtiger als die Erklärung.

AUDGITA: Das stille oder mentale singende Rezitieren (Chanten) eines Mantras. Das Mantra bindet die Aufmerksamkeit, wird kognitive Einheit und hält Störungen fern. Dabei stellt sich die Frage: Ist es möglich, ein Mantra ohne unterschwellige Stimmgebung zu »denken« (z.B. auch ohne unfreiwilliges Bewegen der Lippen, der Zunge und des Kehlkopfes durch die Konzentration auf den Ton)? Ich nehme an, daß es möglich ist, weil solche Meditationen mit dem tatsächlichen Aussprechen (Chanten) des Mantras beginnen, dann zum Flüstern übergehen, gefolgt von unhörbaren Bewegungen der Lippen und der Zunge und schließlich bloßer geistiger Wiederholung.

BAHIRA-ANGA: »Äußere Äste (Verzweigungen)«. Die vier unteren Phasen des Ashtanga-Yoga einschließlich Yama, Niyama, Asana und Pranayama.

BHAKTI: Der Weg des Yoga, der Verwirklichung durch die Ausübung von Hingabe und Liebe im sowohl religiösen (Bhakti), wie auch philosophischen (Para-bhakti) Sinn sucht. Die Sanskrit-Wurzel ist »bhaj« mit der Bedeutung »dienen«, »ehren«, »lieben«, »vertrauen.« Bhakti ist ein für den westlichen Verstand schwer zu verstehendes Konzept, weil dieser es mit der Vergötterung des Guru assoziiert. Ramakrishna hat einmal gesagt, daß ein Guru ein Baum, ein Krimineller oder ein Gott sein kann, in Anlehnung an die westliche Aussage: »Schönheit liegt im Auge des Betrachters.« Ich wandle dieses Sprichwort zu: »Liebe liegt im Herzen des Liebenden.« Erinnern wir uns auch an den Ausspruch von Edward III., als er das Strumpfband der Countess von Salisbury barg: »Honi soit qui mal y pense« (Ein Schelm, wer Böses dabei denkt).

> In einem vollen Herzen ist Raum für alles,
> in einem leeren Herzen aber ist Platz für nichts.
>
> ANTONIO FORCHIO

BIJA: »Samen«. Der Wurzelklang jedes Chakras, der als Mantra angestimmt sein Potential entfaltet. Die Bija-Laute der ersten fünf Chakras sind Lng, Vng, Yng und Hng.

BRAHMACHARYA: Im Yoga: das vierte Yama des Ashtanga-Yoga. Zudem die erste der vier hinduistischen Ashramas (Lebensstadien), die Phase der Ausbildung und des Studiums. Zusammengesetzt aus der Wurzel »brahm« (Göttlichkeit, Theologie) und »char« (lernen, ausüben). Brahmacharya wird allgemein als sexuelles Zölibat interpretiert, wäre aber besser erklärt mit der Mäßigung und Steuerung der Leidenschaft. In Anbetracht der Tatsache, daß sowohl das Zölibat als auch die Monogamie biologisch unnatürlich sind, ist die wörtliche Auslegung von Brahmacharya als »Mäßigung« ein weiterer Versuch der Widerlegung des Spruchs »Biologie ist Bestimmung« (Freud). Brahmacharya (wie gewiß alle Yamas und Niyamas) kann wohl ähnlich betrachtet werden wie die Aussage: »Zivilisation ist der intelligente Monitor der Emotionen.«

CHAKRA: »Drehscheibe«, »Rad«, »Strudel« Der Ausdruck wird für die sieben feinstofflichen Energiezentren benutzt. Das Wort Chakra verweist auf eine wirbelnde Bewegung, und daher können wir die feinstofflichen Zentren als »wirbelnde Strudel der transzendentalen Energie an den Verbindungspunkten von Körper und Geist« definieren. Meiner Ansicht nach ist das genau wie die kartesische Unterteilung von Körper und Geist, unbegründet und willkürlich. Auch ein Chakra mag imaginär sein und dessenungeachtet doch hilfreich bei der Bindung der Aufmerksamkeit. Ich betrachte ein Chakra als außerhalb des Zeit-Raum-Kontinuums befindlich und gleichwertig dem euklidischen »Punkt« – d.h. ohne Ausdehnung, einen Ort, aber keine Dimension besitzend.

DHARANA: »Konzentration«. Die sechste Stufe des Ashtanga-Yoga.

DHYANA: »Anhaltende Konzentration«. Die siebte Stufe des Ashtanga-Yoga und ein fortgeschrittenes Stadium von Dharana. Manche haben die Worte »Einkehr« und »Meditation« für Dhyana verwendet, aber klassische Yoga-Texte beschreiben, daß eine bestimmte Anzahl Dharanas (gemessen in einer speziellen Zeiteinheit) einem Dyana entsprechen und wiederum eine bestimmte Anzahl Dhyanas einem Samadhi. Der essentielle Unterschied zwischen Dharana und Dhyana liegt im Maß (quantitativ) und nicht in der Art (qualitativ).

HAM SA: Ein Mantra der Bestätigung: »Ich bin Er« oder »Ich bin Brahman«. Wenn es in der Meditation verwendet wird, wird es zu »So« (beim Einatmen) und »Ham« (beim Ausatmen). Von Indologen des neunzehnten Jahrhunderts wurde es mit »göttlicher Schwan« übersetzt, ein Symbol der Reinheit. Tatsächlich ist Ham Sa die indische Gans (*Anser indicus*), ein sehr eleganter Vogel, der Schwan genannt wird, wegen der in Europa verbreiteten Verunglimpfung von Gänsen. Dieses Mantra zu chanten ist eine der kraftvollsten Methoden, um im Unterbewußtsein eine positive emotionale Einstellung der Allwissenheit und Allgegenwart freizusetzen.

HATHA: »Gewalt«, »Eigensinn«, »Starrsinn«, »absolute Notwendigkeit« (als Ursache allen Daseins), »Zwangsmeditation«, »unvermeidlich«, »zwangsweise« (*A Practical Sanskrit Dictionary*, Arthur Anthony MacDonell). Eine der vier in den Upanischaden erwähnten Yoga-Arten (neben Mantra, Raja und Laya) und im modernen Sprachgebrauch mißverstanden als eine Gruppe von Körperhaltungen. Die *Yogasikhopanisad* definiert Hatha als die Einheit (»Yoga«) von Sonne (»Ha«) und Mond (»Tha«); die Auflösung von allen durch die Körper-Geist-Verbindung erfahrenen Gegensätzen. Hatha, von der Wurzel »Hath« (»anschlagen«), impliziert einen esoterischen »Stoß« gegen die Trägheit des gesamten menschlichen Organismus.

IDA: Einer der drei feinstofflichen Energiekanäle oder Nadis. Ida wird auf der linken Seite der Wirbelsäule visualisiert, weibliche, kühlende und intuitive Energie hinaufbefördernd. Ida tritt aus dem linken Nasenloch aus, und die darin fließende Energie ist Auslöser für die Funktionen der rechten Gehirnhälfte.

JAPA: Die Technik, Affirmationen durch ständige Wiederholungen (hörbar oder im stillen) tief ins Unterbewußtsein zu treiben.

JNANA: Der Weg des Yoga, der durch das Streben nach philosophischem Wissen die Erkenntnis sucht. Die Sanskrit-Wurzel bedeutet »Wissen« und ist verwandt mit dem griechischen »Gnosis« (unmittelbares Verständnis der universellen Wahrheit). Es beinhaltet unerschütterliches Zentrieren des Verstandes auf die kosmische Einheit.

KARMA-YOGA: Der Weg, durch Yoga Erkenntnis (Erleuchtung) zu erlangen, indem man sich von den Früchten aller Aktivitäten löst und alle Tätigkeit Ishvara (dem göttlichen Aspekt) widmet, oder, wie es – in westlicherer Ausdrucksweise –Ralph Waldo Emerson anhand eines Beispiels erklärte: »Die Belohnung für eine gut gemachte Sache ist, sie getan zu haben!« Der Karma-Yogi sucht bewußte, achtsame Handlungen auszuführen – »Erkenne, was getan werden muß, und tu es!« Karma, als Lehre, ist die Erkenntnis der fundamentalen Gesetze von Aktion und Reaktion im menschlichen Nervensystem. Es bietet einen differenzierten Überblick über die westliche Psychologie, erweitert um den Aspekt vergangener und zukünftiger Leben.

KUNDALINI: Hypothetisch vorhandene Nervenenergie innerhalb des zentralen Nervensystems, symbolisch und sinnbildlich dargestellt von einer dreieinhalbmal gewundenen Schlange.
Auch wenn eine Kobra ein wenig träge wirkt, wird jeder, der gesehen hat, wie eine indische Krait (Hindi: »karait«) sich beim Angriff etwa einen Meter weit durch die Luft katapultiert, verstehen, wie anschaulich die Metapher der gewundenen Schlange ist. Traditionell kann sich die Kundalini in Sekundenschnelle von stationär auf kinetisch umstellen. Der Überfluß an Anekdoten und apokryphen Berichten über übermenschliche Kräfte, die unter Streß freigesetzt wurden, macht das Konzept der Kundalini ebenso glaubhaft wie die Beschleunigung der geistigen Aktivität, die

in der manischen Phase eines affektbetonten Vorfalles erlebt wird. Kundalini bedeutet »gewunden«, »in einer Spirale aufsteigend« und entstammt der früheren Wurzel: »Kunda« (Feuergrube).

LAYA-YOGA: »Rhythmus«, »sich in etwas vertiefen «. Dieser Zweig des Yoga beschäftigt sich mit dem Erwecken, Freisetzen und Steuern der schlummernden Lebensenergie (Kundalini), die innerhalb des menschlichen Nervensystems verborgen liegt.

LINGAM: »Mal«, »Totem«, »Zeichen«, »Symbol«,» Eigenschaft«, »Beweis«, »Hinweis«, »Zeichen des Sex«, »Sexualorgan«, »Shivas Phallus« (als Objekt der Verehrung); »Bildnis von einem Gott«, »feinstofflicher Körper« (unverwüstliches Original des gesamten, sichtbaren Körpers in der Vedanta-Philosophie aus *MacDonell's Sanskrit Dictionary*). Bei dem in hinduistischen Tempeln als zentrales Objekt der Verehrung positionierten Shiva-Lingam sollte beachtet werden, daß die Wurzel des Lingam in einer yonischen Basis ruht. Dies stellt nicht das Eindringen in die Yoni dar, sondern das Entstehen aus der Yoni als Grundsubstanz: Die Yoni gebiert den Lingam.

MAITHUNA: »Paarweise«, »gepaart«, »Mann und Frau sein«, »verbunden durch Heirat«, »in Verbindung stehen mit«, »getragen werden«, »während der Paarung«, »Paarung in Aussicht haben« (Adjektiv), »neutrale Form bedeutet sexuelle Verbindung« (aus *MacDonell's Sanskrit Dictionary*).

MANIPURA: Das Edelsteinzentrum (das Sonnengeflecht). Das dritte feinstoffliche Zentrum, körperlich der Bauchspeicheldrüse und dem Solarplexus zugeordnet. Auch bekannt als »Nabhi«, d.h. Nabel-Chakra, Agni-Chakra (Angi = Feuergott) und Surya-Chakra (Surya = Sonnengott). Die letzten beiden beschreiben den Stoffwechsel betreffende, wärmeerzeugende Aktivitäten, die mit dieser Region in Verbindung gebracht werden.

MANTRA-YOGA: Die systematische Verwendung von Tonschwingungen (meist von einsilbigen Wörtern), um körperliche, psychische Veränderungen zu bewirken. Zusammengesetzt aus der Vorsilbe

»man« (beachten, denken) und der Endsilbe »tra« (ein Werkzeug oder Instrument), also wortwörtlich ein »Denkinstrument« zur Beeinflussung des Bewußtseins.

MARMASTHANANI: Die 16 wichtigsten Körperregionen, auf die sich die Übungen des Raja- und Hatha-Yoga konzentrieren. Die Einteilungen variieren in den verschiedenen Traditionen.

MRITASANA: »Totenstellung«. Ein anderer Name für die üblicherweise als Shavasana bezeichnete Entspannungshaltung.

MULADHARA: »Wurzelbasis (Wurzel-Chakra)«. Das erste feinstoffliche Zentrum, körperlich den Hoden oder Eierstöcken und dem sakralen (Kreuzbein) oder Beckenplexus zugeordnet. Das Erdzentrum, auch Adhi-Chakra (Basizentrum) genannt, was auf Erdung und Fruchtbarkeit hinweist, von dem sich unser Sein wie ein sprießender Samen entwickelt.

NADI: »Bewegung (Fluß)«. Eine feinstoffliche oder astrale Nervenleitung, deren Sanskrit-Wurzel auf die Ladung und Umpolung der Wellenaktivität im Nervensystem hinweist. Yoga lehrt die Existenz von 72.000 solcher Nadis im spirituellen Abbild des gesamten Körpers.

NADISUDDHI: Die Reinigung der Nadis durch die Verbindung von Atem und mentalen Übungen

PADMA: »Lotus«. Ein anderer Ausdruck für die feinstofflichen Zentren (Chakras). Padma bezieht sich auf das potentielle Wachstum und die mögliche Entwicklung (Entfaltung) dieser Zentren, so wie die Lotusknospe sich zur vollen Blüte entfalten kann. Die Lotuswurzel ist verankert im Schlamm (Dunkelheit, Unbewußtsein, Trägheit, blinder Instinkt, Unwissenheit); der Stamm umgeben von Wasser (Gefühle, Aktivität, See von Sorgen, Bewußtsein der Wahrnehmung durch Empfindungen), und die Blüte schwimmt über der Wasseroberfläche im vollen Sonnenlicht der »Selbsterkenntnis.«

PADMASANA: »Lotushaltung«. Eine fortgeschrittene Fußhaltung in der Meditation. Die symmetrische Anordnung der Beine durch das Plazieren des rechten Fußes auf dem linken Oberschenkel und des linken Fußes auf dem rechten Oberschenkel (Buddhisten machen diese Position mit dem rechten Fuß nach oben) stellt die Lotusblume dar. In dieser Haltung kann der Praktizierende besonders stabil und lange sitzen.

PARANG-MUKHI: »Abkehr«. Ein anderer Ausdruck für Yoni-Mudra aus dem Text *Hathayogapradipika*. Das Sanskrit-Wort »parang« hat seinen Weg nach Malaysia gefunden, wo es eine Machetenart bezeichnet, mit der man Gestrüpp kürzt.

PATANJALI: Der Verfasser der *Yoga-Sutras*, der zwischen 200 v. Chr. und 200 n. Chr. lebte (das frühere Datum ist nach heutigen Erkenntnissen plausibler). Er ist verantwortlich für die Aufteilung des Yoga in acht ausgeprägte Zweige oder Abschnitte, aus seiner Gliederung des Yoga entstand das Ashtanga-Yoga.

PINGALA: Einer der drei Hauptnadis. Pingala wird visualisiert als auf der rechten Seite der Wirbelsäule verlaufend, männlich, wärmend und rationale Energie hinaufbefördernd. Pingala tritt aus dem rechten Nasenloch aus, und die darin fließende Energie ist Auslöser für die Funktionen der linken Hirnhälfte.

PRANAYAMA: Die Steuerung der Lebenskraft (Prana) durch die Regulierung (Yama) des Atmungsprozesses, verbunden mit Visualisierung. »Pra« bedeutet »erst« oder »vorher«, und »ana« heißt »Atem« – wörtlich: das Wesentliche, das dem Atem zugrunde liegt. Prana ist vergleichbar mit Chi (chinesisch), Ki (japanisch), Lebenskraft (Theosophie), Nous (Rosenkreuzer), Orgon (Wilhelm Reich), animalischer Anziehung (Mesmer), Quintessenz (Alchimie) und Mana (hawaiisches Huna).

PRITHVI: Das erste Element, Erde, symbolisiert durch ein gelbes Quadrat oder einen gelben Würfel. Es ist das Tattwa (Eigenschaft) von Muladhara und steht für Zusammenhang und Verbundenheit.

RAJA-YOGA: »Edles oder königliches Yoga«. Die Wissenschaft der Erzeugung einer Verbindung oder Vereinigung von Bewußtsein und Unterbewußtsein, um ein drittes Stadium zu erreichen, das Überbewußtsein. Sanskrit »Rajan« wird das hinduistische »Raj« (herrschen oder regieren), und das hinduistische »Raja« (König) ist verwandt mit dem lateinischen »Rex«, während das hinduistische »Rani« (Königin) verwandt ist mit dem lateinischen »Regina«. Das Ziel von Raja-Yoga ist eine Herrschaft über die vielen Facetten unseres Seins.

SAGUNA: »Mit Form«. Konzentrieren auf eine bestimmte Form oder etwas, was von sehr konkreter Natur (Beschaffenheit) ist.

SAHASRARA: »Tausendblättrig«. Das siebte feinstoffliche Zentrum; körperlich zugeordnet der Zirbeldrüse und der Hirnrinde (die Millionen von Zellen oder »Blütenblätter« enthält – »Sahasrar« wird im Sanskrit oft benutzt, um eine Zahl jenseits der Zählbarkeit anzudeuten). Sahasrara ist der Sitz von Shiva, dem Zerstörer der Unwissenheit (Maya). Dies ist eine spirituelle Aussage über die menschliche Fähigkeit, das aus dem Erwecken des Sahasrara-Chakras resultierende erleuchtete Bewußtsein zur Zerstörung der Unwissenheit (Maya) zu nutzen. Das Gehirn wird momentan als die größte endokrine Drüse im Körper betrachtet. Wenn man bedenkt, daß Stimmungsänderungen durch chemische Vorgänge im Gehirn ausgelöst werden, dann ist das Sahasrara-Chakra eine hinduistische Auffassung vom »Siebten Himmel«, und Ekstase freizusetzen kann »tausendundeine Nacht« der Meditation bedürfen.

SAMADHI: »mit Gott«. Das Stadium der Bewußtheit, das aus der Verbindung des individuellen mit dem universellen Bewußtsein hervorgeht. In Worten des Tiefenpsychologen C. G. Jung wäre Samadhi der Aufbruch des »kollektiven Unbewußtseins«. Samadhi ist das Endstadium des Ashtanga-Yoga und das Ziel aller Yoga-Praxis. Samadhi, in Samkhya, ist das verbindende »Eins-Sein« des Vermittlers mit dem Universum als ewigem Prozeß von Generation (Erzeugung, Brahma), Ordnung (Auftrag, Vishnu) und Decay (Zerfall, Shiva), G-O-D (Gott).

SAMYAMA: »Mit Beherrschung«. Die drei höheren Stadien des Ashtanga-Yoga – Dharana, Dhyana und Samadhi.

SAN-MUKHI: »Sechs Mündungen«. Ein alternativer Ausdruck für Yoni-Mudra aus dem *Yogasopana. Mukhi* bedeutet Mund sowie Öffnung oder Mündung, was impliziert, daß wir uns an sensorischen Eindrücken außerhalb unseres Körpers laben und dadurch von den subtilen inneren Impulsen abgelenkt werden.

SHAVASANA: »Totenstellung«. Die Technik, den Körper Schritt für Schritt bewußt zu entspannen. Eine Übung von unermeßlichem Wert bei Erschöpfung, Übermüdung, Krankheiten des Autoimmunsystems, Schlaflosigkeit und gewissen Arten des Bluthochdrucks. Besonders wirksam ist Shavasana in der Kombination mit bestimmten mentalen Übungen. Nur Abendländer können an dem Namen »Totenstellung« Anstoß nehmen, denn der hinduistische Geist betrachtet sich als jeden Abend in einem traumlosen Deltawellenschlaf sterbend und jeden Morgen beim Erwachen neu geboren werdend.

SHAKTI: Göttliche Energie in ihrer manifestierten Form; als weiblich betrachtet. Christen sprechen vom göttlichen Vater, Hindus von der göttlichen Mutter. Die Brücke zwischen diesen beiden Konzepten ist die zwischen Materialismus und Spiritualität, Leidenschaft und Mitgefühl.

SIDDHIS: Von »sidh« mit der Bedeutung »gelingen«, »erreichen«. Übersinnliche und außergewöhnliche Kräfte und Erfahrungen, die der Praktizierende auf dem Weg des Yoga erwirbt. Unentwickelte Fähigkeiten, von denen die meisten Menschen gar nicht wissen, daß sie sie haben.

SUKHASANA: »Einfache Pose«. Position mit gekreuzten Beinen für die Meditation und neuromuskuläres Training. Europäische Schneider saßen mit überkreuzten Beinen, daher der Begriff Schneidersitz. Sukhasana streckt den »Schneidermuskel«, den Sartorius; daher der englische Begriff *sartorial elegance*, dt. *Eleganz der Kleidung.*

SUSHUMNA: Das zentrale Hauptnadi, welches dem Rückenmark entspricht. Der Kanal, durch den das spirituelle Feuer (Kundalini) zur Vereinigung mit Sahasrara aufsteigt. Die körperlichen Entsprechungen von Sushumna mit der Wirbelsäule und dem Rückenmark sind verblüffend; bedenken Sie das folgende Zitat aus dem Yoga-Shikopanisad, Kapitel eins, Vers 119: »21 runde, knöcherne Strukturen formen die Wirbelsäule (Brahmadandu – Gottesstab), die sich um Sushumna befinden, wie Perlen (die eine Kette bilden) durch ein Band miteinander verwoben.« 1968 kommentierte Dr. K. S. Joshi, Abteilungsleiter für Yoga-Studien an der Universität von Sagar, Sage (M. P.), Indien, in einem unveröffentlichten Manuskript:
Die Zahl 21 ist in dieser Beschreibung von großer Wichtigkeit, weil sie den modernen Ergebnissen der menschlichen Anatomie entspricht. Es läßt kaum einen Zweifel, daß die ehemaligen Yoga-Meister mit »Sushumna Nadi« nichts anderes als das Rückenmark meinten, wie wir es heute kennen. Anatomen sagen, daß das Rückenmark zwischen dem ersten und zweiten Lendenwirbel ein Kanal aus Nervengewebe ist. Der erste Lendenwirbel ist der zwanzigste, wenn man vom Anfang der Wirbelsäule im Hals zählt, der zweite Lendenwirbel der einundzwanzigste. Dies vorausgesetzt, liegt das, was unsere Vorfahren Kanda (Kunda) nannten, über dem Knochen, der Kreuzbein genannt wird, und das, was sie Sushumna nannten, entspricht dem Rückenmark.

SWADHISTHANA: »sein eigener Platz (Unterleibs- oder Sakral-Chakra)«. Das zweite feinstoffliche Zentrum liegt über Muladhara, wie Wasser, das von der Erde getragen wird. Körperlich der Nebenniere und dem autonomen Beckengeflecht zugeordnet. Manchmal wird es auch Mond-Chakra genannt, da Swadhisthana die Steuerungszentrale der Körperflüssigkeiten ist.

TANTRA: »System«, »Ritual«, »Lehre«, »Webstuhl«. Traditionell als die ursprüngliche Philosophie der dravidischen Einwohner Indiens betrachtet, historische Beweise sind jedoch spärlich. Wahrscheinlich einst von der arischen Kriegerklasse als Reaktion auf die brahmanische Herrschaft entwickelt und heute als die für dieses Zeitalter offenbarte Lehre (Kali-Yuga) betrachtet. Tantra enthält möglicherweise die tiefsten Lehren und wirksamsten Techniken der indischen Philosophie. Es existieren drei verschiedene Arten von Tantra: hinduistisches Tantra, buddhistisches Tantra und jainistisches Tantra. Beim hinduistischen Tantra gibt es Unterschiede zwischen Nord- und Südindien.

TATTWA: »Qualität«, »Eigenschaft«. Die Essenz oder Beschaffenheit jeder gegebenen Substanz. Realität, Klasse, Gruppe. »Tattwa« bedeutet »das Sein«.

TEJAS: »Scharf«. Das dritte Element, Feuer, symbolisiert von einem roten Dreieck oder Tetraeder. In der westlichen Alchimie ist das Symbol für Feuer ein Dreieck mit der Spitze nach oben; im Yoga erscheint es oft mit der Spitze nach unten, z.B. das Trikona (Dreieck) im Manipura-Chakra. Das Tattwa von Manipura. Hitze, Erglühen und Veränderung sind Tejas-Eigenschaften. Seine höchste Funktion ist die Umwandlung.

UDGITA: Verbale Vertonung eines Mantras

VAYU: »Blasen«, »wehen«. Das vierte Element, Luft, symbolisiert von einem blauen Hexagramm. Das Tattwa von Anahata (Herz-Chakra). Vayu steht für Bewegung (unaufhörlicher Herzschlag), das Prinzip des Dampfes und gasförmige Manifestationen (Sauerstoffzufuhr von roten Blutkörperchen).

VISHUDDHA: »Mit Reinheit«. Das fünfte Chakra; körperlich der Schilddrüse, Nebenschilddrüse und dem Rachengeflecht zugeordnet. Auch Kantha-Chakra (Kantha = Kehlkopf) genannt, betrachtet man Vishuddha im Kriya-Yoga als alchimistischen Hauptumwandlungspunkt. Es soll eine Flüssigkeit der Unsterblichkeit enthalten (»Amrit« bedeutet gegen den Tod), die normalerweise vom Manipura-Chakra verbrannt wird. Wenn dieser Prozeß umgekehrt werden kann, wird der Zerfall aufgehalten.

YANTRA: »Gedankeninstrument«. Eine geometrische Darstellung als Hilfsmittel bei Ritualen oder tragbar als Amulett. Ein Mandala (»Gedankenblatt«) ist meist rund und enthält, im Unterschied zu den abstrakten Linien und Kurven des Yantras, immer die Gestalt einer Gottheit oder eines Tieres. Die Vorsilbe *yan* bedeutet »empfangen«, »aufnehmen«, »erkennen«, »visualisieren«; die Endsilbe *tra* steht für Instrument, Werkzeug, *Gerät* – demzufolge ist ein Yantra ein Werkzeug (Instrument) zur Konzentration der Gedanken und klaren Aufnahme.

YOGA: »Verbindung«. Die Wissenschaft der mentalen, körperlichen und universellen Eingliederung. Aus der Sanskrit-Wurzel für Yoga leitet sich das englische Wort »yoke« ab, das nicht nur eine Verbindung mit kosmischen Kräften nahelegt, sondern auch ein Zähmen (yoke = Joch) und Steuern unserer eigenen Energien andeutet. Die Sanskrit-Wurzel »yug« läßt sich mit folgenden Bedeutungen assoziieren:

1. Verein, Team, Mittel (für den Transport), Ausrüstung (einer Armee)
2. Leistung, Beschäftigung, Besetzung
3. Verwendung, Anwendung, Methode
4. Heilmittel, Kur, Ganzheit
5. Mittel, Gerät, ergebnisbringendes Instrument (Werkzeug)
6. Zauber, Magie, geschickte Meisterleistung
7. Gelegenheit, Unternehmung, perfekt ausgeführte Aufgabe
8. Verbindung, Kontakt, Beziehung
9. Kombination, Zusammenbringen von Polaritäten oder Ergänzungen (z.B. Pfeil mit Ziel, Schlüssel mit Schloß)
10. Übernahme, Gewinn, Nutzen (Alchimie)
11. Auftrag, Abfolge, Genauigkeit
12. Aggregat, Summe, Verbindung (von Sternen), Versammlung
13. Fitneß, Schicklichkeit, Anstrengung, Bemühung, Begeisterung, Eifer, Fleiß
14. Mentale Konzentration, gezielte Entrücktheit, Methode der Philosophie
15. Einheit der Seele (Purusha) und Natur (Prakriti) (chymische Hochzeit)
16. Verbindung eines Wortes mit seiner Wurzel, etymologische Bedeutung eines Wortes, Herleiten eines Wortes aus einem anderen

AUS MACDONELL'S SANSKRIT DICTIONARY

Swami Gitananda bestand immer darauf, die folgenden Begriffe wie folgt zu unterscheiden:

Yoga ist der Zustand der kosmischen Verbindung oder Einheit. Ein Yogi ist eine Person, die diesen Zustand zu Lebzeiten erreicht hat (Jivan-mukta). Ein Yogi ist ein Mann, der mit Übungen beschäftigt ist, die zum Yoga führen können. Wenn diese Definitionen verstanden sind, ist es offensichtlich, daß die meisten von uns keine Yogis sind, sondern bestenfalls Sadhakas (Praktizierende spiritueller Übungen). Sie können von einer Yoga-Gruppe weder Teil sein noch eine führen, sie können höchstens mit Sadhanas beschäftigt sein (eine Sammlung von Disziplinen, die zum Zustand des Yoga oder der Selbsterkenntnis führt). Der Blinkwinkel dieser Definitionen ermöglicht es uns, Yoga als Lebenskunst und -wissenschaft zu sehen. Wir können dies zusammenfassen, indem wir einen meiner Psychologiedozenten zitieren, der Neurosen als »ineffizientes Benehmen« definiert, und dieses Konzept mit Krishnas Definition von Yoga als »handelnde Fähigkeit« verbinden.

YOGA-NIDRA: Eine dem Yoga eigene Übung, die Turiya (den bewußten, traumlosen Schlaf) fördert, manchmal als »Meditationsschlaf« definiert. Yoga-Nidra ist besonders nützlich, wenn Sie Meditation definieren als »den Moment des Schlafaufschiebens«.

YONI: »Schoß«, »Vulva«, »Mutterleib«, »Geburtsort«, »Heim«, »Nest«, »Lager«, »Erzeugungsort«, »Ausgangspunkt«, »Quelle«, »Speicher«, »Aufnahme«, »Sitz«, »Ort«, »Geburt«, »erzeugt von« oder »entsprungen von«. (Aus *MacDonell's Sanskrit Dictionary*)

YONI-MUDRA: »Mutterleib-Gebärde«. So genannt von den Gerandsamhita (ca. zehntes Jahrhundert). Eine fundierte Technik zur neuromuskulären Koordination, entwickelt, um Reizentzug (Pratyahara) zu verursachen, der zu der ozeanischen Einheit mit dem »Unterbewußtsein« oder Brahman führt. Die westliche Psychophysiologie besagt, daß die konstante Reizüberflutung von außen notwendig ist, um das retikuläre System zu aktivieren (der Bereich im Gehirn, der für die wachen oder alarmierenden Reaktionen verantwortlich ist). In den 1950ern wurden unzählige

Experimente über die Wirkung von Reizentzug und Isolations-
streß durchgeführt. Dabei wurden auch Reizisolationsbecken benutzt, und bei den meisten Versuchspersonen kam es zu emotio-
nalem Zerfall, Angstzuständen und erschreckenden Halluzinationen. Yoni-Mudra erzeugt das gegenteilige Spektrum aus Ruhe,
positiven Halluzinationen und Einbindung in mentale Vorgänge.
Der Unterschied liegt an der »Zielorientierung« (der Yogi sucht
aktiv nach ultimativer universeller Einheit), die Methode ist
Abschottung gegen die Reize von außen. Die Versuchsperson ist
ziellos (Beute für zufällige Ausbrüche von unterbewußten Themen) beschäftigt mit der Methode des sogenannten Reizentzugs
(vorausgesetzt die Einstellung, daß Umweltreize Grundvoraussetzung für die Verankerung in der Realität sind).

VERSUCHSINSTALLATION FÜR REIZISOLATION

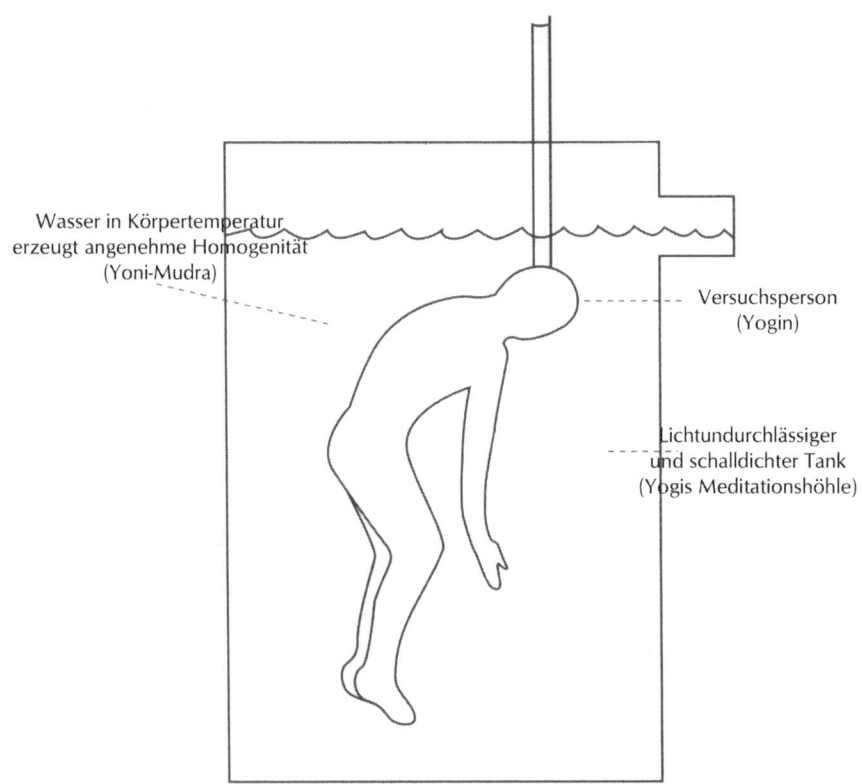

Wasser in Körpertemperatur
erzeugt angenehme Homogenität
(Yoni-Mudra)

Versuchsperson
(Yogin)

Lichtundurchlässiger
und schalldichter Tank
(Yogis Meditationshöhle)

Buchempfehlungen
von Dr. Jonn Mumford*

Avalon, Arthur: Schlangenkraft. München 2003

> *Ein Grundlagenwerk für den ernsthaften Yoga-Schüler. Dieses Buch ist das letzte, das Sir John Woodruffe unter seinem Pseudonym schrieb. Die erste englische Ausgabe stammt von 1918.*

Bentov, Itzhak: Auf der Spur des wilden Pendels. Hamburg 1986

> *Dieses Buch ist eines der ersten Werke, mit denen eine Brücke zwischen Wissenschaft (Quantenphysik) und mystischer Weltanschauung geschlagen wurde.*

Crowley, Aleister: Acht Vorlesungen über Yoga. (Verlag psychosophische Gesellschaft) 1965

> *Eine ausgesprochen geistreiche Erläuterung des Themas*

Eliade, Mircea: Yoga. Unsterblichkeit und Freiheit. Zürich, Leipzig 1960

> *Lassen Sie sich dieses Buch auf keinen Fall entgehen!*

Ros, Frank: Geheimnisse auyurvedischer Akupunktur. Aitrang 1995

> *Dies dürfte das beste Buch sein über die ayurvedischen Prinzipien der Marmatherapie.*

Saraswati, Swami Satyananda: Kundalini-Tantra. Köln 1993

> *Die gesammelten Lehren von Swami Satyananda zum Thema Kriya-Yoga, angereichert mit zahlreichen Forschungsberichten*

---

* aufgeführt sind nur die auf Deutsch veröffentlichten Titel

Serrano, Miguel: EL/ELLA. Das Buch der magischen Liebe. Basel 1982
Eine wundervolle Bettlektüre, die den tantrischen Archetypen den Weg in unsere Träume bereitet

Simeons, Albert T. W.: Das tyrannische Gehirn als Ursache seelisch bedingter Leiden. (A. Müller Verlag) 1962
Das beste mir bekannte Buch zum Thema Psychosomatik; eine spannend entwickelnde Erläuterung mit Hinweisen zu Fällen aus der Praxis

Tart, Charles T.: Transpersonale Psychologie. Düsseldorf 1978

White, John (Hrsg.): Kundalini-Energie. Die spirituelle Schlange in uns. München 1990
Eine schillernde Anthologie aller bedeutenden Kundalini-Theorien

Zimmer, Heinrich: Philosophie und Religion Indiens. Germersheim 1961
Das klassische Lehrbuch zu diesen Themen

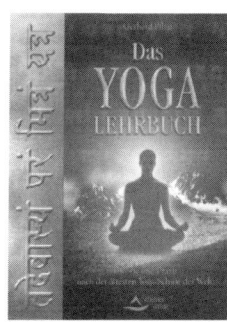

Gerhard Pflug
Das Yoga-Lehrbuch
Theorie und Praxis
nach der ältesten Yoga-Schule der Welt
304 S., s/w-illustr.., Paperback
ISBN 3-89767-163-8/ab 2007: 978-3-89767-163-8
Anschaulich und in gut verständlicher Sprache macht der Autor Ihnen
Mut, mit Yoga zu beginnen, egal in welchem Bereich Ihres Lebens Sie das
tun. Und auch wenn Sie bereits seit Jahren Yoga-Übungen praktizieren, so
schenkt Ihnen dieses Buch sicherlich eine ganz neue Sichtweise darauf.

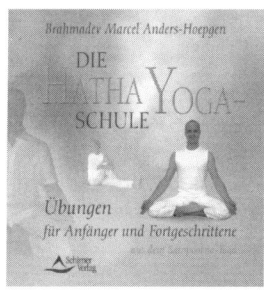

Brahmadev Marcel Anders-Hoepgen
Die Hatha-Yoga-Schule
Übungen für Anfänger
und Fortgeschrittene
128 S., 4farbig, Paperback
ISBN 3-89767-232-4/ab 2007: 978-3-89767-232-1
Dies ist ein Yogabuch, das sich aufgrund seines Stils besonders an
Männer richtet. Kurz, prägnant und anschaulich sind hier Yoga-Übungen in drei Stufen für Anfänger bis Fortgeschrittene dargestellt. Sie
werden in Bildfolgen Schritt für Schritt vom Autor selbst vorgeführt,
ein kurzer Text erklärt dazu die jeweilige Haltung und deren Wirkung
auf den Körper. Einige leicht umzusetzende Anweisungen zu Ernährung und zur Kraft der Gedanken runden das Übungsprogramm ab.

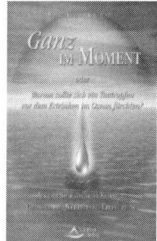

Marlies Holitzka &
Klaus Holitzka
Ganz im
Moment
oder: Warum sollte sich ein Tau-
tropfen vom dem Ertrinken im
Ozean fürchten?
Auf der Spur von mehr Klarheit, Gelassenheit, Weis-
heit und Erleutung
304 S., s/w-illustriert, Hardcover
ISBN 3-89767-159-X/ab 2007: 978-3-89767-159-1
Eine Fülle von modernen und uralten Überlegungen,
zeitlosen Erkenntnissen, einfachen und praxis-
orientierten Übungen, weisen Geschichten und Tran-
ce-Reisen, die Sie auf Ihrem ganz persönlichen Weg
zu mehr geistiger Klarheit, innerer Gelassenheit und
einer weiseren Lebensführung begleiten können.

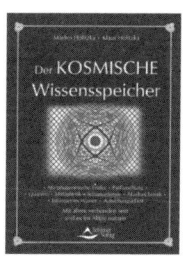

Marlies Holitzka &
Klaus Holitzka
Der kosmische
Wissensspeicher
Mit allem verbunden
sein und es im Alltag
nutzen
286 S., s/w-illustriert, Paperback
ISBN 3-89767-129-8/ab 2007: 978-3-89767-129-4
Ein Brückenschlag zwischen der altindischen
Akasha-Chronik, Schamanismus und den mo-
dernen Wissenschaften wie beispielsweise
Quantenphysik und Quantenmedizin, PSI-For-
schung oder in der Theorie der morphogene-
tischen Felder.

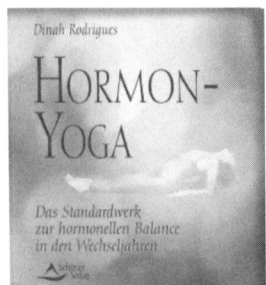

Dinah Rodrigues
Hormon-Yoga
Das Standardwerk zur hormonellen
Balance in den Wechseljahren
288 S., 4farbig, Paperback
ISBN 3-89767-220-0/ab 2007: 978-3-89767-220-8
In diesem Buch finden Sie sanfte, einfache Übungen, mit
denen Sie Ihren Hormonhaushalt ausgleichen können.
Ob Sie gerade erst beginnen oder schon lange Yoga prakti-
zieren, diese leicht nachvollziehbaren Übungen werden
Ihr Wohlbefinden steigern.

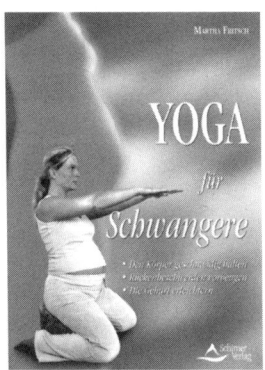

Martha Fritsch
Yoga für Schwangere
• *Den Körper geschmeidig halten*
• *Rückenbeschwerden vorbeugen*
• *Die Geburt erleichtern*
192., farbig illustriert, Paperback
ISBN 3-89767-169-7/ab 2007: 978-3-89767-169-0
Dieses praxisorientierte Buch ist ein wertvoller Begleiter
in der Phase der Schwangerschaft. Die Yoga-Übungen mit
ansprechenden Bildern und klaren Anleitungen laden die
werdende Mutter ein, sich zu bewegen, sich zu spüren
und ihre eigenen Bedürfnisse zu erforschen.

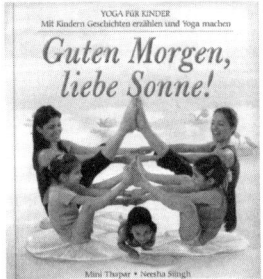

Mini Thapar • Neesha Siingh
Guten Morgen, liebe Sonne!
Yoga für Kinder: Mit Kindern Geschichten erzählen und
Yoga machen
128 S., 4farbig, Hardcover
ISBN 3-89767-237-5/ab 2007: 978-3-89767-237-6
»Guten Morgen, liebe Sonne« ist ein Yoga-Buch für Kinder
und ihre Eltern. Die Autorinnen – beide aktive Yoginis
und Mütter von Töchtern, denen sie die Lehre weiterge-
ben – nutzen die Kraft von Geschichten, die wohl wir-
kungsvollste Art der Kommunikation, um Kinder im Alter
von 3–12 Jahren zum Yoga einzuladen: Begeistert verwandeln sie sich in Elefanten, Bäume, Schlangen, Bienen,
Löwen, Bären und Schmetterlinge, denn die vorgestellten
Yogahaltungen basieren auf den Bewegungen von Tieren,
etwa der Insekten und Vögel, außerdem der Form von
Brücken, Rädern oder Bäumen. Dabei entwickeln die Kinder spielerisch und schnell Gleichgewichtssinn, Konzentrationsfähigkeit, Beweglichkeit und Kraft.